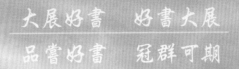

大展好書　好書大展
品嘗好書　冠群可期

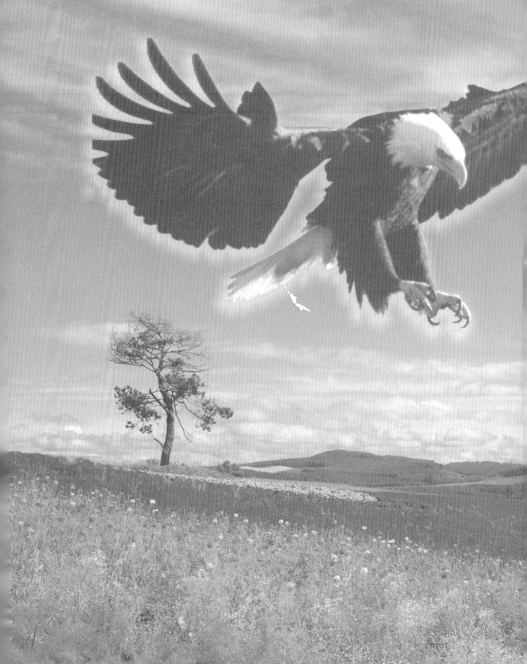

大展好書　好書大展
品嘗好書　冠群可期

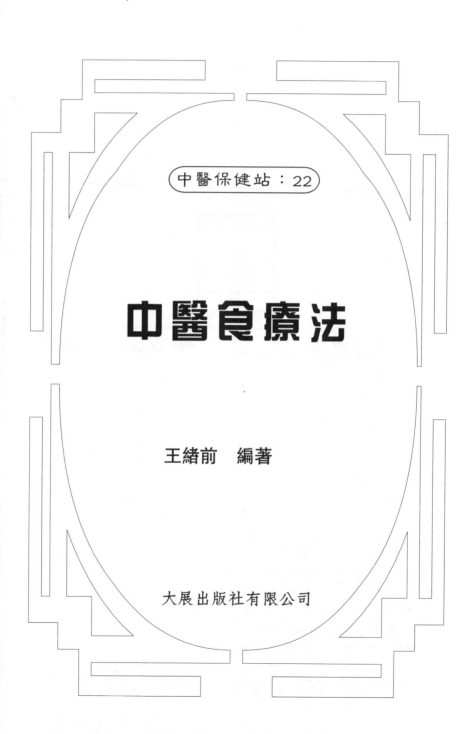

中醫保健站：22

中醫食療法

王緒前　編著

大展出版社有限公司

國家圖書館出版品預行編目資料

中醫食療學／王緒前　編著
　　──初版，──臺北市，大展，2009〔民98.05〕
　　面；21公分 ──（中醫保健站；22）
　　ISBN　978－957－468－680－3（平裝）
1.食療　2.中醫
413.98　　　　　　　　　　　　　　　　98003741

中醫食療學

ISBN 978－957－468－680－3

編　　著／王緒前

責任編輯／周景雲

發行人／蔡森明

出版者／大展出版社有限公司

社　　址／台北市北投區（石牌）致遠一路2段12巷1號

電　　話／（02）28236031・28236033・28233123

傳　　眞／（02）28272069

郵政劃撥／01669551

網　　址／www.dah-jaan.com.tw

E - mail／service@dah-jaan.com.tw

登記證／局版臺業字第2171號

承印者／傳興印刷有限公司

裝　　訂／建鑫裝訂有限公司

排版者／弘益電腦排版有限公司

授權者／湖北科學技術出版社

初版1刷／2009年（民98年）5月

定　價／480元

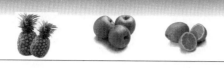

前　言

　　作者在長期從事中藥學和中醫食療學教學及臨床工作中，深感中藥（古代稱本草）和食物可分而不可離，藥即食，食即藥，博大精深。為了弘揚中醫應用食物防治疾病的優勢，乃廣羅博採，閱讀並收集了大量的醫籍、藥書、雜誌等中有關食物方面的知識，編寫了《中醫食療學》一書，應用中醫淺顯的術語對食物進行分述。本書立足於科普性質，突出實用性、知識性、趣味性、普及性、通俗性、可讀性。

　　全書分穀物類、蔬菜類、肉食類、水產類、果品類、造釀類、菌藻類七大類。每味食物按照中文筆畫由少到多進行排列。

　　在分類方面，作者根據人們習慣上的認識，將七大類食物又具體地分為幾小類。對於每一味食物按照食物名、來源、別名、性味、功用、趣話、應用注意、食療方、附等編排。

　　食物名：以最常用、常見的名稱作為正名。當一物出現藥物名稱、食物名稱人們都比較熟悉的情況下，採用食物名，如蕺（ㄐㄧˊ）菜，作為藥物時多用魚腥草名稱，但作為食物名稱還是用蕺菜較為妥當，因傳統人們將其稱為「菜」，而不是「草」。有的名稱則採用人們的習慣稱謂而不用陌生的名稱，如洋薑，不用菊芋名稱。

　　來源：簡單介紹該食物的科屬、食用部位以及產地。為節省篇幅，語言盡量簡捷。

別名：由於一種食物的稱謂很多，乃收集了大量的別名以便於讀者對該食物的認知。因為有些食物人們比較熟悉，但名稱可能人們對其不是很了解，故此以別名來進行提示。

性味：按照食物、藥物均有性（寒熱溫涼平）味（辛甘酸苦鹹澀淡）的特點，以中藥的表述方法對於食物的性味進行介紹。

功用：為便於讀者掌握、了解該食物的特徵，將功用以最簡捷的語言表述。此是食物的核心內容，盡量不涉及方子，也不對其進行拖泥帶水的粉飾，以免畫蛇添足。

趣話：作者長期從事教學工作，為增強讀者的閱讀興趣，凡涉及該食物的諺語、俚語、俗語、成語、典故、傳說、帶有知識性等方面的內容，均在此有一些介紹。

應用注意：介紹食物在食用方面應注意的問題，如食與食忌、食與藥忌、食與病忌的知識。

食療方：作者收集了大量的方子，一般選方以簡單、實用、操作方便為原則。有些是作者自己的經驗方。

附：簡介與該食物同出一物的食物或藥物，有些較特殊的則用較大篇幅介紹，如桃子中的桃花等。

我在編寫本書時，引用了大量的文獻資料，但錯誤在所難免，若有不妥之處，尚祈諒解。

王緒前

於武漢　湖北中醫學院

目　錄

概　　述

　　悠悠萬事，唯「吃」為大，所以有民以食為天的說法，意思是比大還多一橫，意為壓倒一切。人類的歷史是吃的歷史，人類的文化是吃的文化。出兵打仗，兵馬未到，糧草要先行；送客，要餞行；迎賓要洗塵；過年，要團年，團年即吃；過節，要歡慶，歡慶即吃；問候，也問吃了沒有；吃皇糧，稱為吃鐵飯碗。開門七件事，柴米油鹽醬醋茶，說的全是吃。

　　談到吃，要吃出人性來，所謂人性，是在一定的社會制度和一定的歷史條件下形成的人的本性，人所具有的正常的感情和理性。要吃出人情來，吃出人味來，吃出人格來，吃出人緣來，吃出人品來，吃出健康來。

　　所謂健康，不單純是身體沒有疾病或缺陷，還要有完整的生理、心理狀態及社會適應能力。

　　中醫食療學是以中醫藥學理論為指導，專門研究各種食物在人體醫療保健中的作用及應用規律的一門實用性學科，為本草學的一個分支。

　　所謂食療，是指食治，即用食物來防病治病。何謂食，即凡能維護機體健康和能為機體提供生長、發育等一切活動所需營養成分的可食性物質，亦稱食物，包括食用和飲用，如米飯、茶葉。所謂療，即用食物來防病治病。

　　中醫食療學的研究內容，包括食物的性能、功效、保健強身、防病治病的應用規律等理論與經驗以及食用價值、飲食衛生、加工配製等。從研究的途徑來說，現一般主要研究食物的性能（主要是本草），研究食物與健康的關係，研究食物與保

健、防病治病的關係等。

研究的方法可以從整理古代經驗，利用現代科技手段、思路，或以現代營養學、烹飪學加工技術進行研究。

中醫食療學的特點是具有經驗豐富，行之有效，實用性強，是從實踐中總結出來的；其方法獨特，簡便切用，具有民族風格，傳統特點，如用蘿蔔汁滴鼻治療頭痛等；並結合個人體質、嗜好，辨證施食，個體調節，即針對疾病，靈活選擇食物，如糖尿病多食南瓜；調適合理，有利於防治多種疾病。

（一）食物與藥物的區別

1. 應用方式的區別

食物是利用果菜肉穀以飲食物的形式運用，如蒸飯、炒菜、湯羹等。藥物是以藥劑形式運用，如做成丸、散、湯劑等。

2. 應用範圍的區別

食物的應用範圍廣，民以食為天，人們會主動接受食物，而藥物的應用範圍局限，病以藥為治，一般是被動接受，只有當生病之後才服用藥物。

3. 一般性能的區別

食物可以食用，充飢，一般偏性較弱，多為平性，養身防病，宜於慢性病，輕病，也可預防保健，作為康復醫學的一個方面，久食不會給身體帶來危害。藥物則不可以多食，一般不能充飢，偏性多較強，主要用來袪病療疾，為醫療手段的工

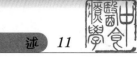

具，醫生作為武器而應用於病人。

4.應用對象的區別

食物適用於健康人群，其次是患者，為藥物或其他治療措施的輔助手段，而藥物則主要針對病人。

5.食物與藥膳的區別

食物是延續生命的物質，而藥膳是以藥配膳，其含有藥物、食物、調料。它是在食療的基礎上以中醫理論為基礎，將藥物和食物相配合，經由烹調加工而成的一種防病治病、保健強身的特殊物質，它形是食品，性是藥品，取藥物之功用，食物之營養，其功能既不同於單純米穀扶正調理，又不同於單用藥物祛邪治病，其精華之處在於食借藥力，藥助食補，從而收到治病與食物營養的雙重作用。

（二）中醫食療學的發展沿革

藥食同源，醫食同源，其反映了食物的起源與藥物的發展是密切聯繫的，歷史悠久，與中藥學具有同等的歷史和現實意義。

傳統理論認為，商湯時的伊尹創立了湯液。而在西週時期設立食醫、疾醫、瘍醫、獸醫，其中專設食醫，管理帝王的飲食營養，說明古代是非常重視食物的食養和食療作用的。

戰國時期，據考證有《神農黃帝食禁》七卷，遺憾的是此書已失傳，《黃帝內經‧素問‧臟器法時論》云「毒藥攻邪，五穀為養，五果為助，五畜為益，五菜為充，氣味合而服之，以補精益氣。」強調食物的分別作用，包括了五穀（粳米小豆麥大豆黃黍）、五果（桃李杏栗棗）、五畜（牛羊豕犬雞）、

五菜（葵藿薤蔥韭）。

　　東漢時期所成書的《神農本草經》中就記載有薏苡仁、粟米、葡萄、大棗、龍眼、蟹、雞等。而張仲景的《傷寒論》和《金匱要略》就有豬肚湯、苦酒、當歸生薑羊肉湯等食療方。

　　梁代，陶弘景所整理的《本草經集注》其中就專列米穀果魚，將其單獨成章，為後人研究食物開創了先河。

　　唐代大醫藥家孫思邈所著《千金方》中專列「食治篇」，記載食物 154 種，並將其分果實、菜蔬、穀米、鳥獸四類。孫思邈的學生孟詵所著《補養方》3 卷，將每一味食物單獨進行表述，後來經過張鼎增補而成《食療本草》3 卷，這是中國最早的食物學專著。唐代還有咎殷所著《食醫心鑒》。至此食療學發展成一門獨立的學科。

　　宋代有《日用本草》，元代宮廷御廚忽思慧所著《飲膳正要》，記載的食物達到 230 種，這是中國最早的營養學專著，為後人研究食物留下了寶貴的財富。

　　明代李時珍所著《本草綱目》，對食物的研究更是具體、詳盡，記載食物達 500 餘種。

　　清代王世雄著《隨息居飲食譜》也對食物有很深入的研究。

（三）食物的性能表述特徵

　　食物的基本特點，在語言表達上和內涵方面與中藥並無本質區別，中藥、食物，在古代通稱為本草。在研究食物作用時，也強調食物的性味。所謂性，也稱為氣，一般也稱四氣或四性，即寒、熱、溫、涼以及平性。而在具體表述中又有大寒、寒、微寒、涼；大熱、熱、大溫、溫、微溫；平性等不同術語。

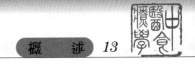

　　味也稱為味道，在中藥理論中稱味為五味，指的是藥物和食物的不同味道，即辛甘酸苦鹹，而在實際生活中，由味覺器官感知的還有澀、淡、麻、鮮味。

　　其他諸如升降浮沉、毒性理論等均與中藥基本理論無區別。

（四）食物的應用原則

1. 整體原則

　　①要因時制宜：如春季多食蔬菜；夏季多吃清熱食物，如冬瓜、綠豆；秋季多食含有水分多的食物，如梨子、蘋果等；冬季多食溫性食物，如羊肉、狗肉。

　　②要因地制宜：如東南沿海地區潮濕，宜食清淡，長於祛濕的食物。西北高原地區，氣候寒涼，宜食性溫熱，長於散寒、生津、潤燥食物。

　　③要因人制宜：如兒童宜選用性質平和，易於消化，又能健脾開胃的食物，應慎用滋膩峻補之品。老年人宜選用有補益作用的食物。男性多以陽氣偏衰為主，多食補氣助陽的食物。女性有經孕產乳，容易傷陰血，宜食清涼陰柔的食物。體質方面，陽虛者宜食溫熱補益食品，陰血虛者宜食養陰補血食品。

2. 辨證施食原則

　　如虛證宜用具有補益作用的食物，並結合臟腑虛損靈活選用，如脾胃虛弱可以吃蓮子、藕；胃陰不足，多食水果，不宜食乾果；而實證宜選用祛邪之品，如食積中焦，可以吃山楂、蘿蔔；氣滯胃脘疼痛，可吃橘子，不能食柿子等。感冒患者可以吃發散的芫荽，而裏實濕熱泄瀉可以吃馬齒莧等。

3.辨病施食原則

根據所患疾病，結合疾病的各種不同證型來選用食物能達到有的放矢，如遺精病人，可以食用蓮子，消渴患者可以食用南瓜、山藥等。

4.平衡膳食原則

在食用食物時，要求食物種類齊全，數量充足，比例適當，避免偏食。因為過食辛熱，會導致口乾口渴，腹痛便秘；過食寒涼，會導致寒從內生，引起寒性疾病發生，尤其是老年人更應注意。具體地說，在攝取食物時，應注意營養宜全，備食宜軟，用食宜溫，三餐宜時，烹調宜淡，進食宜緩，食量宜適，就餐宜靜。

在日常生活中，應用食物分食用和飲用。在應用類型方面有單用和將多種蔬菜聯合應用者。在食品類型方面，有主食，如米飯、湯羹、菜餚；有副食，如湯料、飲料、酒、散、蜜膏、蜜餞、糖果、餅乾等。

（五）食、藥、毒的關係

在古代有食即藥，藥即食，藥即毒，毒即藥的說法。具體地說，食物飽腹，藥物治病，毒物抗病。

某些食物明顯有毒，如酒、花椒、白果，應用得當，不會對人體產生危害，但應用不當，就會產生不良後果如白扁豆有毒，生用可引起中毒，但久煮後毒性被消除而無毒，同時它又是一味藥物，可以用來治療脾胃虛弱病證。

某些食物原來無毒，由於烹調技術不當而產生了一些有害物

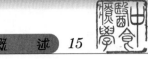

質，如經燻、炸、醃、烤的動物脂肪與蛋白質可產生多種致癌物質，如苯並芘、亞硝胺。還有經酸敗變質的油質，如豬油、芝麻油、核桃等可產生數十種有毒物質，慢性中毒可致癌。

某種食物對於某種體質類型的人會產生毒副作用，吃對了有利於人，甚至可以治病，吃錯了，有害於人，甚至可以致病。所以食、藥、毒三者可以改變，關鍵在於善於應用罷了。

（六）食物禁忌

食忌又稱忌口，是指在某種情況下某些食物不能食用，否則會導致身體出現偏差，甚至引起病變。任何食物均有自身的特點，有偏性，既具有可食性的一面，即具有營養功能，但在食用時必須結合具體情況應用。

1.病中禁忌

是指在患病期間不能食用某種食物，如瘡瘍、皮膚病患者，忌發物（引發或加重疾病的食物，如公雞、牛肉、鯉魚、辛辣之品）。

陰虛熱盛者忌辛辣動火之品，虛寒泄瀉者忌生冷、寒涼之品，腎結石忌菠菜、豆腐等。一般來說，患病期間忌生冷、忌黏膩腥臭膻味、不易消化食物。

2.配伍禁忌

是指某些食物不能與另一種食物配合食用，如吃柿子忌螃蟹，吃蔥忌蜂蜜，吃甲魚忌莧菜，關於這些內容，在《金匱要略》、《本草綱目》中已有詳盡的記載。

3.胎產禁忌

如產前宜涼，忌辛熱溫燥之物，妊娠惡阻者，忌油膩、腥臭、不易消化食物；產後宜溫，忌寒涼、酸收、發散之物。

4.時令禁忌

如在春夏之際，應少食溫燥食物，如狗肉、羊肉；秋季應少食辛熱之品，多食水果；冬季應少食甘寒物，多食溫熱食物等。

5.質變腐爛禁忌

食物如霉爛腐敗不能食，如馬鈴薯發芽、發綠者不能食，否則會導致中毒。鱔魚、河蝦、螃蟹、泥鰍等要食活物經過烹調者，死物吃了損害身體。

6.食量禁忌

中醫認為飲食自倍，腸胃乃傷，意即過量食用某種食物會損傷腸胃，引起病變。

7.偏食當忌

民間向有「肉生痰，魚生火，青菜蘿蔔保平安」的說法，既不能過分食用某種食物，又要防止肉食生痰，魚類食物助火，要多種食物兼夾應用，才能保證身心健康。

（七）關於食物顏色與作用

現代研究認為，食品的顏色與營養的關係極為密切，食品隨

著它本身的天然色素由淺到深，其營養價值愈為豐富，結構愈為合理。顏色深的蔬菜如葉菜中的蛋白質、維生素的含量比顏色淺的根莖類、瓜類及茄類含量要多。顏色越深，含量越多，蔬菜營養價值的高低由深到淺，為黑色——綠色——紫色——黃色——紅色——無色（白色）。多吃顏色深的蔬菜更有利於健康。

1.黑色食品

如黑木耳、黑米、黑芝麻、紫菜等。其特點是具有補虛扶弱的作用。中醫認為，腎主藏精，腎中精氣為生命之源，是人體各種功能活動的物質基礎。人體生長、發育、衰老以及抗病力的強弱與腎中精氣盛衰密切相關。四季中的冬天與腎關係最為密切，故冬天補腎最重要。

黑色食品來自天然，有害成分少，營養成分齊全，能明顯減少動脈硬化、冠心病、腦中風等疾病的發生率。

2.綠色的食品

多為葉菜類，如芹菜、蕹菜、青辣椒、絲瓜、菠菜等。這裡所說的綠色的食品是指顏色是綠色的蔬菜，非專門機構所指的綠色食品。其特點是富含葉酸，而葉酸能防治胎兒畸形，保護心臟。綠色的食品含有大量的維生素 C，有助於增強身體抗病力和預防疾病，可消除因工作緊張，長時間疲勞而引起的不適。多吃綠色的蔬菜，對眼睛有好處，而長期不吃蔬菜的人，容易患眼疾。多吃綠色的蔬菜還能減少關節炎發病率。

3.紫色食品

營養價值也較高，如紫茄子。

4.紅色食品

如番茄、山楂、莧菜、紅棗、草莓、紅蘿蔔等。其特點是色澤鮮艷，人見人愛。這類食品可促進人體巨噬細胞活力增強，巨噬細胞是感冒病毒等致病微生物的殺手，若因身體虛弱，受到病毒侵襲而患感冒，食用紅色食品可助一臂之力。

5.黃色食品

如南瓜、胡蘿蔔、花生、紅薯等。其特點是富含維生素A、維生素D，而維生素A具有保護胃腸黏膜，防止胃炎、胃潰瘍等疾病發生。維生素D則有促進鈣、磷兩種元素的吸收，進而收到強筋壯骨的作用，對於兒童佝僂病、青少年近視眼以及中老年骨質疏鬆等有一定的預防作用。含有豐富的胡蘿蔔素的食品可減少感染的發生，防止腫瘤發病。

6.白色食品

如冬瓜、大白菜、白蘿蔔、白茄子等。其特點是不會使人發胖，頗受心血管病人的青睞，給人一種質潔味鮮的美感，經常食用可調節視力，安定情緒，對高血壓、心臟病，尤其是肥胖病有很好的效果。

同類蔬菜中，營養價值的高低與顏色深淺有關，如紫茄子高於白茄子，黑木耳高於白木耳，大蔥的綠色部分所含的各種維生素要比蔥白的部分高出數倍。民間有「斷得四季葷，斷不得四季青」，「寧可三日無魚肉，不可一日無果蔬」的食療諺語。

（八）關於食物的酸鹼特點

一般人都知道少吃酸性食物，多吃鹼性食物對於健康有利，習慣將酸性食物稱為半健康食物，鹼性食物稱為健康食物。食物進入口內，經過味覺的反應後，有酸味、澀味等，但是這種味覺反應的酸、鹼味道，卻不能代表這種食物是酸性食物或鹼性食物，例如，橘子、楊桃吃起來酸溜溜的，然而它卻是鹼性食物，又如白米、麵類食物，並無顯著的味覺反應，卻被列為酸性食物，所以，味覺器官的反應與食物本身的酸、鹼性，屬於兩回事。要區分食物的酸鹼性，不能以食物在口中的直覺反應或主觀感覺來確定。

按現在分析來看，食物中所含無機鹽成分如硫、碘、氯、磷等較多者，可認定酸性食物；而含有鈉、鈣、鉀、鎂、鐵、銅等成分較多者，可列為鹼性食物；食物的酸鹼性質直接關係到人體健康。當人們進入到中年以後，為了健康應多吃鹼性食物，常見的鹼性食物如大豆、四季豆、豆腐、菠菜、萵苣、蘿蔔、竹筍、茄子、洋蔥、馬鈴薯、黃瓜、西瓜、海帶、柑橘、楊桃、香蕉、蘋果、葡萄、草莓等，少吃酸性食物，如肉食、魚子、海鮮、麵粉、麵製品等。

例如，頭皮屑過多與機體疲勞有關，疲勞係體內酸性成分滯留所致，多攝入鹼性食物，可使體內酸鹼達到平衡，從而減少頭皮的脫落。鹼性食物有水果、蔬菜、蜂蜜等。應多吃富含維生素 B_1、維生素 B_2 的食物，維生素 B_2 有治療脂溢性皮炎的作用。維生素 B_6 對蛋白質和脂類的正常代謝具有重要作用。富含維生素 B_6 的食物有動物肝、腎、心、蛋黃、奶類、鱔魚、黃豆和新鮮蔬菜；除上述外，還有麥胚、酵母、穀類等。

此外，應少吃辛辣和刺激性食物，因為頭皮屑產生較多時，會伴有頭皮刺癢，而辛辣和刺激性食物對頭皮刺癢會加重，故少吃辣椒、生蔥、生蒜、酒及含酒飲料。

現代研究認為，蔬菜、水果類食物大多數的最終代謝產物為鹼性，而肉食、米穀類則呈酸性。因此當人們在食用食物時，往往將蔬菜、水果和米穀、肉食、魚類搭配食用，才感到有食慾，才覺得飯菜味道鮮美。反之，只吃米飯，少吃蔬菜，就容易患胃病。

附：CAS 標章的涵義

CAS 標章「」，是優良農產品證明標章的簡稱，是國產農產品及其加工最高品質的代表標幟。

CAS 標章是行政院農業委員會本著發展「優質農業」及「安全產業」的理念，自民國 78 年起著手推動的證明標章，推行至今已普遍獲得國人的認同和信賴，並已逐漸成為國產優良農產品的代名詞。

行政院農業委員會推動 CAS 的主要目的在於提昇國產農水畜林產品及其加工品的品質水準和附加價值，以保障生產者和消費大眾共同權益，並和進口農產品區隔，也期望能透過這樣的推廣與宣導，建立國產農產品在國人心目中的良好形象，進而能愛用和喜歡國產品，提昇國產農業產品的競爭力。

目前（94 年 4 月）CAS 標章驗證的產品已由日常生活飲食所需之農水畜產品及其加工品【CAS 優良產品】拓展到生活上實用之林產品【CAS 優良林產品】，未來我們更將統合農委會過去所推動的各項優良農產標誌、標章（包括：海宴、吉園圃、有機食品、台灣好米等），共同以 CAS 來推廣，以利消費者辨識。

第1章

穀物類

　　穀物為莊稼和糧食的總稱，歷代有關五穀所包含的內容並不一樣，諸如稻穀、大麥、小麥、高粱、粟米、稷、黍、豆等均屬五穀的範疇。也是人類的主要糧食。過去，北方以麥、黍作為主食，南方以稻米作為主食。但由於現在人們的生活水平普遍提高，古時作為主糧的現在逐漸成為雜糧，如大麥，因此，對於五穀與雜糧的區分目前並沒有統一的認識。

　　穀物類食物大多為甘平之物，食用穀物無太多的禁忌證，長期食用不會對人體產生不良影響，只有極少數病人要注意攝入的量以及食用的方法。穀物類的最終代謝產物為酸性，故常與蔬菜類（最終代謝產物大多為鹼性）食物搭配食用。

　　穀物類具有益胃健脾，扶助正氣的作用，用於脾胃虛弱所致的食少，納差，身體消瘦，倦怠疲乏等。

　　在食用方面須注意的是不宜長期食用精製糧食，以免導致維生素類及其他營養成分的缺乏。提倡精、粗合理兼食。

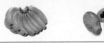

一、五穀類

小　麥

為禾本科植物小麥的成熟果實。各地均產，收穫後生用、炒用或去殼後碾成麵粉用。

性味　甘，平。

功　用

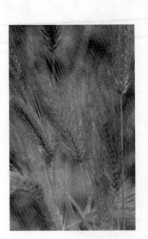

1.養心安神　用於婦人臟燥，精神不安，悲傷欲哭，如甘麥大棗湯（甘草、小麥、大棗）就用其治療臟躁病。

2.除熱止渴　用於煩熱消渴、口乾。

3.健脾益腎　用於腸胃不固的慢性泄瀉，老年人腎氣不足之小便淋澀。多加工成麵粉食用。

趣　話

小麥是東方人的主要食品之一。古代本草記載，新麥性熱，陳麥和平。小麥多秋種，冬長，春秀，夏實。具四時之氣，為五穀之貴。

在漢代張仲景所著的《金匱要略》一書中，將由於思慮過度，肝鬱化火，心血暗耗引起的精神失常，無故悲傷欲哭，頻作欠伸，神疲乏力，稱為臟躁病，此病相當於現在所說的癔病，就以小麥養心安神，治療此病有良好的效果。

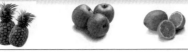

將小麥磨粉，可以做成很多種食品，如饅頭、麵條、包子、燒賣、麵包、麥片、點心、月餅、蛋糕、燒餅、油條、麻花、餃子、餛飩等等。所以小麥的食用方法極多。

現代研究

其所含豐富的纖維素、維生素 E 等具有防癌作用。

應用注意

1. 不宜食用過於精細的麵粉，因其營養成分甚少。加工精細，營養價值降低，久食會導致食慾不振，四肢無力，皮膚乾燥。

2. 糖尿病患者不宜過量食用，過多食用會使體內的血糖升高，加重病情。

食療方

1. 小兒口腔炎　將小麥麵燒灰後和冰片一起研成細末外用。

2. 腹瀉，胃酸過多　吃些烤焦的饅頭。

3. 慢性泄瀉　將小麥炒焦黃，溫水調服。

4. 自汗、盜汗　將浮小麥炒焦研末，水飲送服。

5. 癰腫　小麥麵、白酒調成糊狀，外敷於患處。

6. 燙傷　將小麥炒黑，研粉，以芝麻油調和後外敷。

7. 乳癰　將小麥研末，做成餅，外用於腫脹的乳房上。

8. 走路過多引起腳上起泡　將麵粉調成糊狀，塗敷患處。

9. 臟躁症（神志不寧，煩躁不安，喜悲傷欲哭，情緒抑鬱）　小麥 50g、大棗 20g、甘草 6g，煎水服。

附 浮小麥 是未成熟的小麥，放入水中漂浮於水面上。甘，涼。止虛汗、養心安神。用於自汗盜汗，虛熱，心神不寧。

麥麩 是小麥磨粉剩下的麥皮。麥麩含有多量的維生素 B_1 和蛋白質，能治療腳氣病、末梢神經炎，並可防治痔瘡。

玉　米

為禾本科一年生玉蜀黍的種子。全國各地均產。

別名 玉蜀黍、苞穀、苞米、棒子。

性味 甘，平。

功　用

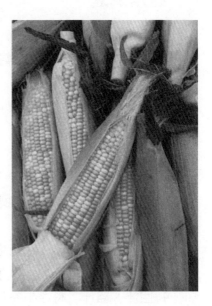

1. 調中開胃　用於胃納不佳，消化不良，飲食減少或腹瀉。

2. 利尿通淋　用於水腫及淋證。現亦用於尿路結石，慢性腎炎水腫，並有降脂作用。

趣　話

玉米因其子粒如珠，色澤如玉，故名。若將玉米磨成粉，製成蒸熟的窩窩頭，反過來看，很像鳥窩，故名。玉米是一種產量很高，種植很普及，營養較豐富的糧食。有糯玉米和不糯的玉米。

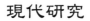

現代研究

1. 玉米中的大量纖維素，具有吸水膨脹的特性，可刺激胃腸蠕動，促進排便，減少了腸內微生物生成致癌物質的機會，並能減少腸癌的發病率。

2. 玉米及玉米油能抗血管硬化，其所含的脂肪主要是不飽和脂肪酸，含卵磷脂，具有降低血膽固醇，防治高血壓、動脈硬化、冠心病的作用。還可延緩細胞衰老、腦功能衰退。

應用注意

1. 糖尿病患者不宜，玉米含糖量高，食用後加重病情。
2. 不宜長期大量食用，以免導致營養不均衡。
3. 土法膨化的玉米爆米花含鉛多，過量食用對身體不利。
4. 玉米與大米、豆類、麵食混合食用，可提高營養價值。

食療方

1. 動脈硬化、冠心病、血液循環障礙　煮玉米經常食用。
2. 慢性胃炎　玉米、扁豆各 60g，麥芽 30g，水煎服。
3. 消化不良，腹瀉，痢疾　將新鮮苞穀剝去外層，留一層包裹層，放入柴火灰中煨熟，食用。
4. 糖尿病　將玉米鬚泡水服。
5. 腎炎、小便不利　玉米鬚、冬瓜皮、西瓜皮煎水服。
6. 尿道結石　玉米煎水代茶飲。玉米鬚亦可，作用更佳。

附　**玉米鬚**　是長在玉米上的鬚狀物。甘，平。能利尿，利膽，降壓。玉米鬚煎水代茶可治膽囊炎、膽石症、膀胱炎、尿道炎、慢性腎炎、高血壓等。

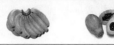

芝　麻

為脂麻科植物脂麻的黑色和白色種子。中國各地均產。8～9月果實呈黃黑色時採收，打下種子，備用。

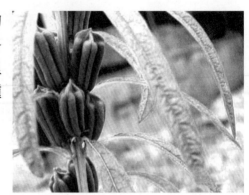

別名　巨勝、胡麻、油麻、脂麻、烏麻。

性味　甘，平。

功　用

1. 補益肝腎　用於肝腎不足之鬢髮早白，病後體虛，虛風眩暈，貧血萎黃。

2. 潤燥滑腸　用於肝腎虧虛，津液不足之腸燥便秘。

趣　話

芝麻分為黑芝麻、白芝麻，黑芝麻又名胡麻、胡麻仁、黑脂麻。食用以白芝麻為好，藥用以黑芝麻為好。白芝麻多用其榨取油脂食用。黑芝麻補益肝腎作用好，尤能烏鬢黑髮，中藥處方中胡麻仁用的就是黑芝麻。

芝麻在古時列為美味食品，並當作祭祀供品，古時即知芝麻好吃，生熟均可。冬季皮膚乾燥，可以多吃一些含不飽和脂肪酸、蛋白質或維生素 C 的食物，不飽和脂肪酸在芝麻、核桃等食物中含量較多。

現代研究

芝麻含脂肪油高達 60%，並含有大量的維生素 E，這種天然的成分對人體十分有益，尤其是延緩衰老方面作用好。

應用注意

脾虛便溏者不宜，因芝麻具有很強的滑腸作用。

食療方

1. 瘡毒　將芝麻炒焦搗爛外敷。

2. 脂溢性脫髮　芝麻梗煎湯洗髮。

3. 白癜風　白芝麻花，擦患處。

4. 肝腎虧虛，陰虛血燥，頭暈眼花，視物不清，大便燥結　黑芝麻、桑葉研細，煉蜜為丸，內服。每次 10g，日 2 次。

5. 頭髮乾枯，容易脫落，或早年白髮　黑芝麻、製首烏等分研末，為丸，每次 10g，日 2 次。

6. 水火燙傷　將芝麻炒熟搗爛如泥，塗於傷處。

黃　豆

為豆科植物大豆的種皮呈黃色的種子。全國各地均產。

別名　黃大豆。

性味　甘，平。

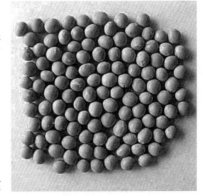

功　用

1. 補益脾氣　用於脾虛食

少，乏力消瘦，腹脹羸瘦，消化不良及血虛萎黃。

2.清熱解毒　用於疔瘡腫毒，鹽鹵中毒等證。

趣　話

大豆的顏色有黃、黑、青、白幾種，故分別稱為黃豆、黑豆、青豆、白豆（飯豆）。黃豆在古時稱「菽」，中國栽培較早，以東北產區的質量為好，其子大、粒飽滿，富含油脂。黃豆可製作豆腐、豆腐乾、豆腐皮、豆腐絲、豆腐腦、油豆腐、豆漿、豆棍、豆豉、腐竹、千張、素雞、大豆發酵品、豆油等。黃豆的出油率非常高，是重要的食用油，適宜於老人、小兒、神經衰弱者經常食用。

常吃黃豆能減少疤痕和色素沉著，使皮膚光潔。黃豆也被人們稱為植物肉，所以諺云「要長壽，常吃豆」、「金豆銀豆不如黃豆」。黃大豆嫩時呈綠色，稱為毛豆，當蔬菜食用。

食用經過醋泡過的黃豆可以防治便秘、高血壓、冠心病、腦血栓、動脈硬化、肥胖病、糖尿病、肝炎、缺鐵性貧血等。

現代研究

1.黃豆所含蛋白總量比一般肉類均高。

2.黃豆富含鐵質，而且容易被體內吸收，非常適宜於缺鐵性貧血的人食用。

3.含磷，對腦神經也有益，適合神經衰弱的人食用。

應用注意

1.不宜多食　李時珍云：「多食，壅氣生痰動嗽，令人身重，發面黃瘡疥。」（《本草綱目·24卷》）

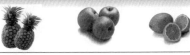

2. 痛風、腹脹、胃下垂患者不宜食。

3. 常吃黃豆容易引起腹脹、屁多，但黃豆製品無此弊端。

4. 生吃黃豆容易引起噁心、嘔吐、頭暈、頭痛、腹瀉，故飲用豆漿時一定要煮熟了再喝。

5. 腎功能衰竭者不宜食　以免增加血清非蛋白氮成分。

食療方

1. 下肢潰瘍　黃豆適量，小火煮至半熟，搗泥狀，敷患處，每日換藥 1 次。

2. 疔瘡　黃豆水浸泡至軟，加鮮馬齒莧、白礬少許搗爛外敷。

3. 慢性咽炎　豆漿 250ml，煮沸，鴨蛋 1 個調沖，加冰糖適量飲用。

4. 體虛少食，乏力肢腫　熟食或磨豆漿飲用，亦可與花生炒熟研末，加白糖混合均勻，每次嚼服 30～60g。

5. 疔毒　生黃豆浸泡至軟，加鮮馬齒莧、白礬少許搗爛外敷。

6. 血虛面色萎黃、唇甲蒼白　炒黃豆 60g，煅皂礬 30g，為末，大棗煎湯製成丸劑，每次服 10g，日服 2 次。

7. 缺鐵性貧血　黃豆 100g，豬肝 100g，先煮黃豆八成熟，入豬肝共煮，每日 1 劑，分 2 次服，連服 3 週。

8. 痔瘡出血　黃豆豆腐渣於鍋內炒熟，研細，每次 6g，每日 2 次，紅糖湯送下。

附　豆漿　為黃豆經加工而成。是將大豆粉碎後取其中水溶性成分，經離心過濾除去其中不溶物而得到的產品。性味甘，平。能補虛潤燥，清熱化痰。用於肺燥咳嗽，虛勞咳嗽，

痰多症,痰火哮喘,便秘,淋濁。現亦用於消化道出血。

　　豆漿是鹼性食品,對肉食等酸性食品有中和作用,有助於消化吸收。老年人經常飲用豆漿好,因為豆漿中的營養成分和牛奶相差無幾,多為不飽和酸,具有降低血中膽固醇的作用。

　　豆漿是一種老幼皆宜、價廉質優的液態營養品,有人稱豆漿為「植物牛奶」。豆漿的蛋白質和脂肪豐富,素有「植物肉」之稱。忌飲生豆漿。不宜與雞蛋、紅糖同用。不要用保溫瓶裝豆漿。因保溫瓶中有水垢,水垢中含有多種沉澱物,可被溶解,飲後對人體有很大危害。

粟　米

為禾本科一年生草本植物粟的種仁。主產於中國北方。

別名　小米、粟穀。

性味　甘、鹹,微寒。

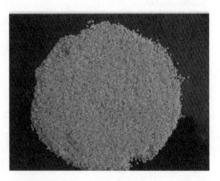

功　用

　　1. 健脾和胃　用於脾胃虛弱,反胃吐食,胃熱消渴,口乾。

　　2. 補益虛損　用於素體虛衰或產後體虛。

　　3. 清虛熱　用於陰虛內熱病,低熱症。

趣　話

　　粟有繼續的意思,粟米為穀之續,故有此名。古代也稱「禾」、「稷」、「穀」,北方人也將其稱為粟穀,去殼後稱

小米，因米粒很小之故。又因其為黃色，又有黃粟米之說。

　　小米的營養成分要高於大米，其味香，甜潤，營養好，易於消化，尤其是適於嬰幼兒食用，對小兒的生長發育大有益處。將小米煮粥時，上面會浮一層細膩的黏稠物，形如油膏，俗稱米油，最有營養。

　　在過去的中藥書中將稻穀的芽稱為穀芽，但現在將稻穀芽稱為稻芽，而將粟穀發芽者稱為穀芽。一般南方人講的穀指的是稻穀，即大米，而北方人講的穀則是粟穀，即小米。

應用注意

不宜與杏仁同食。

食療方

1. 白帶過多　粟米、黃芪煎水服。
2. 小兒脾虛泄瀉、消化不良　粟米、山藥共研細末，煮糊加白糖適量哺餵之。
3. 產後體虛　粟米、大棗各適量，煮粥食之。
4. 脾胃病致消化不良　經常食用粟米。
5. 胃熱消渴　以陳粟米做飯食用，或煮粥食。

黍　米

為禾本科植物黍的種子。

性味　甘，平。

功　用

1. 益氣補肺　用於肺虛咳嗽。

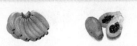

2. 補中和胃　用於胃脘疼痛，吐逆以及瀉痢等。用黍米煎湯或煮粥食均可。

趣　話

黍（ㄕㄨˇ）主要生長在北方，稈上有毛，偏穗，種子有黏性者。若稈上無毛，散穗，種子不黏者，為稷。按李時珍解釋：「稷之黏者為黍，粟之黏者為秫，粳之黏者為糯。」

應用注意

不宜多食。

食療方

燙火傷　黍米，研粉，放鍋內炒黑，以雞蛋清和塗。

粳　米

為禾本科一年生草本植物稻（粳（ㄐㄧㄥ）稻）的種仁，全國各地均產，以南方為主。

別名　大米、秔（ㄐㄧㄥ）米。

性味　甘，平。

功　用

補中益氣　用於脾胃虛弱之證，如身體虛弱可以其煮粥，蒸飯食用。

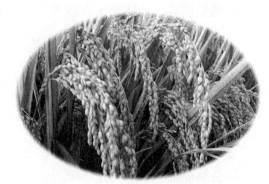

趣　話

　　大米是人們日常生活中不可缺少的食糧。大米最常食用的方法是蒸飯食，為中國人的傳統食法，當然現在人們也常將飯製成炒飯、菜飯等。

　　入藥一般認為以陳舊者為佳，稱倉穀米、陳倉米，能健胃補脾，止渴除煩，固腸止瀉。粳米用於治療疾病有非常悠久的歷史，漢代張仲景《傷寒論》中的白虎湯就用粳米與生石膏、知母、甘草而組成。其主治熱盛煩渴引飲，汗出，惡熱，口乾舌燥等證。

現代研究

　　稻米去殼後為糙米，是保留住胚芽和大部分的米糠層的米粒。顏色略顯棕黃，不適口，糙米含有大量的維生素 B、維生素 E，可以防治多種疾病，富含纖維素，能協助消化器官排出廢料，給人以飽腹感，又不增加熱量，有利於減肥。對面部黑斑、皺紋、痤瘡也有效果。

　　糙米過碾去皮為精米，維生素損失可達到 90%，而米浸泡過久，淘米次數過多，也會損失許多水溶性維生素和礦物質。長期吃精米易致維生素 B 群缺乏，引起腳氣病。

應用注意

　　1. 平時不宜多吃精製後的細糧。

　　2. 糖尿病人不宜過多食米飯，因米飯含熱量高。

　　3. 不宜與水果一起存放，米容易發熱，水果受熱則容易蒸發水分而乾枯，而米亦會吸收水分後發生霉變或生蟲。

食療方

1. **咳嗽** 柿餅 50g，粳米 50g，同入鍋內，加水，文火燒至沸騰，米花粥稠即可。

2. **食慾不振** 將粳米炒焦，煮食。

3. **腹瀉** 粳米磨成粉，炒至焦黃，每次 5g。

4. **脾胃虛弱，消化不良，久瀉不癒** 焦黃鍋巴 500g，焦山楂 100g，山藥 200g，砂仁 50g，共為細末，每次10g，每日 2 次。

附 稻芽 是稻穀經發芽而成。甘，平。能健脾開胃，消食導滯，用於食慾不振，消化不良，主消穀食。稻芽只宜微炒，否則破壞了所含的酶，會影響療效。稻芽的作用較麥芽、山楂平和，不傷胃氣。

鍋巴 是燜飯時在鍋底部的焦黃飯粑。甘，溫。助消化，厚腸胃，止泄瀉。焦脆香甜，能刺激食慾。

粥 能補中益氣，健脾養胃，益精強志，調和五臟，止煩、止渴。大米煮粥時，上面有一層濃滑的稀黏之物，為粥油，是補益精品，對老年人、體虛者最宜。古人對粥的評價是，可省事，味道全，潤津液、利腸胃、助消化，多食無害。

糯　　米

為禾本科一年生植物稻（糯稻）的種仁，全國各地均有栽培，以南方為主。

別名 江米、元米。

性味 甘，溫。

功　用

1. 補中益氣　用於脾胃虛弱所致的乏力倦怠，食少納差。
2. 益氣固表　用於氣虛不固之自汗不止。
3. 縮小便　用於小便頻數，夜尿增多。

趣　話

　　糯米在《本草綱目》中以稻為正名。因其性黏軟，糯與懦夫之「懦」同音，又糯者濡也，故謂之糯。天然糯米以越白越好。另有一種黑糯米，營養價值高，所含的蛋白質比普通糯米要高。

　　孫思邈認為「糯米味甘，乃脾之穀也，脾病宜食之。」李時珍認為糯米：「暖脾胃，止虛寒泄痢，縮小便，收自汗，發痘瘡。」這些論述是比較恰當的，現臨床也是這樣使用糯米的。

　　糯米可以製成年糕、元宵、粽子、米酒等。尤其是在端午節吃粽子是國人的民間習俗，相傳是為了祭屈原，因屈原投汨羅江以後，人們為防止屈原身體被魚吃掉，就用江邊的蘆葦將米包裹以後，投入到江中餵魚，後來發展成為粽子。不僅中國人吃粽子，外國人也有吃粽子的習俗。

應用注意

　　1. 不易消化，且黏滯，凡消化不良、腹脹者、感冒未癒、痰病、便秘者不宜。
　　2. 一次性的不宜食之過多。

食療方

1. 神經衰弱　糯米、薏苡仁、紅棗、龍眼肉各適量煮粥食用。

2. 貧血　經常食用黑糯米。

3. 脾胃虛弱，久瀉，便溏少食　糯米粉炒熟，與山藥粉，按 10：1 配合，每晨 30g，加入紅糖適量，溫開水沖服。

4. 自汗、盜汗、多汗　糯米、小麥麩同炒，為末，每次 10g，用米飲送服。或用糯稻根鬚 100g，大棗 20g，煎水服。

5. 虛勞不足　糯米、胡椒入豬肚內蒸熟，食用。

6. 胃病、慢性胃炎、潰瘍　糯米、大棗煮粥食用。

7. 糖尿病　將山藥燉熟後，加糯米爆米花，每次 50g，入山藥中，一起食用。亦可用糯米米花、桑白皮等分煎水服。

二、雜糧類

大　麥

為禾本科植物大麥的成熟果實。全國各地均有栽培。

別名　糯麥、牟麥、飯麥。

性味　甘、鹹，涼。

功　用

1. 健脾消食　用於脾胃虛弱，食積飽脹。民間用炒焦大麥泡水代

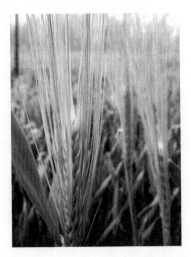

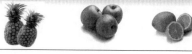
茶，有健脾解暑熱的作用。

2. 清熱利水　用於煩熱口渴，小便不利、淋瀝不暢等證。

趣　話

大麥因麥苗和麥粒均大於小麥，故名。大麥纖維含量較多而且質地粗，大麥不太好吃，較少食用，多用其釀造啤酒和作工業原料。大麥對胃、十二指腸球部潰瘍有一定療效。大麥較小麥性滑膩，也能潤滑肌膚。口語中通常所云麥子多指的大麥。

現代研究

大麥芽含有多種消化酶，在治療乳房脹痛時，可減輕乳汁分泌過多的症狀。

應用注意

糖尿病患者不宜過多食用，大麥含有大量的碳水化合物，會使血糖升高，加重病情。

食療方

1. 脾胃虛弱，消化不食　大麥麵炒微香，每日煎湯服用。
2. 幼兒傷乳　大麥麵生用，每次 3g。
3. 過食飽脹　大麥麵炒香，煎湯服。
4. 燙火傷　將大麥炒黑，研末，油調搽之。
5. 噎嗝，吞咽困難　大麥麵作稀糊，食用。因大麥性滑膩，容易下咽。

附　麥芽　是用大麥經過發芽而成的。甘，平。具有消食

導滯，疏肝解鬱，回乳的作用，中醫用其治療食慾不振，消化不良，飲食積滯，肝胃不和腹部滿悶，以及乳房脹痛等。

大麥麩 是加工大麥脫下的皮。為高纖維食物，能防治動脈粥樣硬化、結腸癌、過敏性腸炎、糖尿病。

赤 小 豆

為豆科植物赤豆或赤小豆的乾燥成熟種子，全國各地廣泛栽培。夏秋採摘成熟莢果，曬乾，收集種子備用。

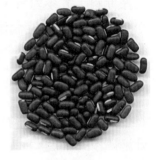

別名 紅豆、赤豆、紅小豆、紅飯豆、飯赤豆、朱小豆、米赤豆。

性味 甘、酸，平。

功　用

1. 健脾利水　用於水腫，腳氣，腹脹，腹瀉。
2. 解毒消腫　用於瘡癰腫毒，痄腮等證。
3. 通乳　用於產後乳汁少，或乳房脹痛。產婦若要催乳時，將赤小豆煮湯食用。

趣　話

赤小豆因皮層紅色而命名。又有赤豆、赤小豆之分。赤豆當食物，赤小豆當藥物。故古代本草只載赤小豆，但因赤小豆產量低，現已將二者混用，作用大致相同。漢代張仲景的《傷寒論》中就有應用赤小豆的方子。《本草綱目》在記載赤小豆時，幾次提到「久食瘦人」，「令人肌瘦」，因此是肥胖人減肥的良好食品。這可能與赤小豆利尿消腫有關。

現代研究

赤小豆含有多量的促進利尿作用的鉀，可將膽固醇、鹽分等對身體不必要的成分排出體外，故被認為具有解毒的作用。

應用注意

腎功能不好者不宜，因赤小豆有利水作用，但性偏寒，不利於腎病患者。

食療方

1. 一切癰疽瘡毒　赤小豆不拘量，研末，水調敷，亦可用雞蛋清，蜂蜜或醋等調敷患處。乾則換藥。此方可用治乳腺炎，腮腺炎，丹毒，癰腫等。

2. 浮腫，營養不良性水腫　赤小豆煮極爛，服赤小豆，不拘量。或用赤小豆100g，冬瓜500g，同煮熟食用。

3. 腳氣　赤小豆煮水服，不拘量。

4. 痔瘡，大便出血　赤小豆，加少許食醋，同煮，曬乾，研末，不拘量。亦可與馬齒莧、醋煎湯食用。

5. 脾虛水腫，腳氣，小便不利，腹瀉　赤小豆60g，薏苡仁100g，食用。

6. 腎炎，營養不良性水腫　赤小豆120g，白茅根250g，加水煮至水乾，去茅根，食豆。

高　　粱

為禾本科植物蜀黍的種仁。中國各地均有栽培。

別名　稷米、蜀黍、蜀秫、蘆稷、蘆栗。

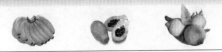

性味 甘、澀，溫。

功　用

健脾和胃，滲濕止瀉　用於小兒消化不良，濕熱吐瀉，下痢，小便不利等證。

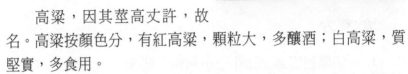

趣　話

高粱，因其莖高丈許，故名。高粱按顏色分，有紅高粱，顆粒大，多釀酒；白高粱，質堅實，多食用。

高粱作為食物來說，口感不是很好，所以更多是用其釀酒。用高粱釀製的酒，清澈透明，香氣撲鼻，甘潤爽口，回味深長，中國名酒，大多是用高粱釀製的。高粱的營養價值與玉米相似，口感也有相似之處，但蛋白質含量低。

食用注意

1. 便秘、糖尿病患者不宜。
2. 有認為不宜與瓠子、中藥附子同食。

食療方

1. 腹瀉　經常食用高粱米。
2. 痰熱咳嗽、口乾舌燥　高粱、甘蔗（切碎，布包）煎水服。
3. 小兒消化不良　紅高粱 30g，炒黃，大棗 10 個，去核，炒焦，共研細末，每次 10g。

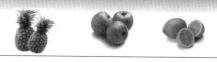

4. 高血壓　高粱穗、茶葉、紅糖各適量，煎水代茶飲。

黑 大 豆

　　為豆科植物大豆的黑色種子。
中國各地均有栽培。秋季採收。

　　別名　烏豆、黑豆、冬豆子。

　　性味　甘，平。

功　用

　　1. 補腎益陰　用於腎虛消渴多
飲，或肝腎不足，頭昏目暗。

　　2. 健脾利濕　用於脾虛身面浮腫，腳氣入腹胸悶。

　　3. 祛風除痺　用於風濕痺痛，四肢拘攣。

　　4. 解毒　用於丹毒和服用烏頭、巴豆等熱性藥物所致的中
毒或不良反應。

趣　話

　　中醫認為色黑入腎，從外形上看，黑大豆似腎之狀，若腎
虛或腎氣不足多食黑大豆是有益處的。大豆能解藥物毒，可與
綠豆、紅豆、甘草同用。

　　黑大豆較黃豆稍大，幾種大豆中，以黑大豆營養最豐富，
蛋白質含量最高，這更有利於長筋骨，悅顏色，烏鬚髮、寧
心、延年益壽。

應用注意

　　幼兒不宜同食大豆、豬肉。

食療方

1.**腎虛耳聾、夜尿多** 黑豆、狗肉煮爛食用。

2.**腎虛消渴** 黑大豆，炒，天花粉等分，為末。為丸，每服 10g，每日 3 次。

3.**糖尿病** 炒黑豆、天花粉等量，研末，製成小丸子，用黑豆湯送服。

4.**盜汗** 黑大豆、黃芪、浮小麥水煎服。

5.**白髮** 黑大豆適量，加適量醋煮爛，每次取 10g 左右，熱水沖後洗髮，能達到烏鬚黑髮之功。

6.**丹毒、燙火傷、痘瘡** 將黑大豆濃煎外塗，不留疤痕。

7.**巴豆、附子、烏頭中毒** 將黑大豆煎服。

8.**身面浮腫** 黑大豆水煮，加酒再煮，食豆。

附 穭（ㄌㄩˇ）豆衣 亦作稆豆衣。即黑豆的外衣。甘，涼。有斂汗、養血疏風之功。

另有一種稆豆，李時珍認為即黑小豆，「小科細粒，霜後乃熟。」

綠 豆

為豆科植物綠豆的種子。全國大部分地區均有栽培。立秋後種子成熟時採收。

別名 青小豆。

性味 甘，涼。

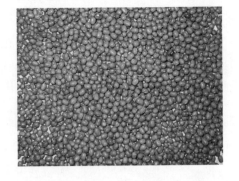

功　用

1. 清熱解毒　用於瘡瘍腫毒，藥物中毒以及食物中毒等。

2. 解暑利尿　用於痱子、丹毒、癰腫、皮炎，腸炎；熱病、暑熱所致的煩渴、尿赤、瀉痢等證。綠豆是解暑要品。

趣　話

綠豆屬豆科植物，以豆皮色綠而命名。古代文獻記載，綠豆可解多種毒，如藥毒、食毒、酒毒、野菌毒，砒霜毒，金石毒、草木毒、痘毒、熱毒。若煤氣中毒也可用綠豆解。

中國人在農曆中秋節時有吃綠豆糕的習俗，按中醫的認識來看，就是用其解毒。但從傳統的解毒來看，綠豆並不解補藥藥性，所以服用中藥補藥並不忌用綠豆及綠豆製品。

應用注意

1. 李時珍云：「合鯉魚鮓（ㄓㄚ鮓，一種用鹽和紅曲醃的魚）食，久則令人肝黃成渴病。」

2. 胃炎、脾胃虛寒或陽虛患者不宜，因多食有脹悶的感覺。

3. 未煮爛的綠豆腥味強，食後容易噁心、嘔吐。

食療方

1. 痱子　綠豆、荷葉、白糖同煮湯飲用。

2. 暑熱煩渴　綠豆煎湯飲服。

3. 癰腫，局部紅腫熱痛　綠豆粉、紅豆粉等量，用醋調成糊狀，敷患處。

4. 臉上褐斑　常吃綠豆、百合、紅豆，有助於色素消退。

5. 濕疹、皮炎流水　將綠豆磨成粉，加少許冰片，撲患處。

6. 酒醉嘔吐　服綠豆湯或用綠豆葉搗爛取汁服。

7. 巴豆中毒　以綠豆湯冷服。

8. 頭部發熱，頭痛　以綠豆衣作枕頭。

附　綠豆衣　即綠豆的皮。甘，寒。解熱毒，退目翳，清熱解毒作用強。高血壓患者可用綠豆衣做枕頭使用。

綠豆莢　即綠豆殼。微苦，寒。將其煎水服，可治久痢。

綠豆花　甘，寒。李時珍認為能解酒毒。

綠豆葉　微苦，寒。將新鮮的嫩葉絞汁，和醋少許，溫服，可治嘔吐下瀉。

蕎　麥

為蓼科植物蕎麥的種子。全國各地均有栽培。

別名　蕎、烏麥、花蕎、花麥、甜蕎、甜麥、三角麥。

性味　甘，涼。

功　用

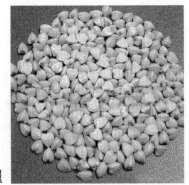

1. 健脾除濕　用於濕熱瀉痢，婦女白帶等證。

2. 消積下氣　用於腸胃積滯，腹痛脹滿等證。

趣　話

蕎麥植物因莖稈比較柔弱而翹

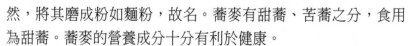
然，將其磨成粉如麵粉，故名。蕎麥有甜蕎、苦蕎之分，食用為甜蕎。蕎麥的營養成分十分有利於健康。

　　從中醫對其認識來看，蕎麥主治腸胃積滯病證。明代著名醫藥學家李時珍引用楊起《簡便方》的經驗介紹：「肚腹微微作痛，出即瀉，瀉亦不多，日夜數行者。用蕎麥面一味作飯，連食三四次即癒。予壯年患此兩月，瘦怯尤甚。用消食化氣藥俱不效，一僧授此而癒，轉用皆效，此可徵其煉積滯之功矣。」因此凡是因氣滯瀉痢腹痛，可食蕎麥。

現代研究

　　蕎麥能降低血脂、膽固醇，其所含維生素 D_1、維生素 B_2 高於小麥，並為一般穀物所罕見，老年人可食。

食用注意

1. 不宜多食，多食令人昏眩，也容易導致消化不良。
2. 脾胃虛寒者不宜食用。
3. 極少數人可能對蕎麥過敏，出現對光敏感症（蕎麥病），表現為耳、鼻炎症，結膜炎、咽炎、支氣管炎以及腸道、尿道刺激症狀。

食療方

1. 腹痛脹滿　蕎麥、萊菔子研細末，每次 10g，溫開水送服。
2. 小兒丹毒、熱瘡　將蕎麥粉用醋調敷。
3. 頭風（頭部畏風，畏寒，頭痛）　用蕎麥餅外敷。
4. 頭痛　將蕎麥、蔓荊子等分研末，以燒酒調敷。

5. 水火燙傷　將蕎麥炒黃，以井水調服。

6. 慢性泄瀉，腸、胃積滯　蕎麥麵做飯，食用。

燕　麥

為禾本科植物燕麥的種子。全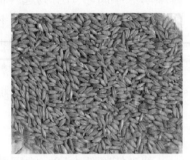
國各地均有生長。

別名　雀麥、野麥、烏麥。

性味　甘，平。

功　用

1. 益肝和胃　用於肝胃不和所
致的食少納差，大便不暢等。

2. 補虛止汗　用於虛熱汗出。

趣　話

燕麥為野麥，因燕雀所食，故名。其營養價值高，優於大
米、小米、白麵、高粱粉、米粉等。在噪音環境中工作的人維
生素消耗很大，多食富含 B 群維生素的食物有好處，而燕麥即
具有此作用。

現代研究

燕麥中含有豐富的食物纖維，容易被人體吸收，含熱量
低，有利於減肥瘦身，對動脈硬化、脂肪肝、冠心病、高血
壓、糖尿病、便秘有較好的療效。

燕麥製品能抑制老年斑的形成，調整性腺功能，保持皮膚
彈性，可增強人的體質，延年益壽。

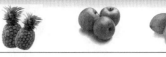

食療方

1. 發熱　燕麥 60g，水煎，或煮粥食。
2. 虛寒、盜汗　以燕麥、豬瘦肉燉食。
3. 婦女崩漏　燕麥、雞血、酒燉服。
4. 肺結核　經常食用燕麥。
5. 汗出不止　燕麥全草，水煎服。

豌　　豆

為豆科植物豌豆的種子。全國各地均產。嫩苗色青，摘其梢頭，可作蔬菜。種子食用。

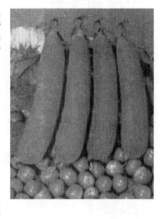

別名　寒豆、雪豆、畢豆、胡豆、青豆、青小豆、回回豆。

性味　甘，平。

功　用

1. 補益中氣　用於脾胃虛弱之產後乳汁不下，嘔吐呃逆，口渴，瀉痢。
2. 解瘡毒　用於癰腫瘡毒，痘瘡，多外用。

趣　話

豌豆其苗柔婉，故名。其顏色綠，似翡翠，像珍珠。據說是從北土胡地傳入，所以又名胡豆。《飲膳正要》作回回豆。回回，即回鶻（ㄏㄨˊ）。

豌豆既可吃嫩豆，也可食用乾後的老豆。乾豌豆的營養價

值和乾蠶豆相似，但豌豆更好吃，而青豌豆卻比青蠶豆的營養價值高的多。據認為，將豌豆與小麥粉同食，可提高麵粉的營養價值。

現代研究

蛋白質含量豐富，有人體所必需的各種氨基酸，體內若維生素 B_1 缺乏，容易引起焦慮，而豌豆中即含有多量的維生素 B_1，故可用於焦慮症。

應用注意

1. 一次性不能食之過多，否則傷脾胃。

2. 腹脹、消化不良者不宜，豌豆甘緩壅滯，不宜消化，食多後壅遏氣機，導致腹脹加重。尤以乾豌豆為甚。

食療方

1. 防治高血壓、心臟病　豌豆苗洗淨搗爛，榨取汁液飲用。

2. 防治痱子、皮炎、癤腫、黃褐斑　豌豆、紅豆、綠豆、百合同煮食。

3. 產後乳汁少　可多食豌豆。

4. 糖尿病 食用豌豆和豌豆苗。

附　嫩豌豆　是嫩莢殼帶果者。甘，平。可作菜蔬，供炒食。據認為豌豆中含有一種酶，可解除體內的致癌物質。富含維生素 C 和含有分解人體內亞硝胺的酶，可以分解亞硝胺，因而有抗癌作用。

豌豆葉、苗也可以炒食，或用其做湯。其清香可口，誘人口味。

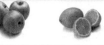

薏苡仁

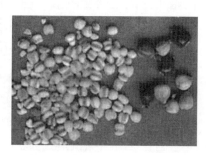

　　為禾本科多年生草本植物薏苡的成熟種仁。中國大部分地區均產。秋季果實成熟時採割植株，曬乾，打下果實，再曬乾，除去外殼及種皮。

　　別名　苡米、薏米、薏仁、苡仁、裕米、珍珠米、菩提米。

　　性味　甘、淡，微寒。

功　用

　　1. 健脾止瀉　用於脾虛食少，納差，腳氣，泄瀉。

　　2. 利水滲濕　用於小便不利，水腫，淋濁，白帶。

　　3. 清熱排膿　用於肺癰，咳唾膿痰，腸癰。現用於肺部膿癰，闌尾炎。

　　4. 祛濕除痺　用於風濕痺痛，四肢拘攣，肌肉麻木，尤其是對於肌肉酸脹麻木疼痛或濕熱所致的拘急多用。

　　現用於風濕性關節炎，亦用其治療扁平疣，腸炎，腎炎等。也可抗腫瘤。

趣　話

　　中醫認為，薏苡仁既是食品，也是藥品，營養價值高，常吃薏苡仁可以補充由於因食精米而失去的營養素。

　　傳說古代廣西（古稱交趾）有一個叫浪泊的地方，有一富家，膝下有一個獨生女，叫犇珠，聰明伶俐，被父母視為掌上

明珠，因年歲漸大，再無生育，對女兒百般照顧，吃的是細米白麵，穿的是綾羅綢緞，由於精米吃的過多，斡珠的皮膚漸漸失去彈性，像雞皮子一樣，四處求醫，百醫無效，長到 18 歲，週身皮膚粗糙，身上、腿上也腫，周身無力。

俗話說：「男大當婚，女大當嫁」，女兒嫁不出去就丟了祖宗的臉，而別人家的無論男孩、女孩都是皮膚光澤，活蹦亂跳，於是富家向左鄰右舍的人求醫訪藥。

有位上了年紀的老翁說：「是不是斡珠姑娘吃得太好了，得了這種怪病，怎麼鄰居家的孩子每日粗茶淡飯，皮膚反倒細膩潔淨呢？」一句話提醒了身邊的一位大嫂，她說：「我的小孩皮膚就很好，我們家就經常吃些野菜，小孩也常吃些裕米，有時也將裕米和野菜拌著吃。」富家夫婦聽後，於是叫女兒斡珠多吃裕米。

他們將裕米磨成粉，每天煮成糊糊吃，初吃，效果不明顯，當吃了一段時間後，斡珠姑娘的皮膚有些好轉，已不像原來那樣粗糙如樹皮了，全家人非常高興。半年後，斡珠姑娘的皮膚果然變得光滑如珠，細膩如玉，出落得亭亭玉立，一時，求婚者絡繹不絕，再也不愁嫁不出去了。

後來人們便把裕米直呼叫斡珠。當地人也爭相種植，吃斡珠米成為時尚風氣。這就是薏苡仁。

現代研究

1. 薏苡仁對由病毒引起的贅疣有一定作用，若青年扁平疣、尋常疣，可用薏苡仁煮粥食。

2. 對癌腫有抑制作用。可用其防治胃癌、腸癌、宮頸癌。

應用注意

1. 汗少、便秘者不宜。
2. 遺尿者不宜。

食療方

1. 扁平疣、痤瘡、蝴蝶班　薏苡仁 100g，粳米 50g，煮粥食用，每日 1 次。或用薏苡仁 30g，香附 10g，板藍根 10g，木賊草 10g，水煎服。也可用薏苡仁 30g、荊芥 10g、防風 10g、金銀花 15g、連翹 15g、丹皮 10g、赤芍 10g、桑葉 15g、菊花 15g、香附 10g、木賊 10g、板藍根 10g，水煎服。

2. 闌尾炎　薏苡仁 60g，冬瓜子 60g，桃仁 10g，丹皮 10g，水煎服。

3. 水腫，腳氣　薏苡仁、紅豆不拘量，煮粥食用。

4. 食少納差　薏苡仁不拘量，煮粥食用。

5. 蛋白尿不消失　薏苡仁 60g，玉米鬚 100g，水煎服，亦可用薏苡仁根 50g，大薊 25g，水煎服。

6. 脾虛腹瀉　薏苡仁 30g，白朮、茯苓各 10g，黨參 12g，山藥 15g，水煎服。

7. 黃疸性肝炎、急慢性腎炎、泌尿道結石　用薏苡仁煎水飲服，或直接將薏苡仁泡水服。

8. 皮膚粗糙　常吃薏苡仁。

蠶　豆

為豆科植物蠶豆的種子。全國大部分地區均有栽培。

別名　佛豆、胡豆、灣豆、南豆、寒豆、馬齒豆。

性味 甘，平。

功 用

1.補益脾胃　用於脾胃不健，倦怠少氣，食少膈食，腹瀉便溏等證。

2.清熱利濕　用於濕熱內蘊之水腫，小便不利，黃水瘡等證。

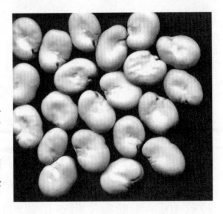

趣 話

蠶豆因豆莢狀似老蠶，又成熟於養蠶季節，故名。蠶豆可以當作主食食用，亦可將未成熟的蠶豆當作蔬菜食用，味道很鮮美，稍老的青蠶豆可以剝皮後炒食。嫩蠶豆也可以生食，但吃多了令人腹脹。

現代研究

蠶豆消水腫作用較明顯，為治療腎炎、水腫的良好食品。現用於消腎炎蛋白尿。

食用注意

1. 不可生食，性壅滯，多食令人腹脹。

2. 中焦虛寒者不宜食用。

3. 蠶豆過敏者不宜。此病是一種溶血性貧血，俗稱蠶豆病（胡豆病）。臨床表現多呈急性發作，突然發熱，畏寒，軟弱乏力，頭昏，頭痛，全身酸痛，尤其是腰痛，噁心，厭食等。

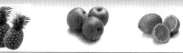

數小時內出現黃疸，貧血，尿色深黃或至醬紅色（血紅蛋白尿）。輕者，停食蠶豆後，數日內可自行好轉。重者需住院治療。

4. 痛風、糖尿病、胃下垂患者不宜。

5. 有認為不宜與菠菜同食。

食療方

1. 腎炎　陳久者蠶豆 150g，紅糖 30g，煎水服。

2. 高血壓　蠶豆花開水泡服。

3. 痢疾　蠶豆 60g 炒黃，百草霜（即燒柴火灶的鍋底灰）30g，放鍋內同炒加米湯煎服。

4. 水腫、小便不利、腳氣　蠶豆衣、冬瓜皮，水煎服。

5. 婦女白帶過多、高血壓、高膽固醇　鮮蠶豆花水煎服。

6. 出血（肺結核、消化道、外傷出血等）　蠶豆葉搗爛擠汁服。

7. 黃水瘡、膿包瘡　蠶豆花炒焦研末，以植物油調，塗患處。日 2 次。

8. 咯血、吐血、衄血　蠶豆花、白茅根、丹皮各適量，煎水服。

附　蠶豆衣　即蠶豆的外衣。健脾利濕，利水消腫，用治浮腫，小便不通。

蠶豆花　止血、止帶、降血壓。

第2章 蔬菜類

蔬菜是可作副食的草本植物的總稱。所謂蔬,凡草菜可食者統名曰蔬。菜,指供作副食的植物,古代不包括魚肉蛋。

蔬菜有陸生和水生。陸生有家種和野生之分,陸生的蔬菜多補虛,如扁豆;野生的多清熱解毒,如薺菜。水生的有淡水和鹹水之分,淡水的如藕,多能清熱,鹹水的能軟堅。

蔬菜按來源分有如下。

葉菜類:如大白菜、小白菜等。根菜類:如土豆、山藥等。莖菜類:如芸薹、萵苣等。果菜類:如四季豆、茄子等。花類:如花菜、黃花菜等。瓜類:如冬瓜、絲瓜等。其他類:如豆豉、豆腐等。

蔬菜食品多具有和中健脾,消食開胃,清熱生津,通利二便的作用。多用於脾失健運之食少,食積,四肢倦怠等證。其所含的水分一般來說在70%以上,新鮮的含量更高,味道鮮美,富含維生素、無機鹽、果膠、糖類,其最終代謝產物呈鹼性,能保持體內酸鹼平衡。

一般來說蔬菜屬於素菜,但若具有辛

散、溫燥、助陽者則屬於葷菜，如韭菜、大蒜等。

　　蔬菜作為食療膳食來防治疾病具有悠久的歷史。《黃帝內經》有「五菜為充」的記載。五菜指的是韭、薤、葵、蔥、藿，也泛指蔬菜。「充」具有充實之意，即補充虛弱，調整機能，維持健康，抗禦疾病。

　　蔬菜是人們每日不可缺少的食品，其作用：① 幫助消化。② 刺激食慾。③ 促進胃腸蠕動。④ 調節體內酸鹼平衡。⑤ 有效的維持和改善人體正常生理活動。⑥ 強健身體。其含有多種維生素，礦物質在蔬菜中的含量也很高，人體所需的微量元素幾乎在蔬菜中都有。

　　蔬菜也能治病，其方便，價廉，簡單，有效。民間有「斷得四季葷，斷不得四季青」，「寧可三日無魚肉，不可一日無果蔬」的食療諺語。蔬菜類的食物大多數的最終代謝產物為鹼性。

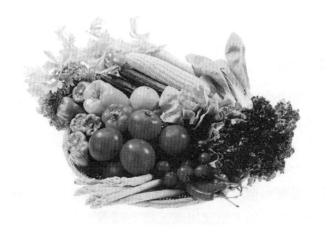

一、葉菜類

大白菜

為十字花科植物芸薹屬一年生或二年生草本植物白菜的葉球及其變種。全國各地普遍栽培。

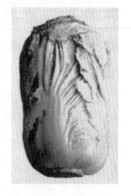

別名 菘、菘菜、交菜、黃矮菜、黃芽菜、黃芽白菜、結球白菜。

性味 甘，平。

功 用

1.**養胃** 用於胃熱陰傷，津液不足之口乾食少，唇舌乾燥，大便秘結之證。亦用於牙齦腫脹，牙縫出血，喉頭梗阻等現象。生食（涼拌）、熟食均可。有清除內熱的作用。

2.**通利小便** 用於小便不利之證，因其性甘淡平和，久食無副作用。

趣 話

中國是大白菜的故鄉，是資格最老的一種蔬菜。以山東、河北產者最著名。白菜古時稱菘、菘菜，分為大白菜和小白菜。大白菜在冬季生長，葷素皆宜，但白菜一般不甚受人重視。烹製大白菜應注意減少維生素的損失，鮮白菜不宜久放，洗滌時不要在水中浸泡過久，不宜吹風過度，應先洗後切，盡快下鍋，烹調白菜，不宜用煮、焯、浸燙等方法，因為這樣會

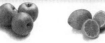

大量丟失所含維生素 C 及其他有效成分。

　　就食用的味道來說，白菜心更好吃，所以民諺說「好菜不過白菜心」，「百菜白菜最為上，多吃白菜保平安」，人們常用的餃子餡，最多用的就是白菜餡，其不膩，不燥，所以又有「白菜豆腐保平安」之說。

現代研究

　　大白菜含有豐富的纖維素，纖維素被現代營養學家稱為「第七營養素」，有刺激腸蠕動，促進大便排泄，幫助消化的功能，對預防結腸癌有良好的作用。現代營養學認為，常吃白菜對預防動脈硬化，心血管疾病，便秘大有好處。因白菜的營養價值不高，故可用來治療肥胖證，達到減肥作用。

應用注意

　　1. 不要吃爛白菜。白菜腐爛後，細菌將白菜中的硝酸鹽變成有害的亞硝酸鹽，可使血液中的低鐵血紅蛋白變高鐵血紅蛋白，從而使血液紅血球傷失載氧能力，導致身體不同程度的缺氧。

　　2. 白菜中含有少量的會引起甲狀腺腫大的物質，會干擾甲狀腺對必需礦物質碘的吸收利用。

　　3. 脾虛泄瀉者不宜　大白菜含有大量的粗纖維，可以促進腸蠕動，幫助排便，容易傷脾胃，故脾虛大便稀溏者不宜。

食療方

　　1.肺熱咳嗽、大便秘結　白菜 250g，粳米 10g，煮粥吃。
　　2.胸悶煩熱，消渴　鮮白菜搗取汁服。

3.飛絲入目　白菜揉爛，紗布包，滴汁 2〜3 滴入目。

4.過敏性皮炎　白菜搗爛敷。

5.漆毒生瘡　白菜葉搗爛塗之。

6.膀胱熱結、小便不利　將大白菜煎湯服，或絞汁服。

小 白 菜

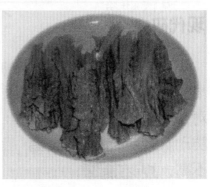

　　為十字花科植物青菜的幼株。全國各地均產。北方稱油菜，南方稱小白菜。

　　別名　菘菜、白菜、青菜、油菜。

　　性味　甘，平。

功 用

1.清熱除煩　用於肺熱咳嗽。多炒食或煮食為宜。

2.通利腸胃　用於便秘、丹毒、漆瘡等。治大便不通，洗淨後炒食。搗爛外敷用治油漆過敏。

趣 話

　　小白菜味道較大白菜鮮美。可用於維生素 C 缺乏引起的壞血病，取菜心 1 個，洗淨搗爛擠汁，每次服半杯，每天 3 次。亦可用治黃疸性肝炎。

現代研究

1.促進腸蠕動，幫助消化。

2.對防治壞血病和增強毛細血管強度有一定效果。

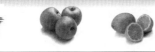

應用注意

爛白菜不宜食。食後可引起中毒,出現頭暈、頭痛、噁心、嘔吐、心跳加快,全身皮膚及黏膜青紫,甚至昏迷。

食療方

1.發熱口渴,大小便不利　小白菜以開水煮食。

2.急性腎炎水腫　先將薏苡仁 100g 煮成稀粥,再加入小白菜 500g,煮至小白菜熟,即食。

包 心 菜

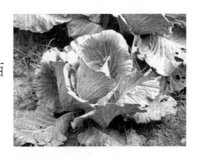

為十字花科植物甘藍的莖葉。中國各地均有栽培。春冬季採收。

別名　包菜、甘藍、藍菜、西土藍、洋白菜、捲心菜、蓮花白。

性味　甘,平。

功　用

1.補益脾胃　用於脾胃不和,上腹脹氣疼痛。

2.緩急止痛　用於脘腹拘急疼痛,以本品絞汁,加飴糖或蜂蜜烊化服。現常用其治療胃及十二指腸球部潰瘍腹痛有一定療效。

趣　話

包心菜亦名洋白菜、捲心菜、甘藍。現在全國普遍栽培。其生長特點是將菜心緊緊包在裡面,故名。中醫認為包心菜具

有補脾健胃的作用，對於小兒先天不足，發育遲緩，肢體軟弱，消瘦，消化不良，耳聾耳鳴有一定作用。

現代研究

1. 包心菜的營養成分較大白菜要高。

2. 含糖量低，不含澱粉，含熱量低，不會使人發胖，適合糖尿病、肥胖病人食用。

3. 包心菜能促進腸蠕動，幫助消化，防止大便乾燥。

4. 所含維生素 U 能促進潰瘍的癒合。

應用注意

1. 甲狀腺腫大的病人食用不宜，其干擾甲狀腺對碘的吸收，使甲狀腺腫大。

2. 不宜和動物肝臟同食，因包心菜含維生素較多，動物肝臟中的銅鐵離子會使維生素 C 氧化失去功效。

3. 泄瀉者不宜，因包心菜滑利大腸通便，所含粗纖維能促進腸蠕動，加強排便。

食療方

1. 上腹氣脹隱痛　捲心菜 500g，加鹽少許，清水煮熟，每日 2 次服用。

2. 胃、十二指腸球部潰瘍　包心菜搗爛取汁 300ml，飯前飲服。

芥　　菜

為十字花科植物芥菜的嫩莖葉。全國各地均有栽培。其種

子可供藥用。

別名 大芥、黃芥、雪裡紅、雪裡蕻、皺葉芥。

性味 辛，溫。

功 用

1. 宣肺豁痰 用於寒痰咳嗽，胸膈滿悶。可單用炒食。
2. 溫中健胃 用於胃寒少食，嘔呃。
3. 散寒解表 用於外感風寒輕證。

趣 話

芥菜具有顯著的芥末氣味，所以人們寧願吃別的蔬菜，而不願吃芥菜。芥菜有不少品種，一是葉用芥菜，即雪裡蕻。二是莖用芥菜，是醃製榨菜的原料。芥菜的葉多供醃食。亦稱雪菜。芥菜似青菜而有毛，味辛辣，稱為青芥，而以白芥入藥最佳。雪裡蕻營養豐富，因含蛋白質等營養成分，味道鮮美。芥菜的葉片還可用製梅乾菜，因其略帶梅的酸味，故名。用梅乾菜燉豬肉，是各地普遍食用的一種菜餚。

中醫認為芥菜具有宣肺化痰，豁痰開竅的作用，主治寒痰飲邪內盛，咳嗽痰滯，胸膈滿悶等。

現代研究

芥菜多醃食。帶有一點酸味，酸菜中有較多的硝酸鹽和亞硝酸鹽，如果胃腸功能不好的人，或者在食用大量未熟透的酸菜時，會將腸道內細菌硝酸鹽還原為亞硝酸鹽，而亞硝酸鹽會將血液中正常的血紅蛋白氧化成高鐵血紅蛋白，從而使其失去

攜帶氧的能力，使機體出現缺氧症狀，所以在吃酸菜時，一是不要一次性的吃的過多；二是要吃品質好的酸菜；三是要將酸菜炒熟炒透，以免發生不良反應。

應用注意

1. 芥菜為發物，凡瘡瘍、痔瘡、便血、目疾、肝炎、腎炎、甲狀腺腫大、癌症、熱盛者不宜食用。

2. 白芥子外用會致皮膚發泡，故皮膚過敏者不宜用。

3. 不宜與鯽魚同食。

食療方

1. 膀胱結石　以芥菜煎水服。

2. 泌尿道結核　新鮮芥菜 150g，水煎加去殼雞蛋，再煮，放食鹽少許，連湯帶渣食用，每日 1 次，連服數月。

3. 腎炎　芥菜煎湯代茶飲。

4. 漆瘡瘙癢　芥菜煎湯洗。

5. 跌打損傷，腰痛，肢節痛　白芥子研細末，加麵粉適量，以雞蛋清調成糊狀敷患處，每日換藥 1 次，至局部出現青紫為度。

6. 瘰癧　芥菜花 30g，炒黃研末，香油調敷患部，已潰可撒布瘡口上，每日 1 次。

7. 痰飲咳嗽　芥菜 100g，調味炒食。

附　白芥子　磨成粉可作調味品，稱芥末，一般在食用螃蟹時加入芥子末和生薑等，可解除螃蟹的寒性，保護胃腸道。芥末有刺激鼻的辛辣味，是由於芥子甙經酶水解後生成的揮發油，是辣味的主要來源。內服可治痰證，如咳嗽喘息，外敷可

治關節炎，癰腫瘰癧。將白芥子研末外敷肺俞穴是治療咳喘的要藥。方法是將白芥子等研末，以醋調成糊狀，敷於肺俞穴，外面再用塑料薄膜覆蓋，尤以在農曆的三伏天用之效果最好。但每次應用的時間不要太長，以免皮膚起泡。

榨菜 莖用芥菜經過醃製後即是，是芥菜的一變種，又名莖用榨菜、包包菜、羊角菜。葉柄基部有瘤狀突起，成為膨大的肉質莖，因嫩莖經鹽、辣椒、香料醃後，榨出汁液，成微乾狀態後再供藥用，故名。榨菜以涪陵產者最有名。其作用主要是開胃健脾，增進食慾。

芹 菜

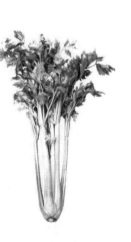

為傘形科植物芹菜的莖。可分為水芹和旱芹兩種。生於沼澤地帶的叫水芹。長江中下游各省，兩廣，臺灣等地均有栽培。生於旱地叫旱芹，香氣較濃。全國各地均有栽培。

別名 水芹、香芹、旱芹、蒲芹、藥芹。

性味 甘，涼。

功 用

1.**清熱平肝** 用於肝火上炎之頭暈，頭痛，失眠，面紅目赤等證。

2.**祛風利濕** 用於中風偏癱，小便不利，淋瀝澀痛或尿血，癰腫等證。

3.**潤肺止咳** 用於小兒百日咳或陰虛勞咳等證。

趣　話

　　芹菜四季常綠，它有適應春夏秋冬四季的不同品種。古時芹菜又稱楚葵，《呂氏春秋》記載：「菜之美者，有雲夢之芹」，而雲夢是楚地，是產芹菜的地方。

　　芹有水芹、旱芹，水芹生江湖陂澤之涯，它的莖是中空的，葉子呈三角形，花白色；旱芹生平地，有赤白兩種。水芹、旱芹作用相近，食用和藥用以旱芹為佳，旱芹香氣較濃，亦稱香芹、藥芹。芹菜食嫩莖，冬春間作各種菜餚，味香美。久食能清火，適宜於陰虛火旺者，如用其治病，搗汁或煎湯服。

　　芹菜作藥用，尤其是治療因高血壓引起的視力下降有一定療效，諺云「若要雙目明，粥中加旱芹」。

現代研究

　　1. 芹菜對高血壓、血管硬化、神經衰弱引起的頭暈，頭痛，小兒軟骨病等大有益處。

　　2. 對糖尿病，咳嗽，小便不利，尿血，風濕性神經痛亦有效。

　　3. 婦科病的月經不調，白帶過多亦可使用。

　　4. 有認為芹菜影響男性性功能，嚴重抑制精子生成率，導致不育，反過來講，芹菜又是較為理想的有效避孕藥。

應用注意

　　1. 脾胃虛弱，大便溏薄者不宜多食，因含粗纖維較多，吸收腸道水分，起到通便的作用，加重腹瀉。

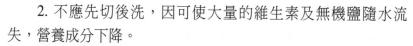
2. 不應先切後洗，因可使大量的維生素及無機鹽隨水流失，營養成分下降。

3. 不宜和醋同食。

4. 不宜與胡蘿蔔、黃瓜同食。

5. 痛風患者不宜，因芹菜含有許多嘌呤物質，會加重病情。

6. 芹菜烹飪加工不宜久煮，以免所含揮發油損失。

食療方

1. 高血壓頭痛　鮮芹菜汁加等量蜂蜜拌勻，每次 40ml，每日 3 次，或用芹菜 500g，加糖代茶飲。

2. 乳糜尿　芹菜下半部莖及根煎水服。

3. 百日咳　芹菜連根 1 把，洗淨搗汁，加食鹽少許，隔水蒸熱，早晚各服 1 次。

4. 小兒吐瀉　芹菜 150g，煎濃汁服。

5. 糖尿病　芹菜絞汁服或水煎服。

6. 白帶多　芹菜 50～100g，以水、酒各半煎服，每日 2 次。

7. 小便淋瀝澀痛　芹菜 500g，絞汁飲，每次 30ml，每日，連服 1～2 週。

8. 尿血（泌尿道結石）　老芹菜洗淨 250g，金錢草 30g，白茅根 30g，水煎取濃汁，分早晚於飯前服完，連服 1 個月。

9. 腮腺炎，乳腺炎　芹菜搗成菜漿，外敷。

茼　蒿

為菊科植物茼蒿的莖葉。全國大部分地區均有栽培。冬、

春、夏季均可採收。

別名 同蒿、蒿菜、蓬蒿、同蒿菜、蒿子桿、菊花菜。

性味 辛、甘，平。

功　用

1.調和脾胃　用於脾胃不和，飲食減少。

2.通利小便　用於膀胱熱結，小便不利。可單用本品絞汁或作涼菜吃。

3.化痰止咳　用於痰熱咳嗽，可單用本品做菜吃，或與蘿蔔、白菜等煎湯，絞汁服。

趣　話

茼蒿莖葉肥大，微有蒿氣，故名茼蒿。因其開黃色小花很像菊花，所以又有菊花菜的稱謂。茼蒿是一種價廉物美的蔬菜，在湖北的荊州地區常將其作為蒸菜食用，味道特別的鮮美，深受人們的喜愛。常吃茼蒿對咳嗽痰多，脾胃不和，記憶力減退，習慣性便秘等均有裨益。

現代研究

可以降血壓，用治高血壓病。

應用注意

1.不宜久煎，以免所含揮發油散失。

2.腹瀉病人不宜，因含有一定的纖維素，可刺激腸壁，促

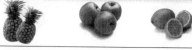

進腸蠕動，加重大便稀溏。

3. 茼蒿屬於發物，患瘡毒人忌之。

食療方

1. 高血壓頭昏腦脹，將茼蒿切碎，搗爛取汁，每次 1 小杯。溫開水沖服，每日 2 次。

2. 咳嗽痰濃，鮮茼蒿水煎去渣，加入適量糖溶化後服。

胡　荽

為傘形科植物芫荽的帶根全草。全國各地均有栽培，春季採收。

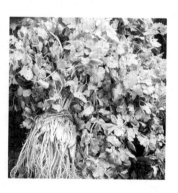

別名　香菜、香荽、胡菜、芫荽。

性味　辛，溫。

功　用

1. 發汗透疹　用於感冒，小兒麻疹或風疹透發不暢等證。

2. 消食下氣　用於食物積滯，消化不良等證。

趣　話

相傳胡荽原產於地中海東部和敍利亞等沿岸國家，是漢代張騫出使西域帶回來的香菜種子種植的，故名胡荽。後來石勒建立後趙，唐代醫家陳藏器說：「石勒諱胡，故並汾人呼胡荽為香荽。」也因其有很強的香味，故名香荽。現一般多稱芫荽。

胡荽以鮮嫩香氣濃厚者為佳。消食胃口爽，常吃可增加食

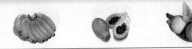

慾。香菜可以生吃，也可以炒熟吃，特別是將其作為涼拌食用更多。食用肉食類食物，如雞鴨、豬肉等，加香菜能使味道更加爽口，並祛除膻腥臊臭。香菜同時也是藥物，具有發汗、透疹、消食的作用。能辟除不正之氣，對感冒有預防作用。

應用注意

1. 多食耗血傷氣，氣虛、麻疹已透，皮膚瘙癢不宜食用。

2. 多吃會使記憶力減退。

3. 不宜與黃瓜、豬肉同食。

4. 咯血、慢性皮膚病、胃潰瘍、十二指腸潰瘍、眼疾、癌症患者不宜食，因香菜屬於發物，食用後會加重病情。

食療方

1. 風寒感冒，惡寒發熱，無汗或麻疹初起疹毒不透　芫荽煎湯，喝湯或薰洗。

2. 風寒感冒，頭痛鼻塞　芫荽、生薑、蘇葉各適量，水煎服。

3. 流感　香菜 50g，黃豆 15g，一起煮湯，食豆喝湯。

4. 脫肛　香菜 100g，切碎薰洗患處。

5. 消化不良　鮮芫荽 30g，水煎服。

6. 小兒痘疹，欲令速出　芫荽 200g，酒煎，搽全身。

7. 產後無乳　香菜煎湯飲服。

韭　菜

為百合科植物韭的葉。全國各地均有栽培。

別名　韭白、壯陽草、起陽草、草鐘乳、長生韭扁菜。

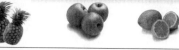

性味 辛，溫。

功 用

1.溫中開胃 用於脾胃虛寒，嘔吐食少，或噎膈反胃，胸膈作痛。

2.行氣活血 用於氣滯血瘀所致胸痹作痛，胃脘痛者，或失血而有瘀血，或跌打損傷，瘀血作痛，可用鮮韭菜絞汁加紅糖內服，或與麵粉搗成糊狀，敷患處。

3.補腎壯陽 用於腎陽虛之腰膝酸痛，陽痿遺精或遺尿等證。

趣 話

據認為中國栽培韭菜的歷史已有 3000 多年了。韭菜的生長很特殊，當人們將其葉片割取後，很快又長出新鮮的韭菜葉，割而再長，生命力極強。其顏色深綠色，以早春的韭菜最好，也稱青韭，香氣濃郁，鮮嫩，最受人們歡迎。若將韭菜在完全黑暗的環境中生長，顏色變成黃色，稱為韭黃，在冬令菜中也是上品。一般夏季、秋季的韭菜口感較差，質粗，香氣也淡。

孫思邈說：「韭味酸，肝病宜食之。」《本草綱目》介紹：有一貧叟病噎膈，食入即吐，胸中刺痛，或令取韭汁，入鹽、梅、鹵汁少許，細呷，得入漸加，忽吐稠涎數升而癒。噎膈相當於食道癌。

韭菜的溫陽作用很好，能使機體升溫，對於因為陽虛所致性功能減退有很好的效果，所以又名起陽草。和尚將韭菜作為葷腥而不能食用。

現代研究

含多量纖維素，能刺激消化道液分泌，幫助消化，增進食慾，促進腸蠕動，縮短食物在消化道內通過的時間。對於預防食道癌、胃癌、腸癌有積極作用。

應用注意

1. 韭菜熟食溫中下氣，生食散血止血。

2. 常吃損目。宋‧寇宗奭：「春食則香，夏食則臭，多食則能昏神暗目。酒後尤忌。」

3. 不可與蜂蜜、牛肉同食。韭菜中含有豐富的維生素 C，與蜂蜜同食，所含的維生素 C 容易被蜂蜜所含的礦物質銅、鐵離子氧化而失去作用。另外，韭菜含有豐富的纖維素能導瀉，二者食用後會導致泄瀉。而與牛肉食用後，會導致牙齦炎。

4. 不宜與白酒同食。《金匱要略》云「飲白酒，食生韭，令人病增。」白酒大熱，韭菜辛熱，同食，加重體內熱盛，擴張血管，使血循環加快，可引起諸如胃炎、潰瘍，二者合用，猶如火上加油。

5. 有眼疾、發熱咳嗽、膽囊炎、胃、十二指腸球部潰瘍、紅斑性狼瘡患者不宜。

食療方

1. 腎陽虛陽道不振或腰膝冷痛，夢遺滑精　韭菜以麻油炒食。

2. 食道癌梗阻　韭菜搗汁滴入或飲服。

3. 反胃　韭菜汁、牛奶、生薑汁各適量，和勻服。

4. 跌打損傷，瘀血腫痛　鮮韭菜汁入紅糖內服，或鮮韭菜、麵粉按 3：1 搗成糊狀，敷於患處。

5. 疥瘡　韭菜煎湯洗。

6. 牛皮癬、腳乾裂、腳氣病　將韭菜搗如泥狀，入臉盆內，倒入半盆開水，蓋嚴，10 分鐘後，水稍涼，以紗布蘸水擦洗患處。

7. 過敏性紫癜　鮮韭菜，洗淨，食用。

枸杞苗

為茄科灌木植物枸杞的嫩莖葉。全國各地均有生長，以寧夏產者最著名。春季採摘其嫩莖葉。老者不堪食用。

別名　枸杞尖、枸杞菜、枸杞葉、枸杞頭、地仙苗、甜菜。

性味　苦、甘，涼。

功　用

1. 清退虛熱　用於虛煩發熱，以新鮮枸杞苗炒食。亦用於腎經虛火上炎所致的牙齒鬆動疼痛。

2. 補肝明目　用於肝腎陰虛或肝熱所致的目昏、夜盲、目赤澀痛，目生翳膜。可以枸杞苗與豬肝炒食。

3. 生津止渴　用於熱病津傷口渴，消渴，多用其汆湯服食。

趣　話

枸杞苗、枸杞子同出一物，功用基本相似，但枸杞子補益作用較好，既是食品，又是藥品，枸杞苗只供食用，不供藥

用。另外，其根皮名地骨皮，只供藥用，不供食用。

民間在初春摘枸杞嫩芽，出水後炒菜，略帶苦味，食之爽口，常食能清肝明目，用治陰虛內熱，咽乾喉痛，肝火上炎，頭暈目糊，功能性低熱。在食用枸杞苗時，做菜不要放味精和醬油。民間有用枸杞苗炒雞蛋吃治婦女白帶者。

應用注意

枸杞苗稍有苦味，食前先用溫水浸泡 10 分鐘，可使苦味減輕。

食療方

1. 急性結膜炎　枸杞苗 50g，雞蛋 2 個，加調味品炒吃。
2. 眼睛乾澀　枸杞苗 100g，菊花 30g，同燉湯飲。
3. 婦女白帶過多　將枸杞苗炒吃，也可用其與雞蛋氽湯食用。

馬 齒 莧

為馬齒莧科一年生草本植物馬齒莧的莖葉。以棵小，質嫩，葉多，色青綠者為佳。鮮品或沸水略燙曬乾後可入藥。

別名　馬齒菜、馬食菜、太陽草、瓜子菜、安樂菜、長命菜、長壽菜、曬不死、酸味菜、酸米菜。

性味　酸，寒。

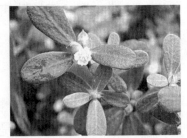

功　用

1. 清熱解毒　用於熱毒或濕熱

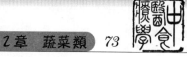

之血痢、泄瀉、肺癰、帶下、腸癰、瘡腫、瘰癧、丹毒、蟲蛇咬傷。尤為治痢要藥。

2.涼血止血　用於便血、熱淋、血淋，可以大劑量食用。

趣　話

馬齒莧因其葉小而肥，有些像馬的牙齒，性滑利似莧，故名。又因為其性難以乾燥，需焯後才能曬乾，故名長命菜，又名五行草，乃因其葉青、梗赤、花黃、根白、子黑。

新鮮的馬齒莧幼嫩多汁，除去鬚根，洗淨後用沸水焯1～2分鐘，瀝去水分即可食用。是人們常吃的野菜。

馬齒莧具有良好的清熱解毒，涼血止痢的作用。用治下痢膿血，裡急後重，甚至下鮮血之熱毒血痢，腸癰腹痛，或熱性出血。諺云：「隔年臘月水止瀉，當時馬齒莧治痢」說的就是其治痢的作用。

現代研究

1. 能防治矽肺病，杜絕矽肺結節的形成。

2. 能使血液的黏度下降，抗凝血脂增加，起到預防血栓形成的作用。

3. 有利尿作用。

4. 所含維生素 E 有防衰老的作用。

食療方

1.癰久不癒　馬齒莧搗汁，敷之。

2.血痢、腸炎　鮮馬齒莧 100g，水煎，加糖適量，分次服。

3.癰腫疔毒，蛇蟲咬傷　鮮馬齒莧適量搗敷患處。

4.闌尾炎　生馬齒莧 1 把，洗淨搗絞汁 30ml，加冷開水 100ml，白糖適量，1 次服下。

5.腮腺炎　鮮馬齒莧搗爛敷患處。

6.赤白帶下　馬齒莧搗絞汁 300ml，和雞蛋白 1 枚，微溫取燉服之。

7.帶狀疱疹　鮮馬齒莧洗淨，搗爛取汁，塗於患處，乾則再塗，不計次數，亦可煎湯內服。

8.痱子　鮮馬齒莧 100g，白礬 10g，加水 1000ml，煮沸，待冷後擦洗全身或患處。

9.濕疹　鮮馬齒莧適量，搗爛敷患處，或鮮馬齒莧煎湯洗。

10.蟲蛇咬傷，黃蜂螫傷　鮮馬齒莧搗爛外敷被咬傷或螫傷處，每天 3 次。

莧　菜

為莧科植物莧的莖葉。全國各地均有栽培。春夏採收。

別名　莧、紅莧、紫莧、清香莧。

性味　甘，涼。

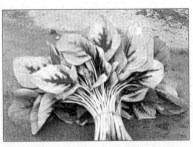

功　用

1.清熱利尿　用於濕熱黃疸，小便不利。以其煮粥食用或煎湯服用。

2.通利大便　用於體虛大便澀滯或腸燥便秘，亦用於赤白痢疾，可用本品炒食。

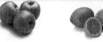

趣　話

莧菜按其顏色來分，有紅莧菜、綠莧菜和紅綠雜色三種。是夏季的主要蔬菜之一。

莧菜清香甘美，質嫩柔軟，宜於消化，清爽可口，味道鮮美，營養價值高，很適宜各類型的人們食用。民間素有「端午莧菜賽豬肝，六月莧菜金不換」的說法。

現代研究

紅莧含鐵超過菠菜，其鈣、鐵含量在蔬菜中是最高的，是補鐵的重要食品。

應用注意

1. 不宜與甲魚同吃。

2. 腹瀉者不宜食用，因莧菜含有大量粗纖維，能直接刺激腸道，使腸道蠕動增強，加快，從而加重腹瀉。

3. 含草酸較多，不宜與含鈣的食物同吃。

4. 脾弱便溏者慎食。

5. 不宜用醋烹調，因莧菜所含葉綠素在酸性條件下加熱極不穩定，使營養價值降低。

食療方

1. 痢疾膿血，或濕熱腹瀉，小便不利　莧菜煎湯服。

2. 咽喉炎　鮮莧菜取汁，調以白糖或蜂蜜，開水沖服。

3. 漆瘡瘙癢　莧菜煎湯洗。

4. 便秘　莧菜熟食。

5. 尿道炎，小便不利　莧菜適量，食用。

菠　菜

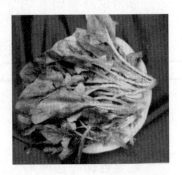

為藜科植物菠菜的帶根全草。全國各地有栽培，種子亦供藥用。

別名　菠棱、赤根菜、波斯菜、鸚鵡菜。

性味　甘，涼。

功　用

養血止血，滋陰潤燥　用於體虛大便澀滯不通，腸燥便秘或便血，消渴，眼目昏花等。

趣　話

關於菠菜的原產地，有說在公元七世紀時從尼泊爾傳入，古時叫菠棱菜。據史書記載，唐太宗時尼泊爾國王派使者入唐，在貢物中帶有菠菜。到了宋代，李昉等人編《太平廣記》時，也是按這個說法。另有一種說法，說菠菜從波斯（今伊朗）傳入，理由是菠菜又稱波斯菜，而伊朗在唐代稱波斯，是由絲綢之路傳入。

現將菠菜作為滑腸劑，凡習慣性便秘或痔瘡、痔漏、肛裂者煮食之，有一定效果。

現代研究

1. 菠菜所含的酶對胃和胰腺的分泌功能起良好作用。
2. 高血壓、糖尿病患者食之有好處。

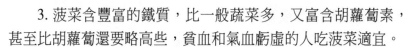

3. 菠菜含豐富的鐵質，比一般蔬菜多，又富含胡蘿蔔素，甚至比胡蘿蔔還要略高些，貧血和氣血虧虛的人吃菠菜適宜。

4. 菠菜中的草酸含量較高，而豆腐中鎂、鈣含量也較高，菠菜燉豆腐，雖可口味美，但極易使草酸與鈣、鎂結合，形成草酸鈣、草酸鎂，不能被人體吸收，長期食用會使人體內缺鈣，還極易導致腎結石。

5. 菠菜中含有大量纖維素和可溶性纖維素，對習慣性便秘和痔瘡患者大有好處。

應用注意

1. 不宜與含鈣豐富的豆腐共煮，因菠菜含草酸，易在泌尿道形成草酸鈣結晶，構成結石，而且不利於鈣的吸收，並妨礙消化，影響療效。

2. 脾虛便溏者不宜多食，因粗纖維較多，能吸收腸道水分，加重腹瀉。

3. 缺鈣、腎炎、尿路結石的病人不宜食。

4. 小兒不宜多食菠菜，因菠菜含有草酸，遇鈣會凝固成不易溶解的草酸鈣，小孩處於生長發育階段，長骨骼和牙齒需要大量的鈣，多食就會奪去小兒生長發育的原料，影響小兒的正常發育，焯菠菜雖能破壞大部分草酸，但也破壞了維生素。

5. 菠菜有明顯的澀味，是因其含較多的草酸的緣故，在烹調前，可以將菠菜放在熱水中浸泡15分鐘，大部分的草酸會溶解在水中，吃時就無澀味了。

食療方

1. **血虛便秘、便血、衄血**　菠菜250g，煮湯，加少許食

鹽，醬油和鹽調味後服食。

2.消渴多飲　菠菜 250g，雞內金 10g 焙研為末，煎湯取汁送服。亦可單用菠菜根煮湯吃。

3.肝虛目疾　菠菜 250g，豬肝 60g，共煮待熟，以麻油、醬油、食鹽等調味食之。

4.貧血　菠菜、豬肝各適量，調以鹽、薑等調味品食用。

5.夜盲症　鮮菠菜 250g，搗爛濾取汁，於飯後服，每日 2 次，連服 1 週。

6.高血壓、眩暈　鮮菠菜 250g，入開水中燙一下，撈出，加入麻油、味精等調味品，拌，佐食。

附　菠菜子　可作藥用，治小便不通，咳喘痰多。

菠菜根　呈紅色，《本草品匯精要》稱赤根菜，而《滇南本草》又叫紅根菜。菠菜碧綠的身姿加上紅紫色的短根，猶如一隻美麗的鸚鵡，又叫做鸚鵡菜。能治糖尿病。菠菜根燒水代茶飲，有降低膽固醇的作用。

落　葵

為落葵科植物落葵的葉或全草。中國各地均有栽培。

別名　湯菜、承露、胭脂菜、木耳菜、紫角葉、天葵。

性味　甘、酸，寒。

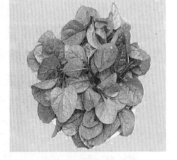

功　用

1.清熱滑腸潤燥　用於大便秘結，小便短澀。

2.涼血解毒　用於痢疾、痔瘡、便血、疔瘡、斑疹等。

趣　話

落葵俗稱湯菜，肉質的草本植物，長可達數公尺，有分枝。莖綠色或淡紫色。在食用方面，一般是將其摻湯食用。

應用注意

脾胃虛寒者慎用。

食療方

1. 小便短澀　鮮落葵，每次 100g，煎湯代茶飲。
2. 熱毒瘡瘍　落葵配豬瘦肉燉湯食。亦可將其搗爛外敷。
3. 手足風濕關節痛　落葵、豬蹄一起燉湯。
4. 疔瘡　將鮮落葵搗爛塗貼。
5. 大便秘結　新鮮落葵葉炒吃。
6. 多發性膿腫　落葵水煎，加黃酒送服。
7. 外傷出血　鮮落葵葉和冰糖共搗爛敷患處。

椿　葉

為楝科植物香椿的嫩葉。全國各地均有栽培。春季採收。

別名　香椿、香椿頭、春芽、春尖葉。

性味　苦、澀，平。

功　用

解毒殺蟲　用於痢疾、疔瘡、漆瘡、疥瘡、白禿等。治療痢疾可以將其炒吃，治療體表疾患，可以將其搗爛，取汁外敷，治漆瘡，可煎水外洗。

趣 話

椿葉的食用最早始於漢代，原產中國，以河北、河南、山東、安徽等省為多。

椿葉為香椿嫩葉，又名香椿，色赤而香，可食。一般在陽春三四月間春暖花開季節採摘。其生長期極短，以穀雨前採的最嫩，食用最佳，其鮮嫩，味足，營養價值極為豐富，民間有「雨前椿芽嫩如絲，雨後椿芽生木質」的說法。

香椿食用期很短，有的地方將其製乾磨成粉，作為烹飪時的調料加在菜餚中。也可將香椿摘取嫩芽後，鹽醃曬乾，食時用水一泡，便可恢復原狀，常年可食，香美可口，有清火的作用，也能增進食慾。

另有一種樗（ㄕㄨ）葉，其色白而臭，不入食，專供藥用，二者形相似，須辨。

現代研究

含蛋白質高，以及鈣含量在各種蔬菜裡面，居於前列。

應用注意

1. 椿葉的初生嫩葉味鮮，老葉則不堪食用。
2. 香椿芽屬發物，易動風疾，有宿疾者不宜食用。
3. 發熱者不宜，香椿容易動風，會加重發熱。
4. 有宿疾者不宜。以前有慢性病，且受到勞累、刺激性食物會使病加重，如肝炎、腎炎、肺結核等，故不宜。王士雄：「多食壅氣動風，有宿疾者勿食。」
5. 瘡瘍患者不宜。「氣味熏辛之物，昏神耗氣，助火發

瘡，皆必所至。」（《調疾飲食辨》）

食療方

1. 赤白痢疾　香椿芽 100g，調味煮湯吃。

2. 腸炎、痔瘡　香椿葉、粳米，調以食鹽、味精、麻油等，煮粥吃，亦可用其炒雞蛋吃。

3. 癰腫瘡瘍腫毒　鮮香椿葉、大蒜等量，加食鹽少許，同搗爛敷於患處。

4. 小兒禿頭，髮少　香椿芽、桃葉搗汁塗擦。

5. 氣滯食慾不振　嫩香椿葉適量，切碎，微炒吃。

附　椿樹皮　苦、澀，寒。亦名椿皮。具有清熱除濕，澀腸，止血，止帶，殺蟲的作用。一般是將其外用。煎水後加醋洗患部，對皮膚病有效。

蕺　菜

為三白草科植物蕺菜的嫩莖葉。分布於中國中部、南部、東部各省區。生於溝邊，溪邊，及潮濕的地方。夏秋季採收，洗淨鮮用或曬乾用。

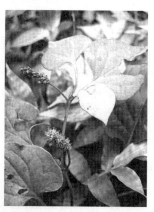

別名　魚腥草、臭腥草、豬鼻孔、紫蕺、九節蓮、肺形草、臭菜。

性味　辛，微寒。

功　用

1. 清熱解毒，消癰排膿　用於痰熱壅滯所致的肺癰咳唾膿血及肺熱咳嗽等證。乃肺癰要藥，可單味大劑量使用。亦可與

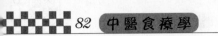

薏苡仁、冬瓜仁等同用。肺熱咳嗽可與豬肚子燉湯食用。若熱毒瘡腫，可取鮮品搗爛外敷。

2. 利尿通淋　用於濕熱淋證，水腫及痢疾等證。可大劑量食用。治水腫可以配利尿之品如紅豆、薏苡仁等同用；治痢疾可以與山楂炭、糖一起加水煎服。

趣　話

蕺（ㄐㄧ）菜又名魚腥草，因為其含有非常濃烈的魚腥味使然。在大部分地區均有分布，多生長於陰濕地或水邊。據認為，在兩千多年前，越王勾踐為了報仇雪恨，臥薪嘗膽，節衣宿食，經常上山採食一種帶魚腥味的野生菜吃用，以牢記國恥，這就是蕺菜。在現在的紹興還有蕺山存在，就是因為勾踐吃蕺菜而出名。

蕺菜的吃法，可以將其洗淨後，蘸調味品吃。也可以涼拌、熱炒、與肉食炒食。將蕺菜榨取汁液飲用，可作為放療、化療及癌症患者的輔助治療，對改善症狀有一定效果。

魚腥草為治療肺癰的要藥，表現為咳唾濃痰，痰中帶血，血呈鐵鏽色。對氣管炎肺炎也有很好的療效。對於癰腫瘡毒，熱毒效果也很好，其清熱解毒的作用強，現也用於濕熱瀉痢，濕熱黃疸，濕熱淋證。

應用注意

1. 因含揮發油，不宜久煎。

2. 近年來陸續有報道因應用魚腥草針劑後出現過敏反應者，故現已在臨床上禁用魚腥草針劑。

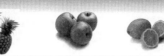

食療方

1. 小兒高熱　魚腥草 60g，水煎，加糖服。

2. 感冒、支氣管炎、病毒性肺炎　魚腥草煎水服。

3. 熱性咳嗽　鮮魚腥草全草加少量白糖水煎服。

4. 肺癰咳唾膿血　鮮蕺菜洗淨，炒食。或用魚腥草 30g、桔梗、甘草 6g，水煎服。

5. 肺病咳嗽盜汗　將蕺菜置於豬肚子中，燉湯食，每日 1 劑，連用 3 天。

6. 熱毒瘡瘍　鮮魚腥草搗爛外敷，亦可配野菊花、蒲公英、紫花地丁，各等份，搗，外敷。

7. 腮腺炎、蕁麻疹　魚腥草搗爛外敷。

8. 尿路感染　魚腥草、金錢草各 30g，車前草 15g，水煎服。

蕹　菜

為旋花科植物蕹菜的莖葉。中國長江流域以南至廣東均有栽培。春夏季採取莖葉。洗淨用。

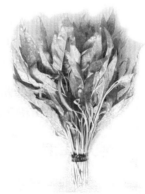

別名　瓮菜、蕹（ㄨㄥ）菜、空心菜、空筒菜、無心菜、竹葉菜。

性味　甘，寒。

功　用

1. 清熱解毒　用於瘡瘍腫毒，瘡疹，蛇蟲咬傷及食物中毒等證。

2.涼血利尿　用於血熱所致的衄血、咳血、吐血、便血、尿血及熱淋，濕熱帶下等證。

3.潤腸通便　用於大便秘結，痔瘡。

趣　話

蕹（ㄩㄥ）菜莖中空，中有一條通道，故名空心菜，因其葉片類似竹葉，所以又名竹葉菜，是夏季高溫季節的主要菜蔬之一。

空心菜是一種一年生的蔓狀草本植物，莖中空，匍匐狀。新鮮的空心菜微香，爽脆而滑，可口。空心菜的生命力極強，其生長也很特別，當將其嫩莖葉割取後，很快在原株上又長出新的嫩莖葉，生長速度非常快，一般生長在較濕的地裡或水田中，很容易種植。蕹菜可炒食、煮食、做湯。諺云「新出蕹菜芽，香過豬油渣。」

現代研究

1. 蕹菜呈鹼性，能中和體內過多的酸，使體內環境保持平衡，與肉類食用，可防止食肉引起的不適。

2. 有降血脂的作用。

3. 紫色蕹菜中含胰島素成分能降低血糖，可治糖尿病。

4. 其纖維素可增強腸蠕動。

應用注意

1. 脾虛泄瀉者不宜多食，因空心菜寒性較重，食後會加重病情。

2. 不宜與富含鈣質的食物同用。

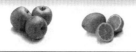

3. 低血壓患者不宜食。空心菜能降低血壓，適宜於高血壓患者食用，而低血壓患者則不宜食。

食療方

1. **肺熱咳嗽、咳血、鼻出血、尿血** 蕹菜、蘿蔔搗爛取汁，調以蜂蜜服。

2. **小兒夏季熱，口渴，尿黃** 鮮蕹菜 200g，荸薺 7 個去皮，煎湯食用。

3. **糖尿病** 蕹菜、玉米鬚等量，煮湯服。

4. **食物中毒如蕈類** 蕹菜搗汁大量灌服。

5. **尿血、便血、淋濁** 蕹菜搗汁，調以蜂蜜服之。

6. **皮膚濕癢** 鮮蕹菜煎湯洗患處。

7. **蕈毒** 蕹菜汁大劑量灌服。

薺　菜

為十字花科一年生或二年生草本植物薺菜的全草。生長於田野路邊及庭院，全國均有分布。初春採其嫩苗食用。清明節前後採取帶花的全草供藥用。

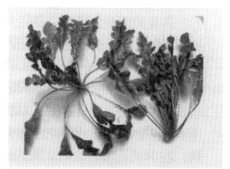

別名 護生草、雞心菜、淨腸草、菱角菜、地米菜、雞腳菜、枕頭菜、地地菜、清明草、清明菜、香薺菜、靡草、假水菜、菸盒草。

性味 甘，涼。

功　用

1. 涼血止血　用於熱邪傷絡出血。對於肝經血分有熱而致崩漏、月經過多，心肝火旺或肺熱氣火上逆所致吐血、衄血及便血均宜。對腎結核者不但可以止血，而且能促進病灶癒合。

2. 平肝明目　用於肝火上炎所致目赤腫痛，肝陽上亢所致頭暈目眩及肝陰不足，目失所養之視物模糊，昏暗不明。

3. 清熱止瀉　用於濕熱泄瀉、痢疾。濕熱壅滯腸道傳導失司，損傷脾胃出現瀉痢，具有良好的清熱利濕，調補脾胃之功。亦用治久瀉久痢，但以濕熱瀉痢多用。

4. 利尿消腫　用於水腫、淋證。對於濕熱困脾，脾失健運腫滿腹大或濕熱蘊結膀胱致水濕內停之陽水；以及濕熱蘊結下焦，膀胱氣化不利之熱淋；濕熱下注致尿液混濁如米泔之膏淋等均有效果。現常用治療高血壓及腎炎水腫。

趣　話

薺菜作為藥用，最早記載於《名醫別錄》。古稱護生菜。李時珍說：「薺生濟濟，故謂之薺。釋家取其莖作挑燈杖，可辟蚊、蛾，謂之護生草，云能護眾生也。」中國南北皆產，多生長於野坡荒地，溪邊岩旁，幼嫩帶有一股香味，又稱香薺菜，因其葉邊緣不齊，又稱菱角菜，湖北、貴州叫地米菜。

薺菜的生命力極強。春回大地，冰雪消融，這時候在廣闊的原野裡，到處有開白色小花的野生薺菜迎風生息，顯示著它特強的生命力。

民諺云「寧吃薺菜鮮，不吃白菜餡。」古有「三月三，薺菜當靈丹」之說。農曆三月三左右，正是吃薺菜的季節，民間

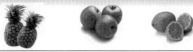

有不少地方以薺菜煮雞蛋吃預防頭暈，大概是薺菜平肝明目的作用。在薺菜花盛開之時，有人還佩帶薺菜花，以求驅瘟祛病，以圖如意吉祥，古謠甚至有「三月戴薺花，桃李羞繁華。」薺菜當靈丹指的是它的醫療保健作用，它的營養特點是豐富而均衡，現在出版的一些中藥書籍都將薺菜編入，說明薺菜已越來越被人們重視。

薺菜其所以味道甚美，是因為含有多種氨基酸。在食用方面可炒吃或與豬瘦肉一起包餃子，炸春卷。

現代研究

1. 薺菜有止血作用，其所含薺菜酸為有效的止血成分。

2. 能降低血壓。

3. 加速潰瘍面的癒合。

4. 有利尿作用。

5. 有退熱作用。

6. 維生素 B_2 為群蔬之冠，維生素 C、鈣、胡蘿蔔素、葉綠素及多種礦物質含量既豐富又均衡。

7. 薺菜可預防軟骨病，對呼吸道感染有較好的效果。

應用注意

1. 薺菜以農曆三月三之前食用為宜，然由於中國南北季節溫差較大，江北食用時間略晚。

2. 薺菜若已開花，莖已老則不堪食用，只宜藥用。

食療方

1. 高血壓、眼底出血　薺菜花，旱蓮草等份，水煎服。

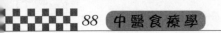

2.預防麻疹　薺菜濃煎後飲服。

3.鼻出血　薺菜 100g，白茅根 30g，水煎服。

4.痢疾　薺菜不拘量水煎服。

5.內傷吐血，尿血　薺菜 30g，水煎服。或用鮮薺菜 250g，洗淨，搗汁煎開，沖雞蛋 1 個，加糖化服。

6.腎結核血尿　鮮薺菜 250g，加水 3 碗，煎煮，待水剩 1 碗時，打入雞蛋 1 個，煮熟，加少許食鹽，飲湯吃蛋、菜，連服 1 個月。

7.乳糜尿　薺菜煎成濃湯，每日分 3 次服，可連服 1～3 個月。

8.白帶、月經過多　鮮薺菜 30g，豬瘦肉 120g 或黑豆同煮服。

二、根菜類

大　頭　菜

為十字花科植物甘藍的球狀莖。中國南北各地均有栽培。以北方較為普遍。其葉可供藥用。

別名　大頭菜、芥藍、茄連、蕪菁、蔓菁。

性味　甘、辛，涼。

功　　用

1.利水消腫、解毒　用於小便不利，淋濁，腫毒及大便下血、黃疸、瘡癤癰腫等。

2.開胃下氣　用於食積不化，脘腹脹滿。

趣　話

大頭菜亦名芥（ㄐ丨ㄝˇ）藍，和蘿蔔在外形上很相似，作用也差不多，都有消食下氣，化痰，通利的作用。甲狀腺患者可常吃。一般多醃吃，在製作醬菜時，可加入一些天然的食用香料，使它產生特別的香味，這樣才便於增強食慾，增進口感，耐人食用。

應用注意

不宜多吃，因多吃醃菜不利，經常食用醃菜會致癌，這是因為其產生亞硝酸鹽的原因。

食療方

1. 食慾不振，腹脹疼痛　芥藍、粳米各適量，煮粥食。
2. 瘡癤、乳癰，無名腫毒　芥藍加少許食鹽，搗爛敷。
3. 黃疸　芥藍種子研末，用開水調敷。
4. 乳腺炎　蕪菁根葉，以鹽搗爛貼敷乳房上，熱則更換。

山　藥

為薯蕷科植物薯蕷的塊根。現各地有栽培。一般在霜降後採挖。洗淨，生用或炒用。主產台灣、河南、河北、山西、江西、湖南、廣東、廣西等地。

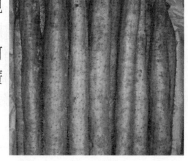

別名　薯蕷、山芋、薯藥。

性味　甘，平。

功 用

1. 補氣健脾 用於脾胃虛弱，食少便溏，腹瀉等證。

2. 補陰養肺 用於肺虛久咳等證。可單用但須大劑量使用。

3. 補腎固精 用於腎虛遺精，消渴，小便頻數、帶下病證。

趣 話

最有名的山藥是產於河南懷慶府（現河南新鄉地區）的懷山藥，素有「懷參」之稱。古代對山藥評價很高。山藥有懷山藥和淮山藥，懷山藥為道地藥材，淮山藥是指產於淮河流域一帶的山藥，非道地藥材。

山藥既可入食，又可入藥。作為菜餚，既可單用，又可葷素搭配，其色香味形俱佳，是人們喜愛的一種常用食品。山藥有野生與家種的區別，栽於園圃者風味遜於野山藥。野山藥尤以臘月採者為佳，藥用山藥以質重色白者為佳。懷山藥粉性足，質堅實，顏色白，體粗壯，握之不裂，煮之不爛，蒸之不縮，補益力很好。

自古以來，山藥即作為補益肺脾腎三臟的要品。為平補上中下三焦（肺：上焦；脾：中焦；腎：下焦）的藥物。因為山藥能益氣養陰，對消渴病證作用明顯，現多用其治療糖尿病，甲狀腺機能亢進等，但需大劑量使用。將山藥放在瓦上烤熱，外敷可以治療瘡瘍，皮膚硬結。取汁擦塗患處，治療蠍螫局部紅腫熱痛。也是治療胃潰瘍、十二指腸球部潰瘍的妙藥。方法是將山藥研末，以開水沖服，堅持服用，能促使潰瘍面癒合。

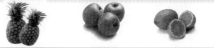

山藥有調補而不驟,微香而不燥的特點,常服有白膚健身之益,所以自古以來為人們所喜愛。

現代研究

1. 有預防動脈硬化和肥胖者的功能。保持血管的彈性,防止動脈粥樣硬化過早的發生,減少皮下脂肪的沉積,避免出現肥胖。

2. 山藥含澱粉酶能促進蛋白質和澱粉的分解,使食物易於消化吸收。

3. 防止肺、腎等臟器中結締組織萎縮,預防膠原病的發生。

4. 能增強體質。

應用注意

1. 入煎劑不可久煎,因其含澱粉酶不耐高熱。

2. 山藥生用補陰力較強,麩炒、米炒健脾益氣作用好,土炒可增強補脾止瀉之功,鹽水炒能增強補腎之力。

食療方

1. 脾虛泄瀉　山藥、粳米煮粥吃。或山藥研末,米飲服。

2. 糖尿病　山藥蒸熟,每次飯前食 100g 左右,亦可煎水代茶飲。

3. 暑日燥渴,小便不利,或喘咳　生山藥 30g,滑石 18g,甘草 10g,水煎服。

4. 小便多,滑數不禁　山藥、茯苓等量,粳米適量,煮粥食。亦可將山藥研細,加少許酒,攪勻,早晨服。

5. 小兒遺尿證　炒山藥 120g，孩兒參 30g，研末服，每日早晚各 1 次，每次 6g。

6. 滑精，帶下　山藥 500g，煮熟研泥，羊肉 500g，去脂膜，煮爛熟研泥，肉湯內下粳米 250g，共煮粥食之，常服亦能益腎補虛。

7. 凍瘡、丹毒、乳腺炎、癰疽腫毒初起　鮮山藥搗爛外敷。

8. 虛喘　山藥搗爛，加甘蔗汁，燉爛飲。

9. 慢性支氣管炎　山藥研末與蔗汁調勻服。

10. 嘔吐不止　清半夏 30g，以溫水淘洗數次，使無礬味，煎取清湯兩杯半，去渣，加入山藥粉 30g，再煎成粥，加白糖調味服。

竹　　筍

為禾本科植物毛竹的苗。長江流域及南方各地普遍栽培。冬季生長採挖者為冬筍，春季生長採挖者為春筍，嫩小者加工者為玉蘭片。

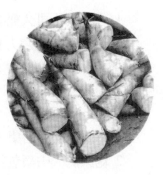

別名　筍、荀、毛筍、竹芽、竹萌、竹胎、圓筍、青筍、冬筍、鞭筍。

性味　甘，寒。

功　　用

1. 清熱化痰　用於熱毒痰火內蘊，咳嗽痰多。
2. 解毒透疹　用於麻疹透發不暢以及瘡瘍等。
3. 和中潤腸　用於胃腸運化受限，胸膈脹滿，大小便不利

等。

4.消食化積　用於食積不化，胃熱嘈雜，口乾，便秘等證。

趣　話

竹筍又名玉蘭片、筍，為竹的幼苗，原產中國及東南亞。竹筍生長旺盛，一年四季均有供應。竹筍種類很多，按時節分，可分為冬筍、春筍、夏筍。又可分為鞭筍和叢生筍。三月底四月初出的叫春筍，又名圓筍，農村屋後常栽之竹，其生長特別快，所以民間有「雨後春筍」、「雨前椿芽雨後筍」的說法，即農曆穀雨前椿芽生長的細嫩，香味濃，穀雨後的春筍生長快，味道好。竹筍肉質細嫩，味鮮爽口，潔淨晶瑩，營養豐富，在宴席上配肉類烹製，不失一盤山珍佳餚。竹筍切片曬乾名筍乾，亦名乾筍，以福建、浙江產者為佳。

竹由兩個象形竹葉的「个」字組成，兩「个」緊連不分離，象徵團結，象徵愛情堅貞。竹子清淡高雅，虛心勁節，值霜雪而不凋，歷四時而常茂，竹者，象徵吉祥，富貴，平安也。

「竹」與祝賀的「祝」諧音，所以人們常畫竹以示祝（竹）福。竹與梅、蘭、菊構成四君子，也稱四貴。人們喜好用竹與梅花和喜鵲為伴，構成竹梅雙喜，即兩小無猜，結為伴侶，是賀婚的禮物，比喻青梅竹馬。

傳說，新春吃了竹筍，好比「節節高」，一年勝一年，一代勝一代，吉祥如意，在新的一年風調雨順，無災無害，五穀豐登，六畜興旺，民富國強。在素菜裡，筍更是一種重要的原料，許多有名的素菜，都以筍作為主料。有竹筍為蔬中「素食第一品」，深受人們的喜愛。諺云「無肉令人瘦，無竹令人俗，欲要不瘦又不俗，除非頓頓筍燒肉。」「可使食無肉，不

可居無竹，無肉使人瘦，無竹使人俗」，「若要不瘦又不俗，還是天天筍燜肉」就是說筍燒肉是一頓上等菜餚。

現代研究

竹筍的營養價值非常豐富。竹筍中含量最多的是纖維素，在現代營養保健上有重要的價值，常吃含纖維素的食品，可預防高血脂症、高血壓、冠心病、肥胖病、糖尿病、便秘、腸癌及痔瘡等疾病。纖維素在腸內可減少人體對脂肪的吸收，增加腸蠕動，促進糞便排泄，因此，纖維素又被現代營養學家們稱為「第七營養素」。

竹筍有改善或消除婦女面部蝴蝶斑（黃褐斑）的作用。並有吸附脂肪，促進腸蠕動，助消化，去食積，防止便秘的作用，對預防腸癌，肥胖病有益處。

應用注意

1. 為發物，慢性病者不宜多食。

2. 若食筍過多，可服香油，生薑解之。

3. 含多量草酸，會影響人體對鈣的吸收，患有泌尿道疾病和腎結石的人不宜食竹筍。

4. 含粗纖維，患有消化道潰瘍、胃出血、肝硬化、食道靜脈曲張和慢性腸炎者不宜吃。

5. 發瘡毒，癰腫，皮膚瘙癢者不宜食用。

食療方

1. 水腫（慢性腎炎）　鮮竹筍 30～60g，茅根 30g，玉米 30g，水煎取汁服，連服 1～3 個月。此方對消除水腫及蛋白尿

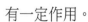

有一定作用。

2.痰熱咳嗽　毛筍煮食。

3.便秘　竹筍 30g，竹葉 10g，文火久煎，飲湯汁，每日 1 劑，此方適宜於各種原因引起的便秘。

4.中耳炎　鮮冬筍汁 10ml，冰片少許，和勻滴入耳中。

5.糖尿病　冬筍絲，老南瓜肉各 200g，共蒸熟加調料食用。

6.食積不化　冬筍絲 30g，麥芽粉 10g，拌勻蒸熟加調料食。

7.小兒麻疹，風疹及水痘初起，發熱口渴，小便不利　鮮竹筍適量，同鯽魚燉湯飲。

附　竹葉　為竹的葉，其捲而嫩的幼葉，稱竹葉捲心。甘、淡，寒，能清熱除煩，清熱利尿，用於熱病煩渴，口瘡尿赤。

竹瀝　即竹竿經火烤灼而流出的淡黃色澄清液汁。甘、寒，能清熱豁痰，定驚利竅，用於痰熱咳喘，中風痰迷，驚癇癲狂等。

竹茹　即竹的莖的中間層，又稱竹二青。甘，微寒。能清熱化痰，清胃止嘔，用於痰熱所致的咳嗽，心煩不眠，胃熱嘔吐。

天竹黃　為竹竿內分泌液乾燥後的塊狀物，又名天竺黃，甘、寒，能清熱化痰，清心定驚，用於小兒驚風，中風癲癇，熱病神昏等。

胡 蘿 蔔

為傘形科植物胡蘿蔔的根。色橙紅、紅或紅褐。全國各地

均有栽培。

別名 紅蘿蔔、黃蘿蔔、胡蘆菔、紅蘆菔、菜人參、丁香蘿蔔、芹菜人參。

性味 甘，平。

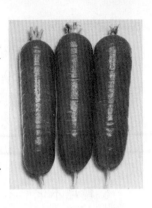

功 用

1.健脾化滯 用於脾虛食慾不振，營養不良或久痢之證。

2.潤腸通便 用於腸燥便秘，取胡蘿蔔搗汁，加適量蜂蜜調服，每日早晚各 1 次。

3.殺蟲 用於蛔蟲，將胡蘿蔔微炒待散發出香味為止，然後與花椒共研末，每次 15g，早上空腹服下，連服 2～3 天。還能治夜盲症，將胡蘿蔔蒸熟當飯吃，常服效果明顯。

趣 話

胡蘿蔔原產歐洲寒冷乾燥的高原地區，明朝時從歐洲經西亞傳入中國。味道似蘿蔔，故名。胡蘿蔔有野生，亦有栽培。野生者俗稱野胡蘿蔔，野生者根很小，種子作藥用，即南鶴虱，乃常用的殺蟲藥，用治腸道寄生蟲。通常所說的胡蘿蔔，乃家種，吃其根。胡蘿蔔有黃、紅兩種，均可食用。胡蘿蔔可以生吃、炒吃、燉湯等。常吃胡蘿蔔不但保護視力，並可使皮膚滋潤嬌嫩，還可輔助治療高血壓引起的頭暈、糖尿病，對預防某些癌症有一定作用。

胡蘿蔔素是一種脂溶性物質，故食用胡蘿蔔時一定要用油炒，或與肉一起煮，吃用胡蘿蔔時，若與羊肉燉吃，味道特別鮮美。在烹飪胡蘿蔔時不宜放醋，因為胡蘿蔔素遇醋後被破

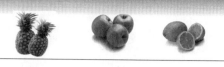
壞。

現代研究

1. 胡蘿蔔除含豐富的胡蘿蔔素外，其含糖量高於一般蔬菜，其中的澱粉和蔗糖被消化酶作用後，可變成葡萄糖和果糖，成為人體熱量來源之一。

2. 胡蘿蔔中的纖維素刺激胃腸蠕動，有益於消化，所含揮發油則有殺菌作用。

胡蘿蔔所含的胡蘿蔔素進入人體後，能在一系列酶的作用下，轉化為維生素 A，然後被身體吸收利用。由於維生素 A 對多種臟器有保護作用，所以，體內維生素 A 充足能減輕化療中的毒性反應。

應用注意

1. 生胡蘿蔔性偏涼，多用於肺熱咳嗽，炒熟能助消化，多用於滋補肝臟，和肉一起食用，有利於胡蘿蔔素的吸收。

2. 不宜多食或過食，過食會引起黃皮病，全身皮膚黃染，這與其所含胡蘿蔔素有關，停食後黃色會自行消退。

3. 不宜與菠菜、花菜、油菜、辣椒以及大棗、桃子、草莓、檸檬、柑子、蘋果、橘子等蔬菜同食，因富含維生素 C 的這些蔬菜與胡蘿蔔含有的維生素 C 分解酶同用，會使維生素 C 破壞，故不宜同食。

4. 不宜生食，因胡蘿蔔含有 β 胡蘿蔔素 A 源，維生素 A 屬於脂溶性維生素，生吃維生素不能被體內吸收。

5. 不宜與蘿蔔同食，兩者同烹飪，會失去其中的營養價值維生素 C，不應在一起同用。

6. 不宜與酒同用，胡蘿蔔含有豐富的胡蘿蔔素，與酒一同進入體內，就會在肝臟中產生毒素，導致肝病。

食療方

1. 小兒消化不良，食慾不振，食後腹脹，或伴嘔吐　胡蘿蔔250g，連皮加鹽煮爛，去渣取汁，1日分3次服完，連服2天。

2. 防治夜盲症，小兒疳積　胡蘿蔔洗淨，炒食，或與豬肝炒食，亦可用胡蘿蔔生食。

3. 急性腎炎　胡蘿蔔燒湯服食。

4. 水痘　胡蘿蔔纓100g，芫荽60g，水煎代茶。

5. 急性黃疸性肝炎　乾胡蘿蔔纓120g（鮮品加倍）水煎服，每日1劑，2次分服，連服5～7天。

6. 驅蛔蟲　野胡蘿蔔子（家種的也可）微炒香，研末，和川椒末等份，水泛丸，空腹服，每日3g，1日2次。

7. 下肢慢性潰瘍　胡蘿蔔適量，煮熟搗爛，敷患處。

馬 鈴 薯

為茄科植物馬鈴薯的塊根。大部分地區有栽培。

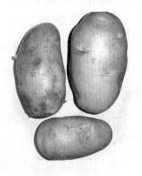

別名　土豆、地蛋、山芋、洋山芋、土芋、洋芋、洋番薯、山藥蛋。

性味　甘，平。

功　用

1. 益氣健脾　用於脾胃虛弱，消化不良之胃痛，便秘。

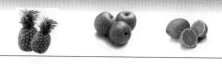

2. 解毒　用於小兒水痘，痄腮。治水痘可用其煮食，治療痄腮可取鮮馬鈴薯以陳醋磨汁擦患處，不間斷直至痊癒。

趣　話

馬鈴薯亦名土豆。起源於秘魯，18世紀傳入中國。與稻、麥、玉米、高粱被稱為世界上五大農作物。馬鈴薯營養價值超過穀類和豆類，可用其製作饅頭和麵包，還可以直接烤吃。既作主食，又作副食。

馬鈴薯的作用，集中表現在健脾和胃、清熱利濕兩大方面，前者多用於治療腸炎、潰瘍等脾胃疾病，後者多用於治療皮炎、濕疹等外部疾病。

現代研究

馬鈴薯中的優質纖維素在腸道中被微生物消化，還會生成大量的維生素 B_6，所以馬鈴薯可稱為抗動脈硬化的食品。馬鈴薯的維生素 B_1、維生素 B_6 的含量在食物中名列前茅，這對防治衰老具有重要意義。

應用注意

1. 凡腐爛、霉爛者不能吃。

2. 馬鈴薯發綠、發芽的不能吃，因含過量龍葵素，極易引起中毒。馬鈴薯完整時，龍葵素含量極少，不致造成危害，而當發芽時，這種毒素就大大增加，尤其是在馬鈴薯的芽裡，毒素最多，其中毒症狀是：輕者口乾發麻，噁心嘔吐，腹瀉；重者出現麻痺，抽筋，發熱，甚至昏迷等，孕婦還可引起流產。預防龍葵素中毒，就是食用馬鈴薯一定要選擇新鮮，個頭完

整，無損傷者，如發現馬鈴薯發綠、發芽應削去其上述部位，並在水中浸泡半小時以上。

3. 烹調馬鈴薯時可加些食醋，能分解馬鈴薯中有害的生物鹼，使龍葵素溶解於水中。

食療方

1. **胃、十二指腸球部潰瘍，習慣性便秘** 新鮮馬鈴薯，洗淨（不去皮）切碎，搗爛，用紗布包擠汁，每日早晨空腹服1～2匙，酌加蜂蜜適量，連服2～3星期，服食期間，禁忌刺激性食物。

2. **皮膚濕疹** 馬鈴薯洗淨，切細，搗爛如泥，敷患處，紗布包紮，每晝夜換藥4～6次，1～2次後患部即見明顯好轉，2～3天後大都消退。

3. **小面積燒傷** 將馬鈴薯洗淨，放入沸水中煮20分鐘，剝取與傷面大小相同的馬鈴薯皮，敷於傷面，用消毒繃帶固定，連用3～5日即可痊癒。亦可用馬鈴薯磨汁後，塗以燙傷處，能消炎止痛。

4. **尋常疣** 將患部洗淨，應用消毒過的刀片或針刺使患部出血，取馬鈴薯1個洗淨後對半切開，用切面塗擦患處，反覆多次。

5. **皮膚皸裂** 馬鈴薯1個煮熟後，剝皮搗爛，加少許凡士林調勻，放入盒內備用，每次取少許塗之。

番　　薯

為旋花科植物番薯的塊根。中國各地均有栽培。其莖葉、種子可供藥用。

別名 紅苕、甘薯、山芋、紅
薯、金薯、土瓜、白薯、紅山藥。

性味 甘，平。

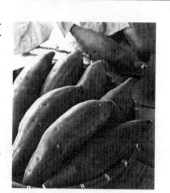

功用

1. 補益脾胃 用於脾胃虛弱少氣乏
力。

2. 生津止渴 用於煩熱口渴，可生
食。

3. 通利大便 用於大便秘結，可煮食或烤熟食。

趣話

據說番薯是明朝年間，福建旅外華僑從菲律賓引種而來，
故名。一般認為，亞洲種植紅薯最早的國家是菲律賓。武漢人
稱紅苕。「苕」，武漢人作為不聰明的代名詞，故在武漢是不
能隨便說「苕」的，否則就是對人不尊敬。

紅薯有紅皮、白皮兩種。紅皮肉黃味甜，白皮味稍淡。吃
了紅薯很容易飽肚，所以又有將其作為減肥食物者。

現代研究

1. 紅薯具有抗癌的作用。紅薯含熱量低，又容易產生飽脹
感，無論是作主食還是副食，都是一種良好的減肥食品。

2. 紅薯屬於鹼性食品，吃紅薯有利於體內的酸鹼平衡，防
止亞健康和心腦血管病。

3. 能防止疲勞，提高人體免疫力，促進膽固醇的排泄，防
止心血管內脂肪沉積。

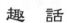
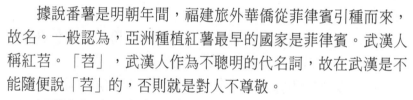

4. 維護動脈血管彈性，降低心血管疾病的發生。

5. 有較強的通便作用，其含有豐富的膳食纖維和膠質類物質，促進排便，減少腸癌的發生。

應用注意

1. 患胃下垂、消化性潰瘍、胃炎、膽囊炎、糖尿病、便秘、消化不良的人不宜多食，因番薯中含有氧化酶，吃多了會引起腹脹，泛酸，能壅氣。

2. 煮不爛的紅薯不要食用。據認為是因為紅薯在收穫之前，因在地裡被水泡的時間過長，以致其內部細胞組織發生變化，導致細胞內原生質異常，使膜內微量元素與果膠原生成一種複雜的化合物，當受熱後並不分解，出現煮不爛的現象，此種紅薯不能食用。

3. 生食不宜消化。紅薯中含有大量的澱粉，外面包裹著一層堅韌的細胞膜，只有煮熟蒸透，澱粉才會發生變化。

4. 一次性的不宜食之過多 因其含有一種氧化酶，吃後在胃腸道中產生大量的二氧化碳氣，使人有燒「心」的不適感，若與其他食物一起食用就不會出現此種情況。

5. 紅薯不宜與香蕉、柿子、豆漿同吃。

6. 有黑斑的紅薯不宜食，此種紅薯有毒。

食療方

1. 小兒疳積　番薯葉煮湯飲。

2. 乳癰　將番薯搗爛外敷。

3. 腹痛、腹瀉　番薯藤適量，炒食。

　附　**紅薯莖葉**　嫩莖葉可食用。並具解毒作用，搗爛外敷

可治帶狀疱疹，皮膚癰疽，外傷。

藕

為睡蓮科植物藕的肥大根莖。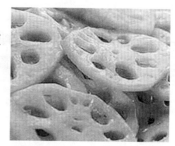
秋、冬、春季初採挖。以肥白，嫩
粉者為佳。主產中國南方。

別名 蓮藕。

性味 甘，寒。

功 用

1. 清熱生津 用於熱病口渴，喜飲，可取鮮藕搗汁，加蜜，攪勻服。

2. 涼血散瘀 用於瘀血所致出血證，如吐血、衄血、嘔血，可將鮮藕適量切塊，小火煨燉至爛熟，飲湯食藕，或加蜂蜜適量蒸熟嚼服。

3. 補脾開胃止瀉 用於脾虛久瀉，久痢或病後食慾不振，本品熟食補而不燥，不膩，味道鮮美，尤宜於體虛者應用。

趣 話

蓮、藕同出一物。蓮花常偶生，不偶不生，藕生水中，一節生二荷，倆倆相偶，成雙成對，偶、藕同音，故蓮根名藕。蓮者，連也，花實相連，故名。

藕生用能涼血散血，清熱生津，熟用健脾開胃，養血生肌，止瀉，常吃藕對血小板減少性紫癜有一定療效。

李時珍說：「白花藕大而孔扁者，生食味甘，煮食不美；紅花及野藕，生食味澀，煮蒸則佳。夫藕生於卑污，而潔白自

若。質柔而穿堅，居下而有節，孔竅玲瓏，絲綸內隱，生於嫩荷，而發為莖、葉、花、實，又復生芽，以續生生之脈。因四時可食，可謂靈根矣。故其所主者，皆心脾血分之疾，與蓮之功稍不同云。」將藕稱為「靈根」，這是李時珍對藕的評價。是說藕具有很好的醫療作用。將藕蒸食，大能開胃。

將藕扳斷，往往藕雖斷，但絲相連，所以有「藕斷絲連」的說法，以此來形容戀人之間的難分難捨的戀情。

應用注意

1.《本草綱目》認為應忌鐵器，因會使藕變黑，食用後可導致胃部不適，宜用砂鍋煮藕。

2.脾胃虛寒者不宜食，生藕為寒涼之品會加重寒證。

3.糖尿病患者不宜食，藕含糖量較高，不利於糖尿病人食用。

食療方

1.熱病口渴　鮮藕生嚼或搗汁飲。

2.脾胃虛弱、食慾不振　嫩藕 150g，煮爛食用。亦可將其拍爛，以米粉蒸熟吃，在湖北的仙桃、天門、潛江地區就常將其如此食用。

3.吐血、衄血、便血　藕汁以開水沖服。亦可用藕節搗汁飲服。

4.痢疾　藕加適量蜂蜜，隔水蒸成膏服。

5.嘔血　鮮荷葉 1 張，榨汁，加冰糖適量，飲用。

附　**藕粉**　甘，平。是將藕磨成粉而成。能養血止血，調中開胃，主治虛損失血，食少，瀉痢，可以其與紅糖沖開水食

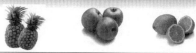

用或作羹用。亦治男子滑精及婦女產後血虛症。藕粉治療瀉痢具有極好的療效，可以單獨將其服用，亦可與芡實粉同用。

藕汁　是用鮮藕榨取的汁液。具有生津止渴的作用，常用其治療津傷口渴，消渴，唇乾舌燥，便秘等。古方有一首五汁飲，它是由藕汁、梨汁、荸薺汁、麥冬汁、蘆根汁組成，用治津傷口渴病症的，效果很好。

藕節　為根部的結節。亦名藕節疤。甘、澀，平。具有收斂止血，散血的作用。尤其是在止血方面效果好。民間有「鼻子愛出血，趕快吃藕節」的說法。對吐血、咯血、咳血、衄血、尿血、血痢、月經過多等多種出血證均可使用。

荷花　又稱芙蓉、蓮花、水華、水花。活血止血，祛濕消風。主治跌撲出血。有一謎語說「風流女子河中站，微風吹拂綠衣裳，楊柳身子桃花面，兒子生下不見娘。」說的就是荷花。其出淤泥而不染，濯清漣而不妖，天生麗質。蓮花還是佛的象徵，所以古人又將蓮花作為佛像的臺座，又稱為蓮座。可見古人對蓮的敬仰之情了。在百花之中，荷花色澤潔麗，花形秀美，婀娜多姿，散發的芬芳清香，令人心曠神怡，其純潔、文雅、正直、廉明，亭亭玉立，嬌艷美麗。是人們喜愛的著名花卉。古代本草認為其「駐顏輕身」。可用蓮花、藕節、蓮子，陰乾，研末，以溫酒送服。若陰乾研末常服，可使面色紅潤，容光煥發，為傳統美容護膚佳品。

蘆　筍

為禾本科多年生高大草本植物蘆葦的嫩苗。全國大部分地區均有分布。生於河流，池湖岸邊及沼澤地淺水中。春季採挖。

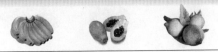

別名　蘆尖、蘆葦筍。

性味　甘，寒。

功　用

1. 清熱生津　用於熱病口渴，消渴。

2. 利尿通淋　用於淋濁澀痛，小便不利，麻疹不透。

3. 解魚蟹毒　用於魚蟹中毒引起的腹痛，腹瀉。以其榨汁頻飲。

趣　話

蘆筍嫩芽可食。蘆筍和竹筍的味道差不多。據《本草綱目》引寧原語認為，蘆筍主治「膈間客熱，止渴，利小便，解河豚及諸魚毒。」李時珍也認為能「解諸肉毒」，在吃用時一般是先用水潦一下，再炒吃，適當加一些肉則味道更鮮美。

蘆葦的葉即人們用來包粽子的粽葉，帶有一股清香味，非常好聞。

應用注意

脾胃虛寒者忌服。

食療方

1. 熱淋　鮮蘆筍，炒吃。

2. 麻疹不透　蘆筍、芫荽炒吃。

蘿　　蔔

　　為十字花科植物萊菔的新鮮根。藥用以鮮品紅皮、白肉、辣味者為佳。全國各地普遍栽培。其莖、葉亦可食用，種子供藥用。

別名　萊菔、蘆菔。

性味　辛、甘，涼。

功　　用

　　1.清熱生津，涼血止血　用於消渴口乾，衄血，咳血等。蘿蔔因其味甘能生津而止渴，性涼能清熱又涼血，故可治療口渴多飲以及出血病證。

　　2.下氣寬中，消食化痰　用於食積脹滿，咳喘瀉痢，咽痛失音。其味辛可行氣消食，可治食積腹脹。對於咳喘、咽痛痰多病證亦為常用食品，亦可用治細菌性痢疾。

　　此外，外用可治凍瘡，偏頭痛等。

趣　　話

　　蘿蔔屬十字花科植物，為一年生或二年生草本，栽培簡單，產量很高，熟食甘如芋，生食脆如梨。外皮有白皮、紅皮、青皮之分；心有白心、紅心之別；形狀有圓形、長形等不同品種。功能大致相似。各地均有栽培。味甘，脆嫩，汁多，分布極廣，品種多。

　　張杲《醫說》有這樣一記載：「饒民李七病鼻衄甚危，醫以蘿蔔自然汁和無灰酒飲之即止。蓋血隨氣運，氣滯故血妄

行，蘿蔔下氣而酒導之故也。」這是說蘿蔔可以治鼻出血。又載「有人好食豆腐中毒，醫治不效，忽見賣豆腐人言其妻誤以蘿蔔湯入鍋中，遂致不成，其人心悟，乃以蘿蔔湯飲之而瘳。」這是說蘿蔔可以解豆腐之毒。

民間稱十月蘿蔔小人參，意思是說十月的蘿蔔，補益作用幾可與人參相媲美，諺云「冬吃蘿蔔夏吃薑，不勞醫生開藥方」，就講常吃蘿蔔有益身心健康，「蘿蔔出了地，郎中沒生意」，「蘿蔔小人參，常吃有精神」，可見人們對蘿蔔的評價之高。「上床蘿蔔下床薑，不勞醫生開處方」，這句諺語的意思是清早起床吃點生薑，晚上上床時吃點蘿蔔，有益於健康。

《東坡雜記》中有一條「禁中秘方」治偏頭痛，「用生蘿蔔汁一蜆（ㄒㄧㄢˇ）殼注鼻中，左痛注右，右痛注左，或兩鼻皆注亦可，雖數十年患，皆一注而癒。荊公（王安石）與仆言之，已癒數人矣。」後來清代《本草備要》亦記載了此事。說王安石患頭痛，用了不少方法，最後竟用蘿蔔汁治好了偏頭痛。

近代河北名醫張錫純有一治慢性咳嗽方子，秋分那天，用鮮槐樹枝條穿十幾個蘿蔔，掛在枝葉茂盛的樹上，一百天後取下，去槐枝，切片煮爛，拌糖吃，每次 1 個，幾個就好了。據說，一位孫姓患者，勞嗽多年，什麼藥也治不好，用此方治癒。

蘿蔔的化痰、平喘、止咳的作用是很有名的。生蘿蔔搗汁，加入少量的糖後飲服，或經霜蘿蔔，水煎代茶，如有黃稠濃痰，則可加荸薺汁燉服。正因為蘿蔔作蔬菜食用作用好，故有「蔬中聖品」之稱。生蘿蔔甘涼，熟蘿蔔甘溫。消食宜生食，養身宜煮食，化熱痰宜搗汁飲。

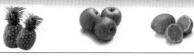

現代研究

1. 促進胃腸蠕動。其所含芥子油，也是辛辣味的來源，能幫助消化，增進食慾。

2. 蘿蔔所含木質素，能提高巨噬細胞的能力，增強免疫力，消滅癌細胞，須生食，煮熟後有效成分即被破壞，細嚼能使有效成分全部釋放出來。認為越辣則防癌的作用越好。

應用注意

1. 脾胃虛寒者不宜生食。吃蘿蔔後不宜馬上吃水果。

2. 白蘿蔔的維生素 C 含量極高，對於人體健康非常有益，而胡蘿蔔中含有一種叫抗壞血酸的解酵素，會破壞白蘿蔔中的維生素 C，如果一定要將胡蘿蔔和含有較高的維生素 C 的食品一起烹調，可以在其中加一些醋，胡蘿蔔中的抗壞血酸就會急速減弱。

3. 蘿蔔忌與蘋果、梨、柑橘、葡萄、動物肝臟配食，這樣會降低營養價值。

4. 氣虛者應少食。

食療方

1. 吐酸水　鮮蘿蔔嚼數片。

2. 鼻衄不止　蘿蔔搗汁半盞，入酒少許熱服，並以汁注鼻中皆良，或以酒煮沸，入蘿蔔煮，飲。

3. 偏頭痛　取生蘿蔔汁，仰臥，左痛注入右鼻中，右痛注左鼻中。

4. 咳嗽，口乾，咽燥　蘿蔔、鮮荸薺各等量，搗汁加冰糖

適量，燉溫服。

5.失音不語　蘿蔔搗汁，入生薑同服。

6.哮喘　白蘿蔔汁加蜂蜜 30ml 同煎服。

7.糖尿病　蘿蔔煮熟後絞榨取汁，加粳米 150g，煮粥食。

8.慢性喉炎　蘿蔔洗淨，搗爛取汁 400g，與生薑 50g，拌匀，加白糖 50g，水煎後頻頻服用。

9.食慾不振，腹脹　鮮蘿蔔 500g，洗淨切成丁，加入水中煮沸撈出，將水濾乾，晾曬半日，再置鍋中，加蜂蜜 150g，以文火煮沸調匀即可，冷卻後裝瓶備用。

附　蘿蔔葉　又稱蘿蔔纓，萊菔纓，有清音、和胃的作用，煎湯或鮮葉搗汁服，可治療胸腹痞滿，呃逆頻作，食滯不消，下痢赤白，咽喉腫痛，婦女乳房紅腫，乳汁不通，小便出血等。

地骷髏　又名枯蘿蔔、老蘿蔔頭、空蘿蔔，即蘿蔔的乾枯老根。甘，平，有利水消腫，宣肺化痰，消食的作用，常用於水腫，小便不利，腹脹痞悶，肝硬化腹水，食積不消，胃脘脹痛等。

萊菔子　即蘿蔔子，一般多炒用。辛、甘，平。有消食除脹，祛痰平喘的作用，常用於食積氣滯，胸悶腹脹，噯氣吞酸，瀉痢不爽，手術後病人腹脹難忍以及用人參不當所致的厭食滿悶等。生蘿蔔子有湧吐作用。

三、莖菜類

大　蒜

為百合科植物大蒜的鱗莖。全國各地均產。以紫皮蒜和獨頭蒜質量好。

別名　蒜頭、胡蒜、獨蒜、葷菜、大蒜頭。

性味　辛,溫。

功　用

1.溫中消食　用於脾胃虛弱,寒氣凝滯致胃脘及腹中冷痛,飲食積滯,腹脹不舒,痞悶食少。

2.解毒殺蟲　用於癰腫疔毒,肺癆,鉤蟲,蟯蟲病,泄瀉,痢疾,癬瘡。

3.解魚蟹毒　治療魚蟹中毒所致的腹瀉,腹痛。

趣　話

大蒜,又稱胡蒜。《本草綱目》以「葫」作為正名載之。其原產於地中海沿岸。大蒜的種植簡便,食用、醫用方便,故早和人類結下了不解之緣。公元前二世紀,中國西漢特使張騫兩次通西域將大蒜引進,故稱胡蒜。

大蒜含有人體必需的多種營養成分,可供人類食用,乃美食佳蔬,且物美價廉,安全無害,又能防病治病,供以醫用,是一味多功能的良藥美食。經常食用,能達到預防保健,防治

疾病,延年益壽的目的。常吃大蒜的人,能增強人的體質,如中國北方人的體質普遍比南方人強壯,同北方人多吃大蒜也不無關係。

諺云:「吃肉不吃蒜,營養減一半」,這是因為瘦肉中含有豐富的維生素 B_1 在體內停留的時間常常很短,會隨小便排出,如果在吃肉類食物時,同時再吃些大蒜,肉中的維生素 B_1 就能同大蒜中的蒜素結合,使它由原來的水溶性的變為脂溶性的,從而延長了維生素 B_1 在人體內的停留時間,這樣就可以提高維生素 B_1 在胃腸道的吸收率,減少維生素 B_1 的丟失,因此吃肉時常和大蒜一起吃。

晚餐食大蒜可防蚊咬,被蚊咬後,也可用大蒜汁塗患處來止癢、止痛。民諺有「蔥蒜不離嘴,不為藥跑腿。」之謂。食用方面以生吃大蒜效果最佳。民間有「生蔥熟蒜」的說法,看來欠科學。紫皮大蒜較白皮大蒜作用更優。大蒜有獨頭蒜和多瓣蒜,一般認為獨頭蒜無論食用和藥用均好一些。

現代研究

1. 大蒜有較好的活血化瘀作用,具有溶解體內瘀血的功能。

2. 抗感染作用,對多種致病菌有抑制、殺滅作用。

3. 能迅速解除疲勞,增進食慾,使大腦功能更為提高。有強壯作用。

4. 抗癌作用,對預防各種癌症均有益,大蒜可阻斷亞硝酸鹽的產物,減少亞硝酸胺的合成,從而起到防治效應,也能增強白細胞抗癌能力。據實際調查,愛吃大蒜的人,患癌症者較少。

5.降血壓，高血壓患者可以食用。

6.防治肥胖病。

7.防治糖尿病，能降低糖尿病患者的血糖。

應用注意

1.實熱體質、陰虛火旺、胃、十二指腸球部潰瘍、胃炎、便秘、胃酸過多、肝炎、膽囊炎、腎炎、貧血、甲亢、痛風病人不宜食。

2.解除吃大蒜後散發出一種難聞的蒜臭的方法。

① 嚼些茶葉。② 白糖水漱口。③ 用 1 片當歸含口內。④ 吃幾枚大棗。⑤ 吃幾粒花生。⑥ 用少許大蒜莖葉放口內細嚼。⑦ 喝點生薑水。

3.大蒜外用有較強的刺激性，外敷過久可引起皮膚發紅，灼熱，起泡，故外用時時間不宜過長。

食療方

1.預防痢疾　蒜頭 10g，搗爛，用溫開水 100ml，浸泡 1 小時，加適量白糖，1 天分 3 次服用，也可生食，還可用 10%的大蒜浸液 100ml 保留灌腸。

2.高血壓　每晨空腹服糖醋大蒜 1～2 枚，並飲醋汁，連服 10～15 天。

3.腦血栓　以 1 000g 大蒜浸泡 2000g 糧食白酒，兩週後服用，每日服 2 次，每次 50g，酒蒜一併食完。

4.蜈蚣、蠍子螫傷　大蒜搗爛取汁，以汁磨患處。

5.牙酸　將大蒜放牙上咬 1～2 分鐘。

6.蟯蟲病　將大蒜搗爛，加入菜油少許，臨睡前塗於肛門

周圍。

7. **鼻出血不止，服藥不效**　蒜 1 枚，去皮，研如泥，左鼻出血，貼左足心，右鼻出血，貼右足心，兩鼻俱出血，俱貼之。

8. **老年斑**　將大蒜切成薄片，貼在老年斑處，反覆摩擦，直到皮膚充血為止。

9. **牛皮癬**　蒜頭 1 瓣，磨碎出汁，塗於患處。連塗數日。

10. **魚骨哽咽**　獨頭蒜塞鼻中。

附　青蒜　亦稱蒜苗，為大蒜的葉，辛，溫。能醒脾氣，消穀食。蒜苗的營養成分為蛋白質、脂肪、鈣、磷、鐵等，比蒜頭高 20 倍。將蒜苗燒灰可治痔痛。治凍瘡，可以蒜苗煎水洗。

蒜梗　亦稱蒜薹，為大蒜的花莖。作用與青蒜相似。大蒜梗處中心短梗者乾後多入藥用。治坐板瘡，可用大蒜梗燒灰存性，以藥末搽上。治凍瘡，用大蒜梗 1 把，茄子根 1 把，煎水洗。

芋　頭

為天南星科芋的塊莖。中國南方和華北各省、台灣均有栽培。

別名　芋芳、毛芋、芋根。

性味　甘、辛，平。有小毒。

功　用

化痰散結、解毒消癭　用於已潰、未潰的瘰癧痰核，腹中痞塊。治

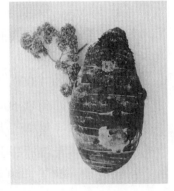

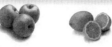

疣以鮮芋切片，摩擦疣部；治牛皮癬可以大芋頭、大蒜頭共搗爛外敷患處。

　　煅灰研末可治慢性腎炎。少食可助消化，用於消化不良證。

趣　話

　　芋頭有旱地、水地種植的兩種。可以分為白芋、香芋、野芋。以香芋最好吃。其質地細軟，易於消化，適宜胃弱、腸胃病、結核病人、老年人以及兒童食用。

　　芋頭具有消腫散結的作用，對於淋巴結腫大有治療效果。含有礦物質氟，具有潔齒、防齲齒，保護牙齒的作用。芋頭在吃法方面，一般是蒸吃，很有風味。

　　芋頭含有皂甙，能刺激皮膚發癢，若剝芋頭皮時，出現皮膚癢，可在火上烤一下，或用生薑擦一下。一次性的吃的太多，容易引起腸內產生氣體，出現腹脹，民間有「白薯屁多，芋頭屁多」的說法。

應用注意

　　1. 生品有毒，不可生吃，刺激嗓子。

　　2. 食滯胃痛及腸胃濕熱者忌食，因不利於消化，加重胃痛。

　　3. 腹脹者不宜多食，芋頭容易在腸內產生氣體，加劇腹脹，過多食用，會引起滯氣或腹脹。

食療方

　　1. 無名腫痛　鮮芋頭搗爛，加少許食鹽，調成泥狀，敷於患處，早晚更換，若皮膚癢，以生薑擦拭。

　　2. 關節紅腫熱痛　將芋頭搗爛，貼於病變部位。

3. 雞眼，贅疣　生芋頭切片，摩擦患處。每日 3 次。注意不要摩擦健康皮膚。如引起皮炎，可用生薑汁輕輕擦洗。

4. 筋骨痛，蛇蟲傷　芋頭磨麻油搽，未破者用醋磨塗患處。

5. 胃痛　嫩芋芀，去皮，蘸白糖服食，早晚 2 次，能保護胃壁，止痛。

6. 瘰癧痰核　芋芀，切，與米煮熟食。

7. 牛皮癬　以大芋頭、大蒜頭共搗爛外敷患處。

芸　薹

　　為十字花科植物油菜的嫩莖葉和總花梗。全國各地均有栽培。冬春季採收，洗淨鮮用。

別名　油菜薹、苔菜、菜薹、芸苔菜、寒菜、油菜。

性味　甘、辛，涼。

功　用

　　散血消腫　用於產後血瘀腹痛，血痢腹痛等。亦可用治血淋諸病，常作為輔助治療。

趣　話

　　油菜因結子多，含油量高，榨後即為菜油，故名油菜。其所長的薹，即為芸薹，亦名菜薹。

　　武漢有洪山菜薹，其味尤為鮮美。在洪山寶塔以南，位於武昌火車站後面，生長著有「金殿御菜」之稱的洪山菜薹，其葉紫紅，菜薹甘甜又略帶苦味，具有獨特的風味，與武昌魚被譽為「楚天兩絕」、「絕代雙驕」，歷來是進貢皇宮的貢品。武漢有「米酒湯圓宵夜好，鯿魚肥美菜薹香」說法。

據《楚天都市報》2004年12月19日第一版報導：「市面上幾元錢一把（1公斤）的菜薹，竟拍出2000元1公斤的天價。昨日下午，隨著拍賣師手中的木槌落下，50公斤極品洪山菜薹被武漢一家酒店10萬元搶買。」這大概是目前我們看到的最貴的菜薹。《楚天都市報》2004年12月15日載：「相傳慈禧太後想吃洪山菜薹，叫人將原產地的土壤、井水運到京城，結果種出來的菜薹遠遠不及正宗洪山菜薹好吃。」「唐朝大將尉遲敬德途經江夏時，最喜歡吃洪山菜薹，後來每年都要當地刺史送上菜薹。有一年因災害沒有收成，當地刺史便稱是東湖惡龍作怪。尉遲敬德便撥款在寶通禪寺旁建起寶塔，聽到鐘聲的地方，便是正宗洪山菜薹原產地。」

正宗的洪山菜薹的薹一般是35cm，葉面近似圓形，根部端口呈明顯的喇叭狀，把根掐起一嘗有甜味。

菜薹炒臘肉是武漢的一道名菜，選用的是長不逾尺，一指粗細，顏色紫紅，葉較少，含苞未放二道薹。菜薹掐成4cm的段，取嫩的部分，鍋放旺火上，先用薑末稍煸，再用臘肉煸炒，接著炒菜薹，急火快炒，不能久燜，當菜薹剛熟時，稍滴點醋。其鮮香脆嫩，臘肉臘香濃郁，十分爽口。

應用注意

麻疹、瘡癤、目疾者不宜食用。

食療方

1.婦人吹乳，無名腫痛　芸薹菜搗爛敷之。或用油菜煮汁或絞汁服。

2.痛經　粳米煮粥至半熟，加油菜熬至極爛後服。

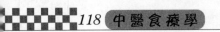

3.**血痢腹痛，日夜不止** 芸薹葉搗汁 2 份，蜜 1 份，溫服。

4.**風熱腫毒** 芸薹苗葉根、蔓青根各等份，雞蛋清調和貼。

洋 蔥

為百合科植物洋蔥的鱗莖。
中國各地、台灣均有栽培。

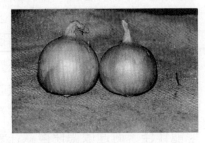

別名 洋蔥頭、玉蔥。

性味 辛，溫。

功 用

理氣和胃，健脾進食 用於飲食減少，腹脹腹瀉。

還可用於創傷、潰瘍、陰道炎，並有降血壓，降血脂的作用。

趣 話

洋蔥是從阿富汗經新疆傳入中國內地的，故命名上帶有一個洋字。洋蔥的味道鮮美，可炒吃，能開胃進食。幾乎不含脂肪，故抑制高脂肪飲食引起的血膽固醇升高，有助於改善動脈粥樣硬化，故能降脂。對糖尿病也有很好的作用。

切洋蔥時會散發出一種刺激性氣體，對眼睛有刺激，將洋蔥放在水中切，可避免對眼睛的刺激。能增進食慾，幫助排便，防止腸道疾病。洋蔥氣味有催眠作用，睡覺時將洋蔥放在枕頭邊，可防治失眠。

現代研究

含有維生素 A，而維生素 A 是一種較強的血管擴張劑。有

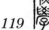

殺菌的作用，特別是對滴蟲性陰道炎有一定的作用。

應用注意

1. 多食目糊和發熱，熱病後不宜進食。

2. 加熱過久或煮太爛，味道較差。

3. 吃洋蔥後口腔有一股難聞的味道，用檸檬漱口，可減少口中氣味。

4. 眼疾、發熱、便秘、瘙癢性皮膚病、紅斑性狼瘡者不宜。

食療方

1. 高血脂症　洋蔥炒食。

2. 糖尿病　洋蔥適量，經常炒食。

3. 腹脹　洋蔥 15～30g，水煎服。

4. 下痢，泄瀉　鮮洋蔥 1 個，雞蛋 2 個，加調料，炒吃。

5. 去頭屑（白屑風、頭皮糠疹，久之致脫髮）　洋蔥 1 個，搗成泥，紗布包裹，反覆輕揉，遍擦頭部，使汁液充分滲入頭皮，24 小時洗頭，皮屑即去。

6. 滴蟲性陰道炎　鮮洋蔥、野芹菜各等份，搗爛取汁，加醋適量，臨睡前用帶線棉球蘸藥汁塞入陰道，次晨取出，連續 1 個星期。

洋　薑

為菊科多年生草本植物菊芋的塊莖。原產於北美洲，現全國各地農村普遍栽培。

別名　菊芋、洋生薑。

性味　甘，寒。

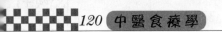 

功　用

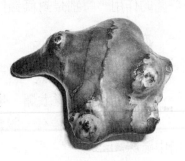

1.清熱涼血　用於津傷口渴，
內熱消渴，腸熱便血。

2.利尿除濕　用於水腫，小便
不利。

3.接骨療傷　用於跌打損傷。

趣　話

洋薑因塊莖肥厚，形如生薑，故俗稱洋生薑、洋薑。又因
莖高丈許，形似向日葵，秋季開黃花而如菊，故又名菊芋。洋
薑的適應力強，對土壤的要求不嚴，現在普遍有栽培。

塊莖可製作醬菜，或製澱粉，亦可釀酒。一般是醃吃。現
有用洋薑治療糖尿病者，被認為是糖尿病的理想食物。洋薑的
鮮嫩葉加少許食鹽搗爛外敷有清熱解毒的作用，能治無名腫
毒。

食療方

1.津傷口渴，內熱消渴　鮮洋薑嚼食，每日 1～2 次。

2.腸熱便血　鮮洋薑嚼食，亦可搗汁服。或搗汁加蜂蜜以
及白糖調味服食。

3.水濕內停致水腫、小便不利　菊芋 30g，水煎服。

4.跌打損傷　鮮洋薑搗爛外敷。

5.無名腫毒，痄腮　洋薑加食鹽少許，搗爛敷患處。

6.糖尿病　洋薑根 30g，水煎服。

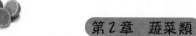

萵　苣

為菊科植物萵苣的莖、葉。長江流域各地普遍栽培，因食用部位不同分為葉用萵苣和莖用萵苣。

別名　萵筍。

性味　甘、苦，涼。

功　用

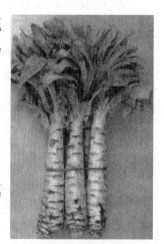

1.清熱利尿　用於脾虛小便不利或尿血，小便赤熱短少等證。

2.通乳　用於產後母乳不足。

趣　話

萵苣原產地中海沿岸、亞洲北部、非洲。隋唐時引入中國。分葉用和莖用兩種。葉用萵苣又名生菜，莖用萵苣又名萵筍。

萵筍質地脆嫩，水分又多，味道鮮美，可以炒食，涼拌，做湯，醃漬，都是佐食佳品。

萵筍不僅好吃，營養價值也高，含有豐富的鐵、鈣和維生素。萵筍含鐵量與含鐵豐富的菠菜相比，也不遜色，含鈣豐富的食物很少，而萵筍和萵筍葉都含有相當豐富的鈣，所以對特別需要補鈣的兒童、老人和產婦最有益，例如，兒童常吃對換牙、長牙就很有幫助。

吃萵苣的時候，千萬不要丟掉萵苣葉，因為葉裡面所含的維生素要比萵筍高出 5～6 倍，其中維生素 C 的含量甚至高出 15 倍之多。萵苣中含有菸酸，而菸酸能激活胰島素，很適合糖

尿病人食用。

民間用法主要有兩種，一是用新鮮萵筍葉煎水，吃葉喝湯，可使大小便明顯增多，用於輔助治療水腫和腹水病人；二是生產後乳汁不通和乳腺炎初起之時，每天炒食萵筍，並用萵筍葉做湯喝，也有一定的效果。

現代研究

1. 萵筍的莖液中有一種乳白色的漿液，有鎮靜催眠的作用，用萵筍去皮切片，搗汁，睡前燉溫食用，有助於入睡。

2. 促進胃液、膽汁和消化酶的分泌，刺激胃腸道平滑肌的蠕動，刺激食慾，幫助消化和通大便。

應用注意

1. 不可多食，多食使人目糊，李時珍引彭乘語云：萵苣有毒，百蟲不敢近，蛇虺（ㄏㄨㄟˇ）觸之，則目瞑不見物，人中其毒，以薑汁解之。

2. 味苦澀，洗淨後用鹽醃製，擠去苦水則好吃。

3. 不宜與乳酪、蜂蜜同食。

4. 寒性體質者不宜食。

5. 痛風、泌尿道結石、眼疾患者不宜食。

食療方

1. 乳汁不通　萵筍煎湯服。

2. 小便不利，尿血　鮮萵苣切絲，調味涼拌食用。或用萵苣菜敷肚臍。

3. 百蟲入耳　萵苣搗汁滴耳。

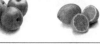 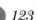

薤　白

　　為百合科植物小根蒜或薤的鱗莖。生於耕地雜草中及山地較乾燥處。主產東北、河北、江蘇、湖北等地。北方多在春季，南方多在夏秋季採收、連根採挖，除去莖葉及鬚根，洗淨鮮用。

　　別名　薤頭、野韭、野蒜、薤根、薤白頭。

　　性味　辛、苦，溫。

功　用

　　1. 通陽散結　用於胸痺心痛徹背，不得平臥，短氣，胸脘痞悶等證。可以薤白泡白酒服用。

　　2. 理氣導滯　用於赤白痢疾，裡急後重，可用薤白切碎，搗敷或搗汁塗。亦治咳嗽痰多、瘡癤癰腫等。

趣　話

　　薤（ㄒㄧㄝˋ）白亦名薤（ㄐㄧㄠˇ）頭，鱗莖色白，以個大，飽滿，質堅，黃白色，半透明者為佳。在食用時一般是將其醃製食用。加工成醬菜味道尤其好吃，其香脆可口，醃後無蒜頭的特殊臭味，受到人們的喜愛。

　　《後漢書‧龐參傳》載：東漢時的龐參被任命為漢陽太守，郡內有一名士叫任棠，隱居與此，龐參剛上任就去拜訪任棠。任棠得知新任太守來了，不僅不按常禮迎接，竟然連話也不說一句，只是把一大株薤，一盆水放在屏風前面，自己則抱著孫子趴在門口，從人均認為任棠太傲慢。龐參看到這種特殊

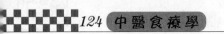

的迎客方式開始亦頗為驚異，但馬上就明白了任棠的用意，笑著對任棠說：「我知道您提醒我這個新太守的一番用意了。您那一盆水，是希望我做官清如水，廉潔自律，拔來這根很粗的薤，是希望我打擊豪強，在門口抱上孩子是希望我撫恤孤兒，任棠先生，我絕不辜負您的一番教誨。」文中所說的拔薤，就作為了鏟除豪強的典故。唐代詩人吳融《和峽州馮使君所居》就有「三年拔薤行仁政，一日誅茅茸所居」，就將拔薤作為打擊鏟除豪強的代名詞。薤白具有很濃烈的辛烈大蒜味，將豪強之徒喻為薤是很恰當的。

東漢大醫家張仲景將薤白作為治療胸痺的要藥，所謂胸痺者，主要是由於胸中的陽氣不足，陰邪搏結而導致胸背痛或心痛徹背，相當於現代醫學所說的冠心病，並創立了瓜蔞薤白白酒湯、瓜蔞薤白半夏湯、枳實薤白桂枝湯。唐代醫家孫思邈說：薤白，心病宜食之。此處所說心病，即相當於心臟病。對於年齡較大的人來說，由於血管硬化，多食薤白對身體很有好處。

薤白止瀉的作用也比較好，用於腸炎，痢疾及其他腹瀉，據認為可能與其所含的大蒜糖有關。治療痢疾，中醫認為「調氣則後重自除」，因薤白能行氣，故其也為治療痢疾的主要藥物。治赤痢，可用薤白、黃柏煎服，也可單用薤白一把，煮粥食用。

今人將薤白的功效總結為：通陽泄濁開胸痺，利竅滑腸散結氣。

應用注意

1. 氣虛者慎用。
2. 陰虛、發熱者不宜用。
3. 不耐蒜味者不宜用。

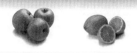

4. 薤白生用則辛散，熟則甘補，一般多煮極爛食用。

5. 久服對胃黏膜有刺激性，易發噫氣。

6. 吃薤白後出現口臭，可參考大蒜的除口臭的方法。

7. 不宜與牛肉同食。

食療方

1. 冠心病　薤白 30g，瓜蔞 20g，半夏 15g，水煎服。

2. 動脈硬化　薤白適量，煮粥吃。

3. 赤白痢疾　薤白 50g，粳米適量，蔥白 3 枚，煮粥吃。

4. 扭傷腫痛　薤白和紅酒糟搗爛敷。

5. 疥瘡痛癢　可將薤白葉搗爛外敷。

6. 胸痛　薤白 30g，粳米 100g，同煮粥食用。

7. 心絞痛，脘腹脹痛　鮮薤白 100g，或薤白 50g，搗爛，沖入開水，浸取汁液內服。

8. 少食羸瘦，飲食不消　豬肚 1 具，薤白 150g，薏苡仁 300g，混合裝入豬肚裡，用繩扎住，加水和適量作料，燉熟服食。

9. 氣滯胃脘痛　薤白 10g，大米 50g，煮粥食，常服。

四、果菜類

刀　豆

　　為豆科一年生纏繞草質藤本植物刀豆的嫩果殼。豆莢很長，其形如刀，內有紅色種子。中國長江流域及南方各省均有栽培。作藥用者用其子，食用者用其嫩的帶子莢殼。

別名 萵豆、大刀豆、大弋豆、刀鞘豆、馬刀豆、洋刀豆、刀巴豆、刀培豆、挾劍豆、關刀豆。

性味 甘,溫。

功 用

1.和中下氣　用於胃氣上逆之呃逆,反胃嘔吐,亦可用治痢疾。治虛寒呃逆,可以刀豆殼燒成性,研末,每次 10g 左右,開水送服。治久痢,以刀豆莢放飯上蒸熟,蘸糖食,也可以炒食。家庭中,刀豆一般是醃吃。

2.溫腎助陽　用於腎陽虛腰痛。

3.活血化瘀　用於血瘀所致腰痛,婦女經閉,其活血作用較平和。若胃脘氣滯兼瘀者可食用。

趣 話

刀豆果實以莢形似刀,種子亦似刀,故名。刀豆以個大,飽滿,色澤鮮艷者為佳。分刀豆子和刀豆嫩莢殼。中醫入藥一般用的是刀豆子,作為食療用的是刀豆嫩莢殼。未成熟的刀豆莢與扁豆莢營養價值相當,但所含維生素 A 和維生素 C 低,因吃起來口感差,不太受人們的喜歡,故刀豆並不常用。

另外還有一種洋刀豆,喜生於熱帶地區,種子亦入藥,有認為具有抗腫瘤的作用。

應用注意

過量食用可能發生中毒反應,表現為噁心,嘔吐,多次嘔吐後發生痙攣性抽搐,隨即昏迷,心率加快,血壓偏高。在食

用時煮熟煮爛可破壞其對人體的傷害作用，但因刀豆多醃吃，故每次食用不可過量。

食療方

1. 呃逆不止　刀豆研末，開水送服。
2. 胃寒嘔吐　刀豆殼 30g，水煎後加紅糖飲用。
3. 百日咳　刀豆子 10g，甘草 3g，加冰糖適量，水煎服。
4. 喘息咳嗽　刀豆子研細，每次 3g，以白糖、生薑湯送下。
5. 腎虛腰痛，筋骨酸痛，活動不利　將刀豆用荷葉包裹，燒熟後食用。

四 季 豆

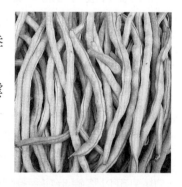

為豆科植物菜豆的種子和豆莢。全國大部分地區均有種植。夏秋季採收，洗淨鮮用或曬乾用。

別名　雲豆、白豆、白飯豆、雲扁豆、龍爪豆、龍骨豆、二生豆。

性味　甘、淡，平。

功　用

解熱，利尿消腫　用於水腫，小便不利。作用平和，可以薏苡仁、紅豆，水煎，加白糖內服。

趣　話

中醫認為四季豆有利尿的作用。在體外其能激活腫瘤病人

的淋巴細胞，有消退腫瘤的作用，故腫瘤病人經常食用較為適宜。食用四季豆時很容易產生大量氣體，表現為放屁，故食用時不宜吃的太多。

未煮熟的四季豆食用後可在數小時或 1～2 天內引起噁心，嘔吐，腹痛，泄瀉，甚至出現溶血等中毒症狀。其所含的胰蛋白酶抑制物能影響人體對蛋白質的消化，若經較長時間處理，其有毒成分即被破壞。

應用注意

吃用四季豆時一定要煮熟煮透。

茄　子

為茄科植物茄的果實。有白茄、紫茄等品種。性能相似，紫茄食用味道較佳。全國大部分地區均有栽培。

別名　落蘇。

性味　甘，涼。

功　用

1.清熱解毒　用於熱毒瘡瘍，皮膚潰瘍，蜈蚣、蜂咬傷等證。若蟲蠍咬傷，可以將鮮生茄子切開外搽患部。

2.活血消腫　用於血熱便血，痔瘡出血，跌打損傷疼痛。也可用於便血、痔血，可將茄子燒存性，溫開水送服。

趣　話

五代十國時，吳越國君錢鏐（ㄌㄧㄡˊ）的兒子是個瘸子，

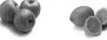

瘸、茄同音，百姓怕觸忌諱，於是改為落蘇。現全國大部分地區均產。

茄子的顏色有白色、青色、紫色、黑色、綠色，外形有長形的、圓形的、牛角形的、棍棒形的。為常用佳蔬，是夏季主要蔬菜之一，紫茄子的營養價值較青色、白色的茄子要高。藥用價值也要高。

有認為，生吃茄子有解毒蕈的作用。在天然食物中含維生素 P 最豐富的是茄子，尤其是開紫花結紫茄的品種更為豐富。據研究，紫茄子所含的維生素 P 不僅在蔬菜中名列前茅，即使一般水果中也是望塵莫及。

在李時珍的《本草綱目》中介紹一拔牙奇方：「茄科以馬尿浸三日，曬炒為末，每用點牙即落。真妙。」（見《本草綱目》28 卷‧茄）「利骨取牙，白馬尿浸茄科三日，炒為末，點牙即落。或煎巴豆點牙亦落，勿近好牙。」（見《本草綱目》50 卷‧馬）方中茄科即茄根。作者 1983 年參加紀念李時珍逝世 390 週年大會時，當時大會發言者中有一人介紹，曾親眼在蘄州鎮上見到有人用藥末塗在病牙上而牙自動脫落者，據發言者介紹，方源於《本草綱目》，當時發言人並未說明是茄根，據筆者考察，《本草綱目》確有三處介紹了拔牙方，這三處的方分別源於茄、馬，另外就是鯽魚條下的二方（見《本草綱目》44 卷‧鯽魚）那麼，到底是茄根還是別的，尚有待探討。

現代研究

茄子所含的磷，有保護血管的作用，能防止出血。茄子中維生素 P 的含量較高，可降低毛細血管的脆性和通透性，加強細胞間的黏力，防止微血管破裂，為心血管病人的食療佳品。

應用注意

1. 脾胃虛寒、腸滑腹瀉者不宜多食，因性寒。

2. 不宜與螃蟹同食，均屬寒性，易傷陽氣，導致腸胃不適。

3. 女性妊娠期間不宜食，妊娠婦人食之會導致流產、早產，因茄子性寒滑利。

食療方

1. 黃疸性肝炎　紫茄同粳米煮食，可作輔助治療。

2. 消化不良　茄子 100g，山楂 15g，同煮至熟，吃茄子飲湯。

3. 凍瘡　茄子根或茄子桿煎水泡病變部位，連用 1 週。

4. 老爛腳　新鮮茄子皮外敷。

5. 子宮脫垂　茄子蒂水煎成濃汁，飯前溫服。

6. 痔瘡出血　鮮茄子 6 個，搗爛絞汁，飯前飲服。

7. 乳頭皸裂　紫茄子 1 個，切開茄皮，使其陰乾，然後燒灰存性，研為細末，用水調為糊狀，塗於瘡口。

8. 無名瘡毒　鮮茄子去皮搗爛如泥，加白酒少許，外敷瘡面，以紗布固定。或用鮮茄搗爛或焙乾研末外敷。亦可用醋一起搗敷。

9. 皮膚瘙癢　茄子葉 30g，白鮮皮 30g，煎水，加食鹽少許，攪勻後外洗患處。

附　茄子根　為治療凍瘡的要藥。將茄子根研末後以凡士林調後，外搽。

茄子花　有避孕作用，可用茄子花 15g，放瓦上焙乾，研

為細末，每於月經來潮後以黃酒送服，每日 1 次，連服 7 天。

扁　　豆

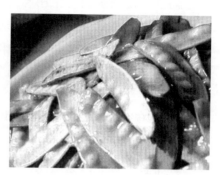

　　為豆科植物扁豆的種子及嫩豆莢。全國南北各地均有栽培，在夏秋季採收，其花、種皮可供藥用。

　　別名　茶豆、菜豆、藤豆、小刀豆、白扁豆、南扁豆、羊眼豆、蛾眉豆。

　　性味　甘，平。

功　　用

　　1.健脾和中　用於脾虛體倦乏力，食少，嘔吐，便溏，肢體浮腫，帶下等證。

　　2.消暑化濕　用於中暑發熱，暑濕吐瀉等證。

趣　　話

　　據認為，扁豆起源於印度和其他熱帶乾旱地區。作為食物的扁豆是帶種子的嫩莢殼。扁豆是人們喜愛的蔬菜，一般認為，扁豆所含的蛋白質高於白菜、番茄、柿子、黃瓜，微量元素中鋅的含量較高，維生素 A 和維生素 C 含量也高。其補脾不滋膩，健脾不燥烈，為平和的培補脾胃之藥。其化濕不溫燥，消食不膩膈，為夏日食蔬佳品。可以單品煎湯服用。

　　扁豆種子入藥，以飽滿，色白者為佳。扁豆作藥用，健脾宜炒用，消暑宜生用。

現代研究

扁豆含毒性蛋白，生用有毒，加熱後毒性大大減弱。扁豆中毒的主要症狀是乏力，頭暈，噁心，嘔吐，心悸，出汗，腹瀉，腹痛等。有認為秋天下霜後採摘的扁豆最容易引起中毒。

應用注意

1. 含有一種不溶於水的植物凝集素，可抑制實驗動物生長，故有毒，高溫可破壞其毒性成分。

2. 不宜多食，以免壅氣傷脾，氣滯脹滿不宜食。

食療方

1. 脾虛泄瀉　扁豆、蓮子、山藥、粳米各適量，煮粥食。

2. 小兒消化不良　扁豆 10g，炒山楂 10g，泡水喝。

3. 夏季暑濕泄瀉　扁豆、荷葉、粳米適量，煮粥食。

4. 慢性腎炎，貧血　扁豆 30g，紅棗 20 枚，水煎服。

5. 赤白帶下　扁豆炒後，研末，米湯調食。

附　扁豆衣　為扁豆的種皮。作用與扁豆相似，但無壅滯之弊，補脾力較弱，多用於暑濕吐瀉等證。

扁豆花　為扁豆的花。能解暑化濕，多用於夏天感冒，並可用治暑濕泄瀉、下痢等證。

豇　豆

為豆科植物豇豆的種子。全國大部分地區有栽培。秋季果實成熟時採收。

別名　豆角、角豆、長豇豆、裙帶豆。台語叫菜豆。

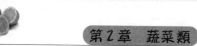

性味　甘，平。

功　用

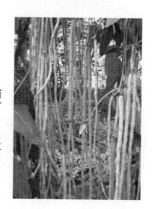

1. 健脾補腎　用於脾胃虛弱，食少便溏，脾虛帶下或腎虛滑精等證。

2. 利尿除濕　用於濕盛帶下，濕熱尿濁，小便不利等證。可大劑量煎湯服。

趣　話

豇（ㄐ一ㄤ）豆因果莢長得很長，所以又名長豇豆。武漢人將長而細的稱豆角。豆角嫩莢作菜蔬，可炒，可蒸，可燜。也可涼拌食用。在豆角大量上市時，因一時吃不完時，可將豆角曬乾，臨時食用時，將其用水泡軟，與肉蒸食，不失是一道美味佳餚。

嫩莢含維生素較多，虛性便秘者，或大便秘結者，可食豇豆，能改善症狀，有人認為，將豆角和穀物類混合食用，明顯的比單獨食用這兩種食物所攝取的蛋白質要高，並且豇豆的蛋氨酸和胱氨酸含量高於大多數其他豆科植物，食用豇豆為增加蛋白質營養提供了物質基礎。

有一傳說，原來豇豆莢都是單生的，有一年天下發大水，一位姑娘捨生忘死搶救豇豆種子，忽見一小伙子抱著一根木頭被水沖來，奄奄一息，姑娘將小伙子救起，將豇豆咬爛，餵給小伙子，使他很快恢復了健康。此事感動了土地神，並親自為他們做媒，使姑娘和小伙子結成良緣，並令豇豆成雙成對的並生。

應用注意

用鐵鍋炒豆角時，可滲出淺黑色的汁液，屬正常現象。

食療方

1. 糖尿病，口渴，小便多　嫩豆莢 30g，水煎，每日 1 劑，喝湯吃豆。

2. 食積腹脹，噯氣　生豇豆適量，細嚼嚥下，或搗細絨泡冷開水服。

3. 白帶，白濁　豇豆適量，燉雞肉食。

葫　蘆

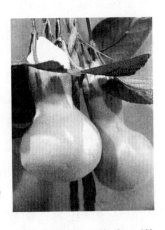

為葫蘆科植物瓢瓜的果實。全國大部分地區均有栽培。去皮用。

別名　蒲蘆、壺蘆、壺盧、扁蒲、瓠瓜、瓠匏、葫蘆瓜、夜開花。

性味　甘、淡，平。

功　用

1. 清泄肺熱　用於燥熱咳嗽，煩熱口渴。

2. 利尿通淋　用於濕熱小便不利，水腫，腹脹，黃疸，淋病等證。尤宜於水濕停蓄之面目浮腫，大腹水腫。

趣　話

古代本草書中，本品以壺蘆為正名。葫蘆圓形，長形，或

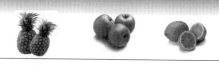

不怎麼受歡迎。

應用注意

葫蘆入藥或入膳時，會有苦味，這是一種叫苦素的物質引起的，當苦素含量過高時則有毒，食後容易出現嘔吐，腹瀉，痙攣，故應忌食苦素含量高的葫蘆。

食療方

1. 腹水，全身浮腫　葫蘆 30～60g，西瓜皮、冬瓜皮各30g，水煎服，多服、久服無副作用。

2. 黃疸　鮮葫蘆搗爛絞汁，以蜂蜜調服。

3. 瘤、痱子　葫蘆葉、藤與絲瓜同煎飲服。

4. 高血壓，煩熱口渴，肝炎，黃疸，尿路結石　鮮葫蘆搗爛絞汁，以蜂蜜調服，每服半杯至 1 杯，1 日 2 次，或煎水服亦可。

附　陳葫蘆　作藥用，用其殼。利水消腫：為治療水腫、黃疸的要藥。中醫處方稱蒲殼，尤以陳葫蘆作用好，所謂陳葫蘆，就是人們將葫蘆剖開，長期作為瓢用，曬乾後入藥，此種葫蘆利水作用最好，當然也可用瓢殼。「依葫蘆畫瓢」就是說葫蘆與瓢是同出一物的。

辣　椒

為茄科植物辣椒的果實。有尖椒、圓椒等品種。其圓團而肥大的，味不很辣稱圓椒，緊小而尖味辣稱尖椒，又名釘頭辣椒。藥用以尖椒為佳。全國大部分地區均有栽培。

別名　香椒、海椒、秦椒、辣子、辣角、辣茄、雞嘴椒。

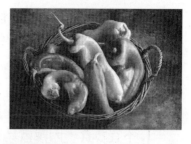

性味 辛，熱。

功 用

1.溫中散寒 用於脾胃虛寒之脘腹冷痛，嘔吐瀉痢，若胃寒者經常少吃點辣椒可緩解症狀。

2.開胃消食 用於虛寒性食納減少。

3.祛風散寒 用於風寒感冒。

此外辣椒還可防治凍瘡，取辣椒粉 2 份，凡士林 8 份，製成辣椒軟膏，攪勻搽於凍傷好發部位，可緩解局部紅腫發癢。亦治療神經痛。

趣 話

辣椒原產南美洲的墨西哥、秘魯一帶。17 世紀傳入中國。從現在看到的本草著作來看，以清代的《本草綱目拾遺》記載最早。中國種植辣椒雖只有 400 多年的歷史，但產量卻居世界第一。

辣椒在果實未完全成熟時為綠色，俗稱青椒，其綠如玉，辣椒還含有辣椒紅素，有些辣椒之所以有鮮艷的紅色，就是因為含有這種成分，所以又紅如火。

辣椒以辣著名，越小者味越辣，大者反而不辣，小者多作調味品，大者多作蔬菜食用。

現代研究

辣椒中含有一種辣椒鹼。辣椒鹼有很強的刺激性，人的舌頭只要接觸辣椒鹼，就有辛辣的刺激感，特別是辣椒的胎座和

籽裡所含的辣椒鹼最多，故最辣。

辣椒是很好的健胃劑，能夠刺激唾液和胃液的分泌，增加澱粉酶的活性，從而增加食慾，促進胃腸的蠕動有利於消化。

應用注意

1. 不宜多食。因辣椒具有較強的刺激性，容易引起口乾咳嗽，便秘等。吃多了極易致口腔和胃黏膜充血，腸蠕動增劇而致腹部不適。

2. 感冒、肺結核、熱性疾病、口腔炎、咽喉炎、痛風、甲亢、食道炎、胃潰瘍、胃腸炎、高血壓、結膜炎、痔瘡、便秘、肛裂，癤腫、陰虛有熱者不宜食。因辣椒具有很強的刺激性，會加重這些病的病情。

3. 職業演員，教師，不宜吃　因辣椒對咽喉部產生刺激。

4. 不宜與黃瓜、胡蘿蔔同烹　因含有維生素 C 分解酶，可使辣椒中的維生素 C 大量破壞。

5. 不宜與羊肝同吃，降低營養價值。

6. 服用維生素及其他止血藥時不宜食用　辣椒含有很高的維生素 C，可使維生素 K 分解破壞，藥物療效減弱，辣椒所含的其他成分也有一定的抗凝血作用。

食療方

1. 防治凍瘡　取辣椒細粉 2 份，凡士林 8 份，製成辣椒軟膏，攪勻，搽於凍瘡好發部位，局部紅腫發癢者，取釘頭辣椒適量，切碎，加入高度白酒中浸泡 10 天，以酒頻擦患處，1 日 3～5 次，能促使紅腫逐漸消散且止癢。還可用辣椒植物煎水熱泡。

2. 腰腿痛　取辣椒末，凡士林，白麵，按 2：3：1 加適量

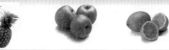

黃酒調成糊狀，塗貼患部，外用膠布固定。

3. 外傷瘀腫　用紅辣椒曬乾研成極細粉，按 1：5 加入溶化的凡士林中均勻攪拌，待嗅到辣味時，冷卻凝固成油膏，敷於局部，每日或隔日換藥 1 次。

4. 禿髮，風濕性關節炎　辣椒泡酒（尖頭小辣椒切細，用高度酒 500g 浸泡 10 天，過濾去渣，外搽，用酒搽病變部位，以皮膚發紅，發熱為度。1 日數次。

5. 胃脘冷痛　辣椒 1 個，生薑 3 片，紅糖適量，煎湯溫服。

6. 風寒感冒　辣椒 10g，生薑 10g，蔥白 30g，水煎溫服。

7. 腋臭　紅辣椒末 3g，浸入碘酒 20ml 中，3 天後取其浸液搽腋窩，每日 1～3 次。

五、花類

花　菜

為十字花科 1 年生或 2 年生草本植物。是甘藍的一個變種。食用部分為花球。

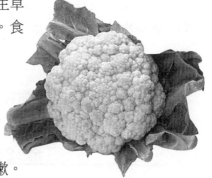

別名　菜花、花椰菜。

性味　甘，平。

功　用

1. 清熱止咳　用於肺熱咳嗽。

2. 解毒　用於感冒，食物中毒等。

3. 通便　用於便秘。

趣　話

花菜亦稱菜花。武漢人稱為花菜。為一種美味蔬菜。其質地細嫩，食後很容易消化。

花菜顏色呈白色或奶白色，其堅實，緊密，清潔，外面包有綠色的葉子。據認為，花菜具有增強肝臟的解毒能力，並能提高機體的免疫能力。若生長過於成熟使菜花分開，其味道較差，一般屬於次品蔬菜。對肺病咳嗽，便秘，消化性潰瘍有較好的食療價值。花菜屬白色食品，所以其含有的熱量低，有減肥的作用。

近來從國外引種了一種青菜花，又名西藍花。青菜花與菜花相比，青菜花的營養價值更為豐富。在甘藍類蔬菜中出類拔萃，具有防癌的作用。

現代研究

花菜能遏制癌腫瘤的生長，能消除消化道的致癌物質，保護腸壁不被癌物質侵襲，可抑制癌細胞生長繁殖，預防腸癌，胃癌，乳腺癌。

應用注意

1. 含少量致甲狀腺腫的物質。
2. 烹調時要大火快炒，免致營養成分消失。

金　針　菜

為百合科多年生植物金針菜的花蕾。全國各地均有栽培。取花蕾經薰洗後曬乾用。

別名 萱草、黃花菜。

性味 甘，涼。

功　用

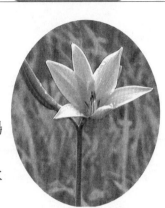

1. 養血平肝　用於肝血虧虛、肝陽上亢所致頭暈，耳鳴等證。

2. 利尿消腫　用於小便不利，水腫，淋證等。

3. 止血　用於吐血，衄血，便血等。

4. 催乳　用於產後體虛乳汁分泌過少，可以以金針菜燉豬瘦肉等，吃肉喝湯。

趣　話

金針菜在古時也稱萱草。作藥用也用萱草之名。因乾品外觀為金黃色的針狀形態，所以又叫金針菜。在食用方面，一般是將其製成乾品以後再臨時用水發開烹調後食用。

金針菜對情態不舒，煩熱失眠，常吃可安神，所以古人有「萱草忘憂」的說法。人們認為佩帶萱草可以忘卻憂愁，故又稱萱草為忘憂草。在古代，人們還把萱草作為慈祥的母親，種植萱草表示對母親的孝心。金針菜的催乳作用很好，對產後乳汁少為常用食物，所以又有「宜母草」的稱謂。

現常用其治療肝炎、神經衰弱、肺結核、風濕性關節炎、乳房腫痛等證。

應用注意

1. 金針菜必須經過薰蒸曬乾後才可食用，食用前先用溫水

泡，去苦味。

2. 新鮮的金針菜所含的秋水仙鹼在人體內易被氧化成 2 秋水仙鹼，這是一種劇毒的物質，過量食用後輕者出現頭暈，噁心，嘔吐，腹痛，重者可導致死亡。所以新鮮的金針菜不宜食用，若食用時，一定要放入水中浸泡 2 小時後徹底煮熟才可食用。為安全起見，食用金針菜時，以乾品為好。

3. 瘡瘍患者不宜　金針菜屬於發物，食後會加重病情。

食療方

1. 煩熱失眠　金針菜、冰糖燉食。

2. 產後乳汁少　金針菜燉豬瘦肉吃。亦可用金針菜 50g，豬蹄 1 隻，黃豆適量，入調味品，水煨熟，分次飲服。

3. 心情不暢，憂鬱不樂　金針菜煎水服。

4. 痔瘡出血　金針菜煎湯，調以紅糖，早飯前進食。

5. 急性乳腺炎　以新鮮的金針菜搗爛外敷。

6. 肺結核咯血　金針菜煎水服。

7. 月經量少，貧血，胎動不安　金針菜燉肉食。

8. 小兒麻疹難出，小便不通，膀胱結石　金針菜 6～12g，水煎服。

9. 產後腰痛耳鳴　金針菜 50g，豬瘦肉 150～200g，混合剁成肉泥，加調味品，隔水蒸吃。

10. 黃疸肝炎　金針菜或萱草根 50g，熬湯飲或與豬瘦肉共煮吃。

六、瓜類

冬 瓜

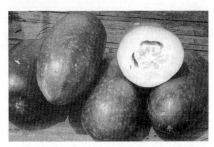

　　為葫蘆科植物冬瓜的果實。全國各地均有栽培。

　　別名　白瓜、白冬瓜、枕瓜、東瓜、地芝、水芝。

　　性味　甘、淡，涼。

功 用

　　1. 利水消腫　用於水腫，小便不利，腹滿。現常用其治療腎炎水腫。

　　2. 清熱解毒　用於暑熱煩悶，消渴，熱毒癰腫等。現常用其治療痔瘡。

　　3. 下氣消痰　用於治痰熱喘促及哮喘，可與生薑配合應用。

趣 話

　　冬瓜原產中國南方。據說早在南北朝時已普遍種植，其生長季節是在春天播種，夏秋收穫，所以稱其為冬瓜，是因為冬瓜在生長和成熟期間，瓜皮上常蒙有一層白霜樣的粉狀物質，很像冬天的寒霜，故命名上冠有「冬」字，又因其在少數幾種完全不含脂肪的食物中，冬瓜最為突出，稱為減肥佳蔬。

　　冬瓜的肉質細嫩，清淡爽口，尤其在暑季，清淡的冬瓜能清熱解暑，增進食慾，受到人們的普遍喜愛。冬瓜除供做菜

外，還可加工成糖果，蜜餞，醬菜等。

古代人們就對冬瓜倍加贊譽。《食療本草》說：「欲得體瘦輕健者，則可常食之。反之，若要肥，則勿食也。」《神農本草經》也說冬瓜：「令人悅澤好顏色，益氣不飢，久服輕身耐老。」可見冬瓜自古就被當成益壽美容的佳蔬。冬瓜一物，其性滑利，最善治水濕內停之腎炎水腫，妊娠水腫及白帶多等多種病症。一般認為，冬瓜經霜之後，食之尤佳。

現代研究

1. 冬瓜含鈉量較低，是腎臟病，浮腫病患者的佳品。

2. 含糖量也很低，糖尿病患者可常食。

3. 有消肥降脂美容的功效，其本身也不含脂肪，為減肥要品。

4. 還能利尿，適宜水腫病人食用。

應用注意

虛寒體質宜少用。

食療方

1. 減肥　冬瓜、紅豆同煮湯食用。

2. 消渴　冬瓜削去皮，埋在濕地中，1月後取出，破開取清汁飲服。

3. 中暑煩渴　鮮冬瓜搗爛絞汁，大量飲服。或煎湯代茶飲。

4. 水腫　冬瓜 1250g，加鯉魚 250g，不加鹽煮服，亦可配紅豆同煮食。此方亦治腎炎。

5. 妊娠水腫　冬瓜肉 500g，紅豆 30g，煎湯飲。

6.痱子　冬瓜切片，搗爛塗之。

7.面部黑斑，黃褐斑　冬瓜 1000g，去皮切片，酒 150ml，加水適量煮爛，濾清取汁，加白蜜 500g，熬膏，洗臉後以此膏塗面，按摩。

8.雀斑，酒糟鼻　鮮冬瓜瓤適量，搗爛取汁，塗擦患處，每日 1～2 次。

9.凍瘡　冬瓜皮 240g，熬水洗患處，或用冬瓜皮，茄子根煎水洗。

　　附　冬瓜仁　又名冬瓜子。甘，寒。能清肺化痰，解毒排膿。炒熟久服，令人潤膚駐顏，輕身耐老。尤對咳嗽痰多，咳痰黃稠的慢性支氣管炎及肺膿瘍等病證有良好的療效，冬瓜的子多，古人稱之為「百子翁」。單味冬瓜子煎湯服，還可治療慢性腎炎。將其炒黃研末，米湯送下，也可用於治女子白帶過多。

　　冬瓜子也可作美容品，有去面部黑斑，潤肌瑩面，輕身耐老等功效。

　　冬瓜皮　又名白瓜皮。甘，寒。尤善利水消腫，並能清熱解暑。利水消腫功效比瓜肉強，是中醫常用的利水消腫藥，主要用於水腫，小便不利，暑濕泄瀉，蕁麻疹。可煎湯服。若治療痱子，可用冬瓜皮輕輕摩擦患處。1 日數次即可見效。

苦　瓜

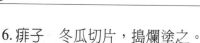

　　為葫蘆科植物苦瓜的果實。全國各地均有栽培。主產廣東、廣西。

　　別名　錦荔子、癩葡萄、癩瓜、涼瓜。

　　性味　苦，寒。

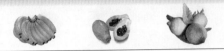

功　用

1. **清熱解暑**　用於熱病煩渴引飲，中暑等。

2. **解毒**　用於癰腫，惡瘡，痢疾，目赤腫痛，可用鮮苦瓜搗爛外敷癰腫處，治痢疾可將苦瓜鮮品搗汁，開水沖服。

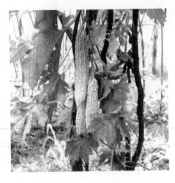

趣　話

苦瓜因苦味而得名。其莖葉捲鬚似葡萄而小，七、八月開小黃花，果皮呈瘤狀突出，如荔枝狀，故又有癩葡萄之稱。熟者黃色自裂，內有紅瓤裹子，瓤味甘可食。以青邊、肉白、片薄，子少為佳。

雖屬瓜類，但與西瓜、黃瓜等迥然不同，不但味苦，而且性寒，故以清熱解毒為其特性。在夏天可以當作涼拌菜，故又稱其為涼瓜。

在蔬菜中，有苦味的食物並不多，苦瓜乃其中之一，但苦瓜的苦味並不惹人討厭，吃後有一種獨特的涼爽舒適的感覺，做菜食用，若將苦瓜與其他食物同製作，苦瓜的苦味物質是一種難溶於水的成分，其自苦，從不把苦味傳給其他食物。

食用時若對苦瓜的苦味不適應，可以先將苦瓜洗淨切好，用鹽稍醃片刻，然後炒食，可減少苦味，其苦的獨特的爽口風味猶存。苦瓜「有君子之德，有君子之功」，故稱苦瓜為君子菜。現常用其治療中暑，痢疾，糖尿病，痱子。

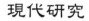

現代研究

苦瓜有類似胰島素的作用，有顯著的降低血糖的作用。

應用注意

1. 脾胃虛寒者食之令人吐瀉腹痛。

2. 食用前不宜放置時間過久，否則其營養成分將會逐漸散失。特別是維生素 C 的成分最容易散失，使營養成分降低。

食療方

1. 糖尿病　苦瓜常吃，有輔助治療作用。

2. 中暑　苦瓜剖開去瓤，放入適量茶葉縫合，懸掛通風處陰乾，用時切片，水煎代茶飲，每次 20g。

3. 痢疾　苦瓜鮮品，搗汁，開水沖服。

4. 目赤腫痛　苦瓜 100g，粳米 50g，冰糖 50g，煮粥吃。

5. 防治痱子　苦瓜葉適量，煎水，搽洗全身。

6. 濕疹　苦瓜葉烘乾，研末，用菜油調敷患處，亦可用鮮葉搗敷。

7. 癰腫　鮮苦瓜搗爛敷患處。

8. 蜈蚣咬傷　苦瓜搗爛如泥，外敷患處，或苦瓜葉搗爛取汁，搽患處。

南　　瓜

為葫蘆科 1 年生蔓生藤本植物南瓜的果實。全國各地均有栽培，夏秋季採摘。

別名　番瓜、金瓜、飯瓜、秀瓜、陰瓜、倭瓜、窩瓜、老

面瓜、番南瓜、金冬瓜。

性味 甘,溫。

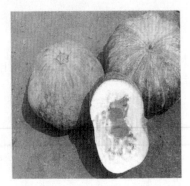

功　用

1.補中益氣　用於脾虛氣短,乏力,營養不良等證。

2.解毒殺蟲　用於肺癰,水火燙傷,下肢潰瘍。

趣　話

普通南瓜又叫中國南瓜,原產於亞洲南部、印度、馬來西亞、日本和中國。有認為原產於越南,故名。

南瓜既可作蔬菜,又可作糧食,很有特點,它不含脂肪,屬低熱量食物。中國有過中秋節的習俗,過去,有錢人家吃月餅,窮苦人家有吃南瓜的風俗。南瓜生食可以驅蛔蟲,成人每次 50g,兒童減半,2 小時後再服瀉劑,連服 2 天,一般均可驅除蟲體,若連續吃南瓜,皮膚可出現黃染,此為胡蘿蔔素未經變化由汗排泄,使皮膚角質素的脂肪黃染所引起,對健康並無妨礙。南瓜耐貯藏,即使到了冬天,也可以吃到南瓜,過去食用南瓜,主要不是用其做菜,而是將其當作主食。

現代研究

1.南瓜治療糖尿病有較好的療效,以南瓜煮粥,常吃。若冬季因南瓜不易保管,多先將其研細粉備用。常吃南瓜能增加體內胰島素的釋放,降低血糖。

2.南瓜中的果膠可保護胃腸道黏膜不受粗食物刺激,從而

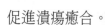

促進潰瘍癒合。

3. 南瓜對於腎臟病和肝炎也有較好的效果。

應用注意

1. 不宜多食，多食則易生濕發黃，令人腹脹。

2. 不宜與羊肉同食。

3. 痧痘等證不宜。

4. 不宜與富含維生素 C 的食物如菠菜、辣椒、花菜、油菜、小白菜、番茄等同食。南瓜可破壞富含維生素 C 食物的營養成分，並可產生不良反應，降低營養價值。

5. 腳氣患者不宜食，多食會加重腳氣病。古代所云腳氣，非現在人們口語中的腳癬，而是一種內科疾病，表現為心慌，氣短，肢體浮腫等。

6. 黃疸、氣滯濕阻者不宜食，因南瓜甘溫助濕，會加重濕邪。

食療方

1. 胸膜炎，肋間神經痛　南瓜肉煮熟，攤於布上，敷貼患部，可消炎止痛。

2. 乳瘡　南瓜瓤、蜂蜜，用麵粉調敷患處。亦可用新鮮嫩南瓜切成薄片，將瓜投入沸水中取出，勿煮熟，敷於乳房處。

3. 誤食農藥中毒　把生南瓜絲、蘿蔔絲搗爛絞汁灌服，可立刻催吐，且能解毒。

4. 燙火傷、疔瘡久不收口　鮮南瓜瓤貼傷口，用紗布包好，1 日 1 次。

5. 取碎片，簽刺　老熟南瓜瓤（去子）按 1：5 比例加入蔴

麻子仁，同搗爛如泥，敷傷處，包紮，每日換藥 1 次，以吸出為止。也可用老南瓜瓤（去子），蓖麻子各 30g，土鱉蟲 10 個，加桐油搗爛，外敷 10 小時。

6.**槍傷穿孔** 將下邊的傷口，用藥棉塞住，把炒焦的老南瓜瓤用香油調灌傷口內，灌滿後，用布包好，止痛效果好。

7.**血吸蟲病** 南瓜子 50～100g，每日 3 次，連服 2～4 週，亦可將其炒熟，任意食用。

8.**縧蟲、蛔蟲** 鮮南瓜研爛，入冰糖或蜂蜜空腹頓服。

9.**晚期血吸蟲病腹水，浮腫，小便不利** 生南瓜蒂，焙燒存性，每次 0.5g，每日 3 次。

附 南瓜鬚 又名南瓜蔓，為南瓜莖上的捲鬚，加少許食鹽搗爛，開水泡服，可治婦女乳頭內陷。乳頭內陷不僅有礙美觀，而且給哺乳帶來不便，一般對此尚無理想的治療方法，南瓜鬚有此等功效。

南瓜葉 搗爛後外搽皮膚，對牛皮癬有一定治療作用，小兒疳積，用南瓜皮曬乾研末，同豬肝一起蒸熟，經常吃一些也有幫助。

南瓜花 性涼，清濕熱，消腫毒的作用顯著，做菜吃，是一味又甜又脆，別具風味的菜餚。可以用其治療黃疸，痢疾，咳嗽，癰疽腫毒。

南瓜藤 可用治胃痛，南瓜兜部藤 1 把，水煎濃汁 1 碗，於疼痛劇烈時 1 次服下，有緩急止痛之效。

南瓜蒂 可治呃逆，習慣性流產。用於治呃逆，南瓜蒂 4 個，水煎服。習慣性流產，南瓜蒂 1 個，置瓦上燒炭存性，研末，自懷孕後 2 個月服用，每日 1 枚。

絲　瓜

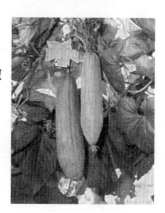

為葫蘆科植物絲瓜和粵絲瓜的鮮嫩果實，全國各地均有栽培。嫩的做菜，老的入藥。

別名　天落、天羅、蠻瓜、布瓜、綿瓜、水瓜、絮瓜、縑（ㄐㄧㄢ）瓜、天絲瓜、天吊瓜、純陽瓜、天羅蜜瓜。

性味　甘，涼。

功　用

1. 清熱解毒，涼血　用於熱病煩渴，腸風痔漏，疔瘡癰腫，血淋等。本品味甘，涼，具有良好的清熱解毒之功，取其清熱，可將絲瓜切塊，與豬瘦肉切片，加適量水燉服。

2. 袪風化痰，通絡　用於咳嗽痰鳴，乳汁不通。治療咳嗽，可將絲瓜絞汁，加蜜少許服用。

趣　話

絲瓜屬葫蘆科植物，老則筋絲羅織，像人的經絡，故名。絲瓜色澤翠綠，清鮮甘甜，暑熱季節，酷熱難當，食慾減退，此時吃些絲瓜，對人極為有利。

李時珍說：「絲瓜老者，筋絡貫串，房隔聯屬，故能通人脈絡臟腑，而去風解毒，消腫化痰，袪痛殺蟲及治諸血病也。」故絲瓜常作為通絡化痰之藥使用。

絲瓜因其性涼，所治之病應歸屬於熱性病和氣滯病，如內科疾病中的痢疾、便血、黃疸；外科病癰瘡；婦科疾病中的乳

汁不通、閉經、痛經等。嫩絲瓜用來搽塗顏面部可以維護肌膚的光澤，被認為是天然的美容劑。古代本草認為其能袪垢膩，即是說其能美容。絲瓜汁內服，能治咽喉腫痛。

現代研究

絲瓜汁液具有抗皺紋，預防皮膚老化，消除黑色素、蝴蝶斑、雀斑、老年斑，延緩細胞衰老的作用。

應用注意

1. 多服能滑腸致瀉，脾虛便溏不宜服用。
2. 陽虛體質者應少食。

食療方

1. 慢性氣管炎　用藤莖中的汁液，每次服 50～60ml，1 日 2～3 次，亦可用經霜絲瓜藤 500g，甘草 30g，水適量，濃煎，每次服 10ml，每日 3～4 次。

2. 百日咳　生絲瓜絞汁，加少許蜂蜜，或用絲瓜藤切段，擠取自然汁 1 小杯，燉熱加冰糖服。

3. 皮炎　鮮絲瓜葉洗淨，搗爛，塗搽患處，至局部發紅，隱隱見血為度，每週 1 次。

4. 乳汁不通　絲瓜連子燒存性，研末，每服 6g，酒送下。亦可用絲瓜豬蹄湯食用。

5. 痔瘡、脫肛　絲瓜燒存性，與石灰、雄黃各 15g，用豬膽汁、雞蛋清和香油調塗於患處。

6. 頑癬　新鮮絲瓜葉 3～4 張，搗爛，使藥力滲透為止，每隔 6～7 天塗搽 1 次，連續塗搽 2～4 次，對於頭癬，也可用絲

瓜皮，曬乾燒灰存性，調茶油敷患處。

7. 慢性鼻竇炎　將採收過絲瓜的枯藤切碎，微火焙至半焦，研末吹鼻，每日 2～3 次。

8. 中暑　鮮絲瓜花 8～10 朵，綠豆 60g，清水 1 大碗，先將綠豆煮熟，撈出綠豆後，再放入絲瓜花煮沸，溫服。

9. 面瘡、粉刺、皮脂腺分泌過多、毛囊炎　嫩絲瓜葉、花，搗爛絞汁搽，或用絲瓜水擦洗。

附　天羅水　為絲瓜藤流出的汁液，又稱天落水。具有清熱解毒，祛痰止咳的作用。可用治咽喉腫痛，咳嗽，肺癰，肺痿，頭痛，腹痛，感冒，腳氣，水腫，酒中毒等。

取天羅水的方法：將絲瓜地上莖切斷，把切面插入瓶中，放置一晝夜，汁液流入瓶中，即天羅水。若取其療效佳可將所取之汁液置瓶中封閉，沉入水中，愈陳愈佳。

絲瓜花　甘、微苦，寒。能清熱解毒，用於肺熱咳嗽，咽痛，鼻炎，疔瘡，痔瘡等。

絲瓜葉　苦、寒。能清熱解毒，化痰止咳，外用止血，其中所含皂貳是止咳祛痰的主要成分。夏季皮膚上有汗跡黃斑者，可用絲瓜葉搗爛取汁，加少許硼砂、冰片，搽患處。絲瓜葉中有皂貳成分，如衣服上有汗斑、油膩，不易洗去時，也能洗淨，在夏季，如每天用絲瓜葉搽臉面，可殺滅皮膚表面細菌，有潤膚美容的作用。

絲瓜藤　苦，微寒。能通筋活絡，祛痰止咳。用於治腰膝四肢麻木，月經不調，水腫，鼻淵等。現有用其治療鼻炎者。

絲瓜子　也叫烏牛子，苦、寒。能清熱化痰，潤燥解毒，利水，也可用來驅蟲。可治肢體浮腫，石淋，腸風，痔瘡。

絲瓜絡　即老熟果實的經絡。甘，平。能清熱解毒，活血

通絡，利尿消腫，常用於氣血阻滯胸脅疼痛，筋骨酸痛，乳癰腫痛，經閉等。老後的絲瓜絡可作為清潔用品。亦可用來作鞋墊。

筍 瓜

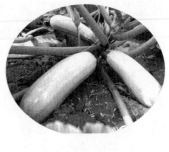

為葫蘆科 1 年生蔓生草本植物筍瓜的果實。中國南方各省均有種植。

別名 茭瓜、番瓜、玉瓜、洋瓜、西葫蘆。

性味 甘，寒。

功 用

1. 補中益氣　用於脾胃虛弱證。
2. 調理腸胃　用於腸胃有熱所致的食慾不佳等。

趣 話

筍瓜原產南美洲，明代傳入中國。

現代醫學研究認為，筍瓜含鉀量較高，並可以用治夜盲症。

黃 瓜

為葫蘆科植物黃瓜的果實。全國各地均有栽培。

別名 胡瓜、王瓜、刺瓜。

性味 甘，涼。

功 用

清熱解毒　用於熱病煩渴，咽喉腫痛，目赤火眼，水火燙

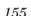

傷。治熱病煩渴，可用黃瓜生吃。若咽喉腫痛，可將老黃瓜去子，填入芒硝，陰乾，待硝析出後以鵝毛掃下，吹於咽喉部，可取消腫之功。若長痱子，可用鮮黃瓜搗爛，塗患處，黃瓜加蜂蜜醃漬食，可治療熱痢，腹瀉。

趣　話

西漢張騫出使西域時將黃瓜引入中國，當時稱為胡瓜，南北朝時期，因避諱是胡人的石勒，更名「黃瓜」，因黃瓜老熟後渾身變黃，故名，又因周身長滿嫩刺，又名刺瓜。《本草綱目》中將胡瓜作為正名，而黃瓜則作為別名。

黃瓜一般是以幼嫩供食用。其碧綠青翠，吃時爽脆甘甜，其所含的水分尤多，在瓜果中居前列。黃瓜具有極好的生津解渴的作用，某些患乾燥綜合徵和糖尿病患者，飲水或吃瓜果不能解渴，嚼幾條鮮黃瓜會感到舒適。

黃瓜所含的纖維素非常豐富，在促進腸蠕動，通利大便和排泄腸內毒素方面有很好的作用。黃瓜可用來減肥，又是很好的家常蔬菜，可加工成涼拌菜或熱菜餚，從食療方面來講，黃瓜對火熱證，陰虛證尤為適宜。糖尿病患者可用以代水果。黃瓜幼嫩者製成的醬菜別具風味，皮薄無粉，味道極佳。

現代研究

黃瓜是十分有效的天然美容品，黃瓜汁能舒展皺紋，有令人驚異的潤膚美容效果。如果要使皮膚好，最簡單的方法是每日用鮮黃瓜汁塗搽皮膚，就可以收到滋潤皮膚，減少皺紋的美容效果。

應用注意

1. 食用生黃瓜鬚洗淨，防止洗滌不淨而感染各種寄生蟲。

2. 一次性不宜吃得過多。

3. 不宜與醋同食，孟詵的《食療本草》：不可多用醋。

4. 不宜與富含維生素 C 的蔬菜一起食用，如番茄、青椒、包心菜、花菜、油菜、香菜、芹菜、菠菜、小白菜、芫荽、胡蘿蔔等。據認為，黃瓜中含有一種維生素 C 分解酶，可破壞維生素 C 的吸收，而維生素 C 缺乏的人也不宜食黃瓜。

5. 不宜與大棗、荔枝、橘子、楊梅、枇杷、櫻桃、奇異果、花生等富含維生素 C 的果品同食。

6. 泄瀉者不宜。黃瓜性寒，食後會導致脾虛泄瀉加重。

7. 不宜與番茄一起存放。黃瓜忌乙烯，而番茄含有乙烯，會使黃瓜變質腐爛。

食療方

1. 水火燙傷　老黃瓜去皮及子，放在瓶內化水後外搽。

2. 腹水，四肢腫　黃瓜破作兩片，不去子，水和醋各半煮至爛熟，空腹服下。

3. 咽喉腫痛　老黃瓜 1 個，頂上開 1 小口，挖去瓤及種子，將玄明粉塞入黃瓜內，塞滿為止，再將切開的黃瓜蓋上，固定，取一網袋，掛陰涼處，待黃瓜外皮析出白霜，用鵝毛或棉花刷下，裝瓶中備用，將其吹入咽喉部。

4. 跌打損傷、瘡癤腫痛　黃瓜置瓷瓶中，浸水，用浸出液外搽。

5. 消渴、糖尿病　在特效藥物治療的同時，可取嫩黃瓜 1

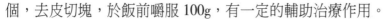

個，去皮切塊，於飯前嚼服 100g，有一定的輔助治療作用。

6.**胃痛** 黃瓜藤 50g，用水煎取濃汁 1 大碗，用於胃熱灼熱痛時頓服。

7.**美容** 鮮黃瓜切片，以汁液外搽皮膚。

8.**蜂螫傷** 老黃瓜汁塗患處。每日數次，可止痛消腫。

9.**白癜風** 取鮮黃瓜汁與研細的硼砂調和搽患處。每日 3 次。

附 黃瓜的藤、葉、根均有利水、解毒的功效，可治療黃水瘡，痢疾，腹瀉等。據研究，黃瓜是直接擴張血管，降低周圍血管阻力，減少心輸出量。黃瓜藤對癲癇、高血壓有一定療效。

瓠　子

為葫蘆科植物瓠子的果實。大部分地區均有栽培。夏季採收。

別名 甘瓠、甜瓠、長瓠、天瓜、龍蜜瓜。

性味 甘，寒。

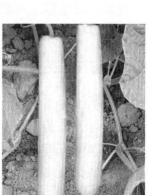

功　用

1.**清熱利水** 用於水腫，小便不利，腹脹等。本品性味甘寒，能清熱滲濕，通利小便，若用治水腫，可單用煎湯食之。

2.**除煩止渴** 用於熱病心煩口渴，消渴，尤以夏季多用，若用治心煩口渴，可取瓠子搗爛絞汁，調蜂蜜內服。

3.**清熱解毒** 用於熱毒瘡瘍，可以瓠子煎湯食用，亦可將瓠子燒炭存性，研末，用麻油調勻外敷。

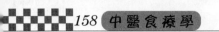

趣 話

瓠子與其他蔬菜類相比較而言，營養價值較低，性味和作用頗似冬瓜，但較冬瓜要好吃一些。唐代《新修本草》載：其味道「啖之俱勝冬瓜」。不可以生啖。一般夏季吃用可以預防熱毒證。對於輕微的水腫者也可以應用。以粂湯食用更好。

其對於各種水腫均有作用，如心臟性水腫、腎炎水腫、肝硬化水腫。

現代研究

瓠子與其他蔬菜類相比較而言，營養價值較低。含有一種干擾素的誘生劑，可刺激機體產生干擾素。提高機體的免疫能力，發揮抗病毒和腫瘤的作用。

應用注意

1. 瓠子有甜、苦二種，甜瓠無毒，味似冬瓜，可以食用，苦瓠有毒，味苦，不能食用。一般在食用前先在瓠子的蒂部以口嘗一嘗，若苦則不要食用。

2. 脾胃虛寒體質者，不宜食。

食療方

1. 痰火腿腳疼痛　瓠子烤熱包敷。
2. 小便不利　瓠子燉湯食用。

越 瓜

為葫蘆科植物越瓜的果實。生長於溫熱地帶。各地多有生

長。夏秋間果實成熟時採收。

別名 稍瓜、菜瓜、生瓜、羊角瓜。

性味 甘，寒。

功　用

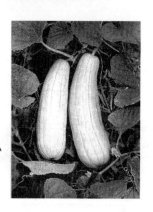

利小便，解熱毒　用於煩熱口渴，小
便不利等證。

趣　話

李時珍說：「越瓜以地名也。俗名稍瓜，南人呼為菜
瓜。」越瓜主產於越中，即浙江。

菜瓜與甜瓜很相似，呈橢圓形，長尺許，色黃或淡黃，子
如麥粒般大小，夏季果熟。是低脂肪，低熱量食物，對肥胖者
很適用，經常吃些菜瓜有助於消化。

菜瓜是夏季理想的清涼解暑佳品，夏季炎熱，汗流浹背，
吃點菜瓜，其清涼可口，微甜不甚，味道好極了。

應用注意

1. 脾胃虛寒者忌服。孟詵說：生食多冷中動氣，令人心
痛，臍下癥結，發諸瘡，又令人虛弱不能行，不益小兒，天行
病後不可食，又不得與牛乳酪及酢同食。

2. 多吃菜瓜易爛眼。李時珍引蕭了真的話說：菜瓜能暗人
耳目，觀驢馬食之即眼爛，可治矣。

3. 患瘡瘍者不宜。患瘡毒人食之，令難收口。（《調疾飲
食辨》）

食療方

1. 口渴　鮮菜瓜洗淨，生吃。
2. 甲溝炎　將傷口洗淨，以鹽漬越瓜敷患處。

七、其他類

百　合

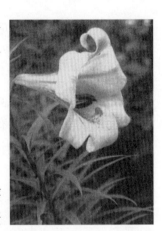

　　為百合科草本植物百合、幼葉百合等多種同屬植物的鱗莖。各地均有分布、栽培和野生。秋冬季採挖。

別名　百合蒜。

性味　甘、微苦，平。

功　用

　　1. 潤肺止咳　用於肺虛久咳，肺癆咯血。因其味甘質潤，香甜可口，是老幼皆宜的藥食佳品。可用鮮百合以蜜調製，不時放入口中含食，有良好的止咳作用，也可用新鮮的百合搗汁，用溫開水飲服，煮食也有效。

　　2. 清心安神　用於虛煩失眠，神思恍惚，莫名所苦的百合病。對於情志不遂所致驚悸，多夢，失眠有效。

趣　話

　　百合為百合科多年生草本植物。百合數十片相連，狀如白

蓮花，言百片合成也。百合兼名花、美食、良藥於一身。地下鱗莖發達，有扁性或近圓形者。鱗片肉質肥厚，因鱗莖由許多花瓣合成，故名百合。

中國民間認為百合含有「百事合意」、「百年好合」的意思。所以特別喜愛它，婚嫁祀神，都會把它派上用場。作為藥用的百合，以產於安徽宣城的品質最優，稱宣百合。

藥用百合又有野生和家種兩類。家種的鱗片闊而薄，野生的鱗片小而厚，味較苦，性能大致相同，入藥以野生白花百合為佳。以瓣勻，肉厚，色黃白，質堅，筋少者為佳。由於百合的名字吉祥，花朵艷麗，既入藥，又如饌，故一直受到人們的青睞。把百合視為純潔、高尚、健康、幸福的象徵，給人一種百事皆合的喜慶感受。

現常用其治療神經衰弱，更年期綜合徵時出現的體熱煩躁，喜怒無常，有鎮靜，催眠的作用。熱病後出現的神思恍惚，胸中不適，難以入眠等證，用百合治療效果尤為明顯。百合最好的作用還是用其補虛清火，治肺虛咳嗽，或痰中帶血，是慢性支氣管炎、結核、肺癌患者較為合適的食療食品。

應用注意

脾胃虛弱，大便稀溏者不宜多食。

食療方

1.肺結核咳嗽、咯血　鮮百合 2～3 個，洗淨，搗汁，以溫開水和服，1 日 2 次，或加水煮爛，放入白糖或冰糖，每次 1小碗，如沖入川貝粉則效果更佳。亦可用百合 100g，白及100g，百部 100g，天冬 50g，麥冬 100g，熬膏，每次服 10g，連

續服用，此方對肺結核有很好的療效，並可用上述藥煎湯內服。

2. 瘡癤紅腫，無名腫毒　鮮百合洗淨，加食鹽少許，搗爛如糊，敷於患處，1日更換2次，以消退為度。

3. 癔病，坐臥不安　百合不拘量，煎水去渣，沖服雞蛋黃1個，每次服半碗。

4. 神經衰弱，睡眠不寧，驚惕易醒　百合100～150g，蜂蜜1～2匙，拌和蒸熟，臨睡前適量食之。亦可用百合、酸棗仁各15g，水煎服。

5. 咳嗽不已，或痰中帶血　款冬花、百合（焙，蒸）等份，研末，煉蜜為丸，如龍眼大，每服1丸。

6. 心煩不眠，虛火上行　百合100g，蓮子25g，同煮爛，每日食用1小碗。

7. 支氣管炎　百合10g，鴨梨1個，白糖5g，合蒸，吃。

8. 虛煩，驚悸，神志恍惚　百合60g，粳米250g，煮粥吃。

9. 燥熱咳嗽　百合、沙參各15g，鮮蘆根30g，水煎服。

豆　豉

為豆科植物大豆的種子經蒸罨加工而成。全國各地均產。

別名　香豉、淡豉、淡豆豉。

性味　甘、苦、辛，涼。

功　用

1. 疏風解表　用於外感表證之輕者，有透散表邪，宣散鬱熱的作用。常配以蔥白、生薑等同用。

2. 清熱除煩　用於熱病胸中煩悶，失眠等證。可煎湯內

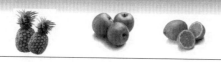

服。

趣　話

豆豉有淡豆豉、鹹豆豉、醬豆豉幾種，以淡豆豉在中醫食療中應用最多。《本草綱目》曰：「有淡豉、鹹豉，治病多用淡豉汁及鹹者。」到清代多有淡者入藥，故又名淡豆豉。

作為藥用的豆豉是用藥物經加工製成的，一般有兩種炮製方法。如果用麻黃等加工而成，藥性偏溫，如果用桑葉等加工而成的，藥性偏涼。在家庭裡將豆豉作為食物，一般是不加藥物直接製成的，所以作為食物的豆豉，因大豆性涼，故為性涼食物。

豆豉是一種豐富的副食和調味品。其中含有大量能溶解血栓的尿激酶，還含有一些能產生大量維生素 B 群和抗菌素的細菌，老年人宜多食豆豉，有利於防治痴呆症。

現代研究

1. 能助消化。
2. 延緩衰老，增強腦力。
3. 消除疲勞，提高人體抗病能力。
4. 發汗力很弱，有健胃助消化的作用。
5. 預防癌症。

食療方

1. 感冒發熱頭痛　淡豆豉 10g，大蔥 15g，生薑 10g，煎湯服，取汗為度。
2. 斷奶乳脹　豆豉 200g，水煎飲服，再煎洗乳房。

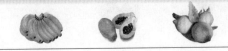

豆　腐

為豆科植物大豆的種子的加工品。一般以黃大豆製作。

性味　甘，涼。

功　用

1.**清熱解毒**　用於胃火上壅，口乾燥渴，腹脹滿，痢疾，目赤腫痛，肺熱咳嗽等證。以醋煮豆腐小吃或佐餐，對久痢、休息痢有效。

2.**調和脾胃**　用於病後體虛，氣短食少，產後乳汁不足等證。

3.**健脾利濕**　用於脾虛小便不利，或小便短而頻數，兼有虛弱，小便白濁，浮腫等。

4.**清肺潤膚**　豆腐適量，與香椿葉同燉熟加作料後食用，經常佐餐有改善粉刺的作用。

對老年咳喘，虛勞咳嗽屬熱性者可以豆腐燉服。

趣　話

傳說豆腐是在公元前 2 世紀時，為淮南王劉安所發明。豆腐為人們喜愛的食品，在製作時用石膏作為凝固劑的是老豆腐，用鹽鹵汁作為凝固劑的是嫩豆腐。

豆腐為常用食品，民間百姓喜食之。其潔白如玉，柔軟細嫩，清爽適口，味道鮮美，老幼皆宜，富有營養，為中國素食菜餚中主要原料之一，備受人們的喜愛。豆腐配海帶可預防肥胖、心血管硬化、高血壓、心臟病等多種疾病，對急性青光

眼、急性腎功能衰竭、B 型腦炎也有輔助治療。豆腐中的賴氨酸的含量相當高，對兒童發育和增強記憶力有顯著作用。

現代研究

所含脂肪有降低血清膽固醇的作用，對高血壓，高血脂，糖尿病、冠心病、動脈硬化等病人均有一定防治作用。

應用注意

1. 過食豆腐會引起噁心，腹脹，可用蘿蔔解。
2. 患瘡瘍的人不宜食用豆腐。
3. 不宜與蔥、茭白、菠菜同食。
4. 腹瀉、痛風、脾胃虛寒患者不宜。

食療方

1. 小兒麻疹後有熱　豆腐 250g，鯽魚 2 條，煮湯食。
2. 水土不服，週身癢，皮疹　每日食豆腐。
3. 產後乳汁不通　豆腐 500g，炒王不留行 20g，煮湯，喝湯吃豆腐。
4. 咳嗽　將豆腐放鍋中以棉油煎透，吃。亦可以豆腐加蘿蔔煮湯食用。或者用嫩豆腐 500g，紅糖 50g，陳皮 5g，桔梗 5g，入水兩碗，煎，食用。
5. 輕微咳血　豆腐加紅糖煮湯食。
6. 久痢　醋煮豆腐食用。
7. 胃出血　豆腐 500g，冰糖 100g，煮湯食用。
8. 支氣管哮喘　豆腐 500g，麥芽糖 100g，生蘿蔔汁 1 杯，混合後煮開食用。

9.燒燙傷　豆腐2份，白糖1份，搗爛調勻，外敷患處。

附　豆腐乾　將豆腐的水分榨去，即成豆腐乾，一般多用作菜食用。武漢人將豆腐乾做成具有臭味的乾子稱為臭乾子。是將豆腐乾浸在放了鹽的豆腐泡沫水中泡製而成，瀝乾後，以油炸至金黃，名臭而實香，外焦而內嫩，蘸上辣醬，味道特別鮮美。全國各地的豆腐乾名稱極多。

豆腐皮　為豆腐漿煮沸後凝結的薄膜。甘，平。能清養肺胃，止咳消痰，可治療肺熱咳嗽，便秘，自汗。武漢人稱為千張。

黃豆芽

為豆科植物黃大豆的種子經水浸泡後發出的嫩芽。

別名　清水豆芽。

性味　甘，溫。

功　用

去黑痣，治贅疣，潤肌膚　可用治尋常疣，雞眼等。將黃豆芽切碎，用醬油冷拌，分次食用，可以潤膚。若治雞眼，亦可隨時食用。

趣　話

在所有的豆芽中黃豆芽的營養價值最高，而黃豆被稱為豆中之王，蛋白質含量很高，其中含有一種胰蛋白酶抑制劑，不僅影響蛋白質的利用，吃後還會引起腹脹。黃豆發芽後，這些問題都可以解決。

在食用黃豆芽時，不要將豆芽瓣丟掉，烹調豆芽時加少許醋，使豆芽中的蛋白質凝固，從而使口感脆嫩而軟爛，同時可減少對維生素 C 的破壞，還能使豆芽中的鈣質溶解，提高營養價值，並可祛除豆腥味使炒出的菜更加可口。並且維生素變化也很大，其中的胡蘿蔔素增加，維生素 B₂、維生素 B₁₂、維生素 C、維生素 E 同時也增加，這對於防治因維生素缺乏引起的一些疾病非常有益。

黃豆芽是一種無土菜，尤其是適宜於在不便於栽種蔬菜的地方食用，可解決缺菜季節食用，為提供新鮮蔬菜大有益處。

現代研究

黃豆芽含大量的維生素，含有一種叫硝基磷酸酶，能補充癲癇病人大腦中所缺乏的此種酶，緩解癲癇病的發作。

應用注意

1. 勿食無根豆芽，因無根豆芽在生長過程中噴灑了除草劑，而除草劑可致癌、致畸、致突變。

2. 又白又嫩又粗的豆芽不宜食。這些多用了化肥催生劑，其發芽時間短，留在豆芽內的化肥一併被攝入人體將會造成慢性中毒。

食療方

1. 週身腫滿，大小便澀　黃豆芽以醋炒乾，食用。

2. 皮膚粗糙　經常食用黃豆芽。

附　**大豆黃卷**　是黑大豆經水浸發而成的，又名清水豆卷。甘，平。具清熱利濕作用。可食，但多作藥用，用於暑

濕、濕溫，水腫脹滿，小便不利，骨節煩痛。

綠豆芽

　　為豆科植物綠豆的種子經水浸泡後發出的嫩芽。

別名　豆芽菜、銀針菜。

性味　甘，寒。

功　用

　　1.清熱解毒　用於熱毒壅盛口渴，煩躁，大便不利等。

　　2.通利小便　用於小便不利，赤熱短少，口渴，舌尖紅，脈數等證。

　　3.醒酒　用於傷酒後胃中不適，將本品涼拌多食。

趣　話

　　綠豆芽可以飽肚子，但又不發胖，所以為糖尿病、肥胖病的首選食品。也是人們喜愛的食品，其價廉物美，在家庭裡即可製作。將綠豆浸泡在水中，過夜，瀝去水，放在濕容器中，不斷換水，以保持綠豆的濕度，一般 6 天左右就可以應用了。綠豆經發芽後，其蛋白質的營養基本不變，而維生素量大大增加，尤其是維生素 B_{12} 增加的多，又由於酶的作用，促使磷、鋅等礦物質被釋放出來，這更有利於增加其可食性。

現代研究

　　綠豆芽所含的維生素大大超過未發芽的綠豆。

應用注意

脾胃虛寒者不宜久服。

食療方

1. 減肥　綠豆芽炒吃。

2. 小便不利　綠豆芽煎水服。

3. 解酒毒、熱毒　綠豆芽 200g，水煎服。

4. 白帶過多、尿道炎　鮮綠豆芽，搗取汁，加紅糖適量，燉服。

第3章 肉食類

肉食類是指動物的肉及內臟、蛋、奶等，供食用和藥用者。肉食類可分為禽、獸兩類。

禽有家禽、野禽之分。其特點是披羽，飛翔，卵生，「兩足而羽謂之禽」。家禽如雞、鴨、鵝；野禽如野雞、野鴨、野鳥。

獸有餵養、野生之分。其特點是有四肢，奔跑，胎生，「四足而毛謂之獸」。又稱哺乳動物。餵養者是經過長期勞動而馴化的，如羊、牛、驢；野生是由獵取而獲得。獸肉是人類營養中蛋白質、脂肪的最主要來源。

家養的禽獸謂之家畜。

肉食類具有良好的補虛作用，能補益脾胃，滋補肝腎，補血。多用於體虛，面黃肌瘦，精神疲倦。根據所損傷的臟腑不同，表現亦不同，如心氣虛、心血虛，表現心悸，失眠多夢，健忘；肺氣虛表現氣短、汗多咳嗽；脾氣虛表現為倦怠，食少納差，便溏等；肝腎不足表現為腰膝酸軟，眼目昏花，耳鳴等，應分別選用不同肉食。中醫向有以臟補臟之說。肉食類可以做湯，「飯前喝口

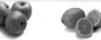

湯，勝過良藥方」，這樣可使食物能順利通過食道，防止乾硬食物刺激消化道黏膜。

在食用禁忌方面，肉食類對於身體臃腫，內有濕熱者以少食為好；並且容易生痰，痰濕病人也宜少食。

在食用方面，人類要吃遠不吃近，即人類不要食與人類有親緣關係的動物，如猴、猿，而可以食豬、羊等。否則即為不正常。

現代研究，肉食類食物主要含有蛋白質、脂肪、碳水化合物，與蔬菜交替食用，可互補不足，其補虛力強於蔬菜。肉食類的最終代謝產物為酸性，與蔬菜搭配食用有利於身心健康。

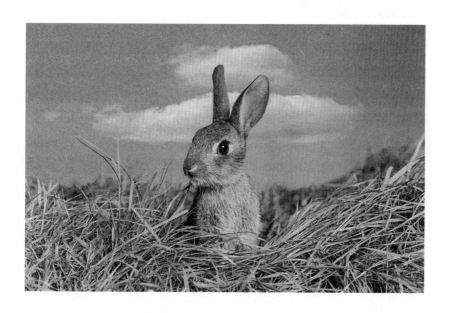

一、獸 類

牛 肉

為牛科動物黃牛和水牛的肉。牛的品種較多，毛色形狀稍異，但以黃色為主，故稱為黃牛。水牛毛色多為黑色。中國各地均有飼養，南方水稻產區以水牛為多。

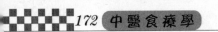

別名 黃牛肉、水牛肉、牦牛肉。

性味 甘，平。

功 用

1.補益氣血 用於氣血虛所致的羸瘦消渴，痞積水腫，面部浮腫，營養不良，消渴多飲。

2.強壯筋骨 用於虛損所致的筋骨不健，腰膝酸軟，肢體乏力等。

趣 話

黃牛肉性偏溫，尤善補氣；水牛肉性偏涼，以補血見長。人們愛吃牛肉，是因為它適口，好吃。水牛肉較老，黃牛肉較嫩。牛肉的脂肪含量較豬肉少，而蛋白質含量高，同時又是多種礦物質的良好來源，如鐵、磷、銅、鋅的含量特別豐富。

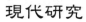

現代研究

牛肉含有豐富的維生素 B_6，可幫助增強免疫力，促進蛋白質的新陳代謝合成，牛肉中的肌氨酸含量非常高，肌氨酸可以提高人的智力，而且對增長肌肉、增強力量特別有效。

應用注意

1. 不宜與豬肉、栗子同配膳。

2. 不宜飲酒。

3. 患有瘡瘍、皮膚病、丹毒、有宿疾、皮膚過敏、發熱、咯血、痛風、胃炎、肝炎病人不宜。牛肉屬於發物，不太容易消化，食用後會加重胃的負擔，和產生對胃的刺激。

食療方

1. 脾胃虛弱，不思飲食　牛肉 1000g，胡椒 10g、蓽茇 10g、陳皮 10g、草果 10、砂仁 20g、高良薑 10g、生薑 20g、蔥 20g，烘乾，研末，任意食之。

2. 祛墨汁　衣服上沾上墨水後，先以牛奶洗，再用洗潔淨浸泡洗，污跡可祛。

3. 慢性泄瀉，腸炎　牛肉、黃芪、黨參、山藥、大棗、生薑各適量，煮熟加調味品，食用。

4. 脾胃氣虛，食少，食後腹脹，便溏　牛肚、砂仁、陳皮、生薑同煮熟食用。

5. 吐血、咯血　黃明膠，炙黃，研末服。

6. 手足皸裂　牛脊髓敷或搽。

7. 身體瘦弱　牛髓、熟地、白蜜，煎服。

8.增加鮮味　炸魚前，用牛奶浸泡魚片刻，魚無腥味，異常鮮美。

9.腹瀉　牛肚洗淨，加入薏苡仁適量，以武火煮沸，再以文火煮爛後食用。

附　牛黃　苦，寒。堪稱中藥的寶貝，是十分重要的名貴藥材。清熱解毒，清心開竅，豁痰鎮驚。用於高熱昏迷，驚癇抽搐，小兒驚風，咽喉腫痛，瘡瘍癰腫疔毒諸證。如著名的安宮牛黃丸、牛黃解毒丸、六神丸、牛黃上清丸、至寶丹、大活絡丸都含有牛黃。

牛骨髓　甘，溫。潤肺補腎，補血填髓。用於虛勞羸瘦，消渴。牛骨髓和黑芝麻炒香，研末，加白糖，常服對再生障礙性貧血有很好的療效。

牛角　苦、鹹，寒。清熱涼血，瀉火解毒，定驚。用於熱毒血熱癰腫瘡瘍病症，作用十分顯著，由於犀角已不能作為藥用，現以水牛角來代替之。

黃明膠　又稱明膠。甘，平。是用牛皮熬成的膠狀物。滋陰潤燥，補血止血。用於虛勞咳嗽，咯血，崩漏，癰腫，燙傷。對於過敏性紫癜具有較好的療效。

牛肝　甘，平。補肝明目，養血：用於肝血不足之視物不清，夜盲，血虛萎黃，虛勞羸瘦。

牛肚　甘，溫。補益脾胃。用於病後脾胃虛弱，消化不良。

牛鞭　甘、鹹，溫。為雄性牛的陰莖、睾丸。補腎壯陽，散寒止痛。用於腎陽虛衰陽痿，早洩，腰膝冷痛，身體困乏。

牛　奶

為牛的奶汁。

性味　甘，平。

功　用

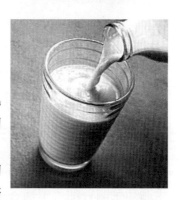

1. 補益虛損　用於虛弱勞損，凡各種虛損均可用其調補。牛奶所含的營養成分豐富，易於被機體所吸收，並有降低膽固醇，防止消化道潰瘍的作用，牛奶很適於老年人、小兒、婦女產後服用。

2. 生津潤腸　用於反胃噎膈，消渴，便秘。

趣　話

牛奶中含有大量優質蛋白質，可增強體質，而且還含有嗜菸者極為缺乏的鈣質，可以改善因吸菸而產生的缺鈣傾向。含有大量的維生素 A，有研究認為，維生素 A 能抑制肺部贅生物的生長，而在醫學概念中，贅生物的生長就意味著腫瘤細胞的存在。所以多飲牛奶是有好處的。

應用注意

1. 不宜與橘子等酸性果蔬汁同時飲用。

2. 不宜與糖、米湯同煮。

3. 腹瀉、胃、十二指腸病、痰濕重、過敏性疾病者不宜飲用。

4. 牛奶不宜與藥物一起服用。

5. 食用牛奶不宜加鈣粉。

6. 不宜與巧克力糖同食。

食療方

1. 各種虛勞　飲用牛奶。
2. 反胃　牛奶、韭菜汁各適量，生薑汁少許，和勻溫服。

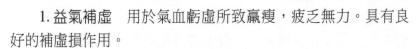

羊　　肉

　　為牛科動物山羊或綿羊的肉。羊遍布全國各地。中國各地均有分布，綿羊以西北、北部為多。作畜類供食用。

　　別名　山羊肉、綿羊肉。

　　性味　甘，溫。

功　　用

　　1. 益氣補虛　用於氣血虧虛所致贏瘦，疲乏無力。具有良好的補虛損作用。

　　2. 溫中暖胃　用於中焦虛寒所致的裡急後重、脇痛，寒疝，以及腎陽虛所致的腰膝酸軟，尿頻，陽痿，若與生薑、當歸同用，可以治療血虛腹痛，血枯經閉等證。

趣　　話

　　過去有「掛羊頭，賣狗肉」之說，就是講羊肉的味道比狗肉鮮美。羊肉之味，美不可言，羊大為美，漢字中從羊者多為美味，如鮮、羹，美、善都從羊字。亦為財富的象徵，祭祀神靈用羊。

　　羊肉溫補，是冬天最佳補品，在冬天吃羊肉是家喻戶曉的

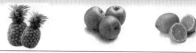

經驗，早在漢代張仲景的《金匱要略》就記載有當歸生薑羊肉湯，用羊肉配伍當歸、生薑，取其溫暖脾胃虛寒，治療胃寒冷痛，血虛裡寒腹痛，產後腹痛。羊肉性溫熱，常吃容易上火，在食用時，宜適當搭配涼性食品，與豆腐一起食用，能補充多種微量元素。宜細嚼慢咽。羊肉對於肺結核、氣管炎、哮喘、貧血以及因氣血虧虛引起的畏寒，腹部冷痛，陽痿，腰膝酸軟均有療效。

羊肉去膻味的方法：①煮羊肉時，可將一個蘿蔔鑽些孔，入鍋與羊肉同煮。②在鍋中放幾粒綠豆與羊肉同煮。③羊肉用清水白煮，吃時加蒜及少許辣椒。④煮羊肉時，加點咖啡粉也可除膻味。⑤做爆羊肉時，先在鍋內打底油，用薑、蒜末熗鍋，放羊肉煸炒至半熟，再放大蔥，隨即加醬油，料酒，煸炒幾下，起鍋打香油，其味香美，無膻味。

現代研究

羊肉所含的蛋白質、鈣質、鐵質高於豬肉、牛肉，而脂肪中膽固醇含量低，有良好的補虛損作用。可以用治肺結核、氣管炎、哮喘等呼吸道疾患，以及貧血、營養不良。亦十分適合於產婦食用。

應用注意

1. 羊肝不宜與豬肉、魚鱠、梅子、梨、南瓜同食。
2. 烹調羊肉不用醬、醋。
3. 痢疾、腸炎、發熱、咯血、甲亢病人不宜食。
4. 烤羊肉不能食。羊肉直接接觸炭火，羊油滴落在火上，生成菸中有 3.4—苯並芘化學物質，是最強致癌物之一。

食療方

1.遺尿　羊尿泡焙乾研末沖服。

2.月經先期　羊肝 200g，韭菜 150g，急火炒熟，月經前連服 5～6 劑。

3.補益腎氣，起陽　羊肉切片，以蒜齏佐味食之。

4.產後血虛腹痛，虛勞不足，血枯經閉　羊肉 500g，生薑 100g，當歸 100g，烹調後食用。

5.筋骨疼痛　羊脛骨酒浸飲服。

6.目暗，昏不見物　羊肝烹調後食之。

7.久病虛羸，肌肉消瘦　羊胃 1 具，切，白朮 30g，水煎，分次服用。

8.胃虛消渴　羊肚煮爛，空腹食之。

附　羊肝　甘、苦，涼。養肝明目，補血。用於眼睛乾燥症，視物昏花，血虛萎黃羸瘦。為治療夜盲症的常用食物。

羊肚　即羊胃。甘，溫。補益虛損，健運脾胃。用於虛勞羸瘦，不能飲食，消渴，盜汗，尿頻。

羊血　鹹，平。止血，祛瘀，解毒。尤其是用其熱血灌服，能解毒物、食物中毒。

羊角　鹹，寒。平肝息風，鎮驚安神。用治高熱神昏，驚厥，癲癇等。由於羚羊角現已很少，臨床可以用山羊角代替之。

羊膽　苦，寒。清熱解毒，明目退翳。用於風熱目赤，翳障，肺癆吐血，黃疸，便秘，熱毒瘡瘍。

羊骨　甘，溫。補腎，強筋骨。用於虛勞羸瘦，腰膝無力，筋骨攣痛，久瀉久痢。

羊乳　甘，溫。溫潤補虛。用於虛勞羸瘦，消渴等。熱病初癒不宜，羊奶屬於溫熱性食品，而熱病後初癒，食用後會導致火旺。

狗　肉

　　為犬科動物狗的肉。狗的品種很多，毛色各異，一般認為，黃狗為上，黑狗次之，白狗又次，多在冬季殺狗取肉。全國各地均有飼養。

　　別名　犬肉、地羊、黃耳、地耳。

　　性味　甘、鹹，溫。

功　用

　　1.**溫補脾胃**　用於脾胃虛寒所致腹滿食少，脘腹冷痛，四肢欠溫。

　　2.**補腎壯陽**　用於腎陽不足所致腰膝酸軟，遺尿，尿頻，夜尿增多以及腎虛耳聾。

趣　話

　　狗為六畜之一，人類早期馴養而成家畜，初供食用，後來發現其嗅覺、聽覺、視覺敏銳無比，善解人意，漸漸成為人類的助手，好友，寵物。狗分為牧羊犬、獵犬、警犬、玩賞犬、役犬、藝犬。大者為犬，小者為狗。長壽狗可以活到30多年，一般是10多年。狗對主人忠誠，也很通人性。

　　狗肉治療脾胃虛冷，腸中冷積有很好的效果，諺云：「要

吃走獸，首推狗肉」，「聞到狗肉香，神仙也跳牆」，「狗肉滾幾滾，神仙站不穩」。民間認為狗的顏色不同，味道也不同，為一黃、二黑、三花、四白。以黃狗為最好，牡者（即公狗）尤勝，所以中醫所用的狗鞭稱為黃狗鞭。白狗肉味道腥。殺狗一般不放血，要用棒殺死或者用繩子將其吊死。狗被殺死後，不能立即食用，因為有很濃的土腥味，要先用鹽漬一下，再進行烹調。

冬季食用狗肉是最佳時節，因為冬季寒冷，而狗肉具有溫散寒邪的作用，若因為腎陽虛者，特別是老年人食之最宜。狗肉溫熱，故不宜春夏季食用。由於狗肉性溫，食後容易口乾，喝米湯可以糾正此副作用。前人也有認為治療脾胃病變用黃狗肉，治療腎虛病變用黑狗肉。

談到吃狗肉，過去在民間有一種說法，稱為狗肉不能上正席，意思是說，宴請賓客不能將狗肉擺上桌，人們總認為狗肉的身份太低了，所以還有掛羊頭，賣狗肉的說法，這都是貶低狗肉的身價，其原因可能是因為狗肉易感染狂犬病的原因，會給人帶來殺身之禍，所以其身價不如羊肉，也不能擺上筵席。現在人們對狗肉的認識已大大提高了，其補陽壯陽，比羊肉、兔肉更有益於身體健康。

應用注意

1. 不宜與大蒜、菱、蔥同食。
2. 不宜飲茶，有損健康。
3. 痛風、疔瘡、發熱、陰虛內熱、目赤、鼻燥者不宜。
4. 春夏季不宜食用。
5. 嚴禁食用狂犬病的狗肉。

6. 不可食用狗肝。

食療方

1. 脘腹冷痛　狗肉加入紅辣椒、生薑、花椒燉服。
2. 腎虛陽痿　狗肉配黑豆燉食。
3. 疔瘡惡腫　狗血塗搽患部，每日 3～4 次。
4. 虛寒胃痛、腹痛　狗肉 500g，加粳米煮粥食。
5. 遺尿、腎虛耳聾　狗肉 250g，黑豆 30g，燉至爛熟，加調味品食用。
6. 老年體虛，腰痛足冷　臘月取狗肉燉食。
7. 男子腎虛腰痛，女子帶下崩漏　黃狗腎焙燥，研細末，每次 2g，1 日 2 次。
8. 疔瘡潰爛　狗頭骨燒灰，研成細末，油調外敷。

附　狗寶　病狗胃中的結石，甘、鹹，平。是一味很好的中藥材。以色白、細膩，指甲刺之可留痕跡，斷面有層紋者佳。開鬱降逆。用於噎嗝，反胃，腹脹諸證。尤其對噎嗝有特效。現主要用治食道癌。

黃狗腎　雄性黃狗的乾燥陰莖和睪丸，也稱狗鞭。溫腎，壯陽，益精。用於身體虛弱腰酸，陽痿，早洩，白帶清稀，月經過多。

狗皮　狗是耐寒的動物，據歷代醫書記載，由於狗皮沒有汗腺，因此保暖作用特好，狗皮製作的裘皮防潮、防寒、保暖，深受北方人喜愛，《本草綱目》記載，治腰痛，炙熱黃狗皮裹之，頻用取瘥。傳說元世祖有足疾，用狗皮做鞋穿，終於治好了足疾。這裡需說明一下，民間常有用狗皮膏藥治病，現在人們一說到狗皮膏藥，就自然想到那些說大話，吹牛皮，賣

假藥的事來。其實狗皮膏藥並不是用狗皮熬製的，傳統是用不同的藥物，經麻油熬煉之後，攤在狗皮上，後改用攤在絹布上作為膏藥外用。一般具有祛風除濕，散寒止痛，活血化瘀、舒筋活絡的作用。常用治慢性風濕痺痛，腰膝酸軟疼痛，肌肉麻木，跌打損傷，歷來深受人們的青睞。

兔　肉

為兔科動物兔的肉。

性味　甘，涼。

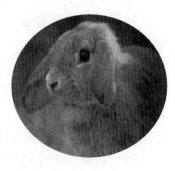

功　用

1.補中益氣　用於脾胃虛弱或營養不良，身體虛弱，疲倦乏力，食慾不振。

2.清熱止渴　胃腸有熱致消渴、口乾等證。

趣　話

　兔有家兔和野兔之分，一般食用現多為家兔肉。兔肉中的膽固醇是所有肉類中最低的，且比雞肉、豬肉、牛肉、羊肉更易消化。兔肉細嫩，纖維素多，而結締組織少，更適合於兒童、老年人食用。民諺說「飛禽莫若鴣，走獸莫若兔」，兔肉所含的脂肪量最低，而蛋白質含量最高，所以特別受到怕胖的婦女的歡迎，是理想的美容食品。兔肉除了適合肥胖病人食用外，還適合兒童、青少年以及缺鐵性貧血、營養不良、氣血不足、肝臟病人、高血壓、冠心病、動脈硬化、糖尿病患者食用。

應用注意

不宜與雞肉、薑、橘子、芥末同食。

食療方

營養不良　兔肉 120g，黨參、山藥、大棗、枸杞各 30g，水適量，蒸至兔肉爛熟食用。

附　望月砂　即兔子的糞便。明目祛翳，殺蟲。用於目暗生翳，疳積，痔瘻。

馬　肉

為馬科動物馬的肉。

性味　甘、酸，寒。

功　用

1. 補中益氣　用於病後體虛病症，可作調養食品應用。

2. 強健筋骨　用於關節酸軟疼痛。

趣　話

由於戰爭的需要，馬肉過去一般是不用來食用的。馬可以用來戰爭、運輸、遊獵、畜牧、農耕、運動、娛樂、探險等活動。

在食用方面，因為在烹調馬肉時會有泡沫產生，有股怪味，故而人們對於馬肉不是很喜愛。

成語老馬識途，是說老馬走過的路，會認識路徑，比喻閱

歷豐富有經驗，熟悉情況。

現代研究

馬肉是一種高蛋白、低脂肪、低膽固醇的食品。比雞肉、牛肉的營養價值更高。馬肉有擴張血管、促進血液循環，降低血壓，防治動脈硬化，冠心病和高血壓的作用。

應用注意

煮時時間不宜過長，否則會散發獨特的腥味。

食療方

1. 頭瘡白禿　馬肉煮汁洗。
2. 小兒驚癇　馬寶 10g，牛黃 1g，共研細末，每次沖服0.5g，每日 2 次。
　附　馬寶 馬的胃腸道的結石。甘、鹹、微苦，涼。鎮驚化痰。用於驚癇、癲狂，失眠、肺結核、鼻衄等。

鹿　肉

為鹿科動物鹿的肉。
性味　甘，溫。

功　用

補益虛損，壯陽益精，調理血脈用於虛勞羸瘦，精神疲倦，陽痿遺精，產後無乳，宮寒不孕等證。

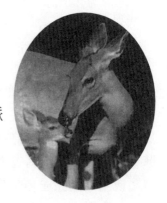

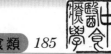

趣　話

鹿被殺死以後，要立即放血，並使之冷卻，鹿肉可以鮮吃，吃鹿肉一次性不能食用過多，否則容易上火，導致流鼻血，身體燥熱，這是因為鹿肉性溫使然。在各種壯陽的食物中，鹿肉的壯陽作用是很強的。

應用注意

不宜與雞肉、蝦同食。

附　鹿茸　甘，溫。它是梅花鹿、馬鹿等鹿科動物雄鹿未骨化的幼角。強壯筋骨，補益精髓，補益氣血，內托瘡毒。用於陽痿，肢冷，腰酸，小便清長，血少，消瘦乏力，小兒發育不良；慢性潰瘍久不收口，以及陰性瘡腫內陷不起。

鹿角　鹹，溫。溫補肝腎，活血消腫。用於畏寒肢冷，陽痿，遺精，腰酸足弱，月經過多，乳癰，骨疽。其作用不及鹿茸強。

鹿角膠　為鹿角煎熬濃縮而成的膠狀物。甘、鹹，溫。能補腎陽，生精血，托毒生肌，止血。用於咯血，尿血，月經過多，陰疽內陷，作用較鹿角弱。

鹿角霜　鹹，溫。為熬製鹿角膠所存的殘渣，作用似鹿角但力量較弱。

豬　肉

為豬科動物豬的肉。中國大部分地區有飼養。取新鮮豬肉，洗淨用，以雄豬經閹割者的肉為佳。

別名　豕、豚、豨。

性味　甘，平。

功　用

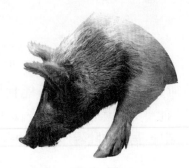

1.滋陰潤燥　用於熱病津傷之
口渴多飲，肺燥咳嗽，乾咳少痰，
咽喉乾痛，腸燥便秘，消渴羸瘦。
2.補益氣血　用於氣血虧虛等。

趣　話

　　豬肉是人類最重要的食物之一，為人們喜愛的食品。亦為
蛋白質、脂肪的最大來源之一。是重要的營養食物，能滋養健
身、促進發育。豬肉也是磷、鐵的豐富來源，主要含在瘦肉中。

　　豬肉由於含脂肪較多，同時膽固醇含量亦很高，多食會引
起心血管系統疾病，這在古代的本草書中就有記載，唐代孫思
邈說「久食令人少子，發宿痰。」

　　民間經驗，冷水煮肉飲湯，熱水煮肉吃肉，這樣味道才鮮
美。現有人認為，多食豬肉會損害人的健康，容顏，使人易老。

應用注意

1. 不宜與豆類搭配同吃。

2. 不可與驢馬肉、鵪鶉、蕎麥、葵菜、白花菜、胡荽、菱
角、牛肉、羊肝、雞子、鯽魚、龜、鱉肉、蝦同食，和以上這
些食品同食後對身體有害。

3. 不要飲茶。

4. 不宜與烏梅、桔梗、黃連、胡黃連、吳茱萸、蒼耳同用。

5. 動脈硬化、血脂升高、高血壓、脂肪肝、肥胖病、發熱、

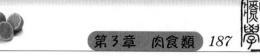
泄瀉、膽囊炎、濕熱痰滯、外感、痛風病人不宜食，因容易生痰。

食療方

1. 脾虛泄瀉　豬肚洗淨，入粳米、山藥同煮粥食。或將蓮子裝入豬肚內，燉熟，入調料後食用。

2. 氣血不足，羸瘦，頭暈目眩　豬瘦肉配伍黃芪、當歸、枸杞、大棗各適量，燉服。

3. 血虛心悸失眠，心動過速　豬心入少量朱砂蒸熟食。

4. 腎虛久瀉　豬腎摻入骨碎補，煨熟食。

5. 遺尿　豬腎 1 只，洗淨從側面剖開 1/3，入生薑片，少許食鹽，草紙包 1～2 層，然後再用黃泥封固，放入柴火中煨，泥乾香味散出，食豬腰，每日 1 只。

6. 陰虛肺燥，乾咳少痰　豬瘦肉、百合、杏仁、玉竹、沙參各適量，煮熟食用。

7. 凍瘡　豬蹄甲 2 枚燒炭存性，與冰片 1g 同研，以雞蛋清調塗，尤對潰爛效果好。

8. 白禿　豬蹄甲 7 枚，白礬 5g，大棗 1 枚，燒存性，研末入輕粉、麻油調敷患處。注：此方有毒，應注意安全。

9. 瘡瘍初起　豬膽汁塗敷患處。

10. 急性結膜炎　生豬膽汁加冷開水調後，滴眼。

附　**豬心**　甘，平。養心安神，定驚。用於心悸，怔忡，失眠，多夢，氣短，自汗，精神分裂症。將朱砂置入豬心內，蒸熟同用，可治精神分裂症。

豬肺　甘，平。補肺潤燥。用於肺虛久咳，痰喘，短氣或咳血、咯血。

豬肝 甘，平。補養肝血，明目。用於肝血不足之目昏眼乾，貧血萎黃，夜盲症，眼睛乾澀。

豬腎 又稱豬腰子。甘、鹹，平。補益腎氣。用於腎虛腰痛，遺精、滑精、盜汗，老人耳聾，久瀉等。

豬肚 即豬胃。甘，微溫。補益虛弱，健運脾胃。乃是補脾的妙品。用於虛弱羸瘦，泄瀉，消渴，小便頻數，小兒疳積。

豬腸 甘，平。固澀大腸。用於久瀉脫肛，便血，內痔，脫肛。

豬胰 甘，平。通乳，滋潤皮膚。為提取胰島素的重要原料，對於胰腺炎、糖尿病有較好的作用。

豬膀胱 即豬的尿脬。甘，平。固澀小便。用於尿頻，遺尿。

豬血 甘、鹹，平。補血。用於血虛眩暈，頭昏，中滿腹脹。易於消化，具有明顯的抗衰老的作用。豬血素有液態肉的稱謂，其蛋白質含量略高於豬瘦肉，所含氨基酸的比例與人體中氨基酸的比例接近，極易被消化、吸收，而且豬血中的脂肪含量非常低，因此患有高血脂的病人經常食用，也不會引起血脂升高。豬血可以煲湯，也可以炒食，將它與豆腐、木耳等一起烹製，味道十分鮮美。

豬腦 甘，平。補益虛損。可以治療神經衰弱，頭暈。

豬髓 甘，平。為治療貧血、肺結核的妙品。

豬皮 甘，涼。亦稱豬膚。潤澤皮膚。含有豐富的動物膠質，對於皮膚乾燥，彈性降低，臟器萎縮，有很好的作用，對於婦女月經不調，血虛也有裨益。

豬膽 苦、寒。清熱解毒，用於百日咳、紅眼病、肺部感

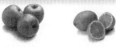
染，黃疸，膽囊炎，中耳炎等。含有膽酸，膽色素，膽脂和解毒素。

豬蹄 甘、鹹，平。催乳，補血，托瘡。用於乳汁少，癰疽，瘡癤等。其營養價值可以和熊掌媲美。豬蹄中的一種膠原蛋白，是構成「筋」的肌腱和韌帶的主要成分。膠原蛋白可以促進毛髮、指甲生長，保持皮膚細嫩，柔軟，毛髮有光澤。所以經常食用豬蹄有利於保持健康，延緩衰老。

驢　肉

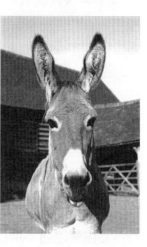

為馬科動物驢的肉。

性味 甘、酸，平。

功　用

補益氣血　用於多種勞損，風旋，心煩。

趣　話

驢體形似馬而比馬小。性格溫順，在中國北方農村家庭有飼養。驢肉的味道很鮮美，肉質非常細嫩，牛羊肉不可與之相比，但因為驢肉上市量很小，影響力不及牛羊肉大，故不受人們重視。

驢皮熬製的膠是阿膠，亦稱驢皮膠。是著名的中藥，遠比驢肉名聲大，尤其以山東東阿縣所產者著名。具有補血止血，養陰潤燥的作用，用於體虛出血，如咳血、咯血、衄血、吐血、便血、尿血、崩漏，陰虛肺燥咳嗽，血虛身體匱乏，萎黃，無力。適宜於多種體質虛弱的病人食用。

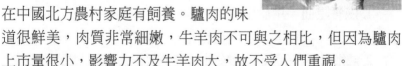

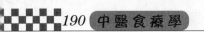

應用注意

食驢肉不宜與茶同飲。

食療方

體質虛弱，頭暈，眼花乏力　驢肉配伍黨參、黃芪、紅棗同燉食。

二、禽　類

皮　　蛋

為禽的蛋經過加工製成，以鴨蛋為多。

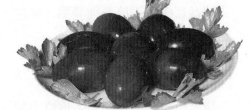

別名　松花蛋。

性味　甘，涼。

功　用

1. 滋養陰血　用於陰血虧虛口乾咽燥，面色萎黃，視物昏花，煩躁等。
2. 清解肺熱　用於肺燥咳嗽，痰少咽乾，喉痛，齒痛。還可用於瀉痢，水腫脹滿，陰虛失眠。外用可治瘡毒。

趣　話

皮蛋是將蛋經鹼化處理後使蛋白質凝固而成的透明狀蛋白以及褐綠色蛋黃的結合體，這種再製蛋滋味醇厚清香，肥而不

膩,風味別具一格。皮蛋的特點是清涼、祛除虛火。

皮蛋是中國特製的食品,具有獨特的風味,由鮮蛋加工成皮蛋的原料主要是石灰、碳酸鈉、茶葉、食鹽、黃丹粉(氧化鉛)等。這些原料使蛋白凝固,變性,形成特有的黑褐色、芳香味和辛辣味,原料中的氧化鉛使配料均勻和加快透入蛋中,使蛋白質迅速凝固和脫殼,如過量過多,蛋殼上含有斑點,蛋白質會腐敗,殘留在蛋白中的鉛含量過高會危害人的健康,所以皮蛋的衛生標準規定每公斤皮蛋其鉛的含量不得超過 3mg,食物中的鉛只有小部分被身體吸收,故食用皮蛋一般不會發生中毒。

現代研究

含氨基酸總量較高,易於消化,營養價值高,但維生素含量較少,可用治高血壓、耳鳴、眩暈。

應用注意

1. 吃皮蛋要用醋。因皮蛋在加工時,蛋白和蛋黃中含有大量純鹼成分,放入醋後,能中和其中的鹼,免使胃壁受到損傷。

2. 肝硬化者不宜。皮蛋含大量蛋白質,因肝硬化者肝功能差,食用高蛋白會造成氨中毒或肝昏迷。

3. 皮蛋加工前應對鴨蛋進行嚴格的挑選,剔除次蛋、陳蛋、裂紋蛋、孵化蛋及黏殼蛋等變質蛋。

4. 一次性不要食用皮蛋過多。特別是夏季更應注意。

食療方

咽喉疼痛　將皮蛋與豆腐涼拌食用。

燕　窩

為雨燕科動物金絲燕及
多種同屬燕類用唾液或絨毛
等混合凝結所築成的巢窩。
以白燕為佳。

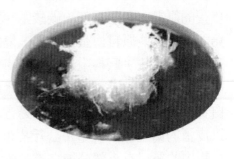

性味　甘，平。

功　用

1.滋陰潤肺　用於肺陰傷所致咳嗽、痰喘、咯血、勞瘵。
其大補肺陰，為調理虛損勞瘵聖藥。

2.益氣補中　用於吐血、久痢，久瘧，噎膈，反胃等。

趣　話

燕窩分為白燕（官燕）、血燕、毛燕。燕在四月間產卵，
其喉部黏液腺發達，將黏液吐出，經 1 個月才結成窩。血燕是
白燕被人取走後重新用唾液腺加絨毛做成。毛燕是血燕被取走
後用少量唾液、絨毛加海藻、苔蘚等做成。故燕窩以白燕最
好。

應用注意

肺胃虛寒，濕痰停滯及有表邪者忌用。

食療方

老人痰喘　秋白梨 1 個去心，入燕窩 3g，先用水泡，再入
冰糖 3g 蒸熟，早晚服。

鴨　肉

為鴨科動物家鴨的肉。全國各
地均有飼養。鴨的品種較多，羽
毛有黑褐色、白色、斑褐色等。

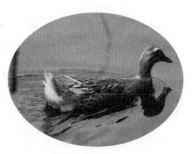

別名　鶩。

性味　甘、鹹，微寒。

功　用

1. 滋陰養胃　用於陰虛所致的勞熱，骨蒸，盜汗，遺精，
咳嗽，咳血，咽乾口渴。也用於各種虛弱病症。

2. 利水消腫　用於各種浮腫，腹水及月經量少等證。

趣　話

鴨肉又名鶩肉、家鳧（ㄈㄨˊ）。鴨肉既是美味佳餚，又是
滋補佳品。食療以老而色白，肥大而骨烏者為佳。一般認為野
鴨的滋補作用更好。青頭老鴨最補。鴨肉和雞肉不同，鴨是水
禽類，性寒涼，適宜於體內有熱的病症。

鑒別老嫩鴨的方法：一看皮色與腳色，皮深黃色、腳深黃
色者是老鴨，皮雪白光潤，腳呈黃色者是嫩鴨，腳色黃中帶紅
的是老嫩適中鴨。二摸鴨嘴和胸骨，老鴨嘴根部硬，胸骨也
硬，嫩鴨嘴殼根部軟，胸骨尖也軟。三辨外貌，羽毛灰暗，嘴
上有花斑的是老鴨，羽毛光潔鮮艷，嘴上沒有花斑的為嫩鴨。
四掂分量，同樣的個頭，老鴨比嫩鴨重。老嫩鴨的吃法不同，
嫩鴨適宜於短時間加熱的爆、炒、炸烹調方法，老鴨適宜於長
時間的加熱的蒸、燉、燜烹調的方法。

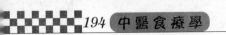
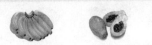

應用注意

1. 不宜與甲魚、大蒜、木耳、鱉肉同食。

2. 腹瀉患者不宜，因鴨肉性寒，又富含油脂，會加重腹瀉。

3. 寒性體質者不宜　鴨肉甘寒，傷陽氣，故凡體質虛弱，四肢逆冷，不宜多食。

食療方

1. 浮腫　白鴨 1 隻，入豆豉、生薑、花椒適量，入鴨腹中，蒸熟，食用。

2. 虛腫　老鴨 1 隻，加厚朴 6g，燉食。

3. 慢性腎炎、浮腫　鴨 1 隻，大蒜 50g 於鴨腹內，煮熟食。

4. 糖尿病，腎虛遺精，脾虛水腫　老鴨 1 隻，加入芡實 100g，於鴨腹內，文火煎 2 小時，食用。

5. 中風　白鴨血 1 日兩杯。

附　**鴨血**　鹹，寒。補血解毒。用於勞傷吐血，痢疾。現用其治療消化道癌症。

鴨　　蛋

為鴨科動物家鴨的卵。

別名　鴨卵

性味　甘、鹹，涼。

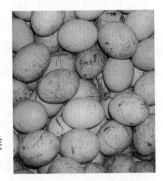

功　用

1. 養陰清肺　用於肺燥咳嗽，咽喉腫痛，痰少咽乾。

2. 滋養陰血　用於陰血虧虛之失眠，面色萎黃。
還可用於治瀉痢等。

趣　話

鴨蛋比雞蛋稍大，而比鵝蛋要小，蛋殼較雞蛋稍硬。因為鴨經常生活在水中，會吃一些小魚小蝦、螺螄之類的食物，所以鴨蛋的蛋白質、蛋黃稍帶一點腥味，質地比雞蛋稍粗。烹調時營養素不易損失，其總的營養價值與雞蛋差不多。只是味道不及雞蛋鮮美。

應用注意

1. 鴨蛋不與甲魚同食。
2. 動脈硬化、脂肪肝、肥胖、膽囊炎、腹瀉病人者不宜食。
　附　鹹鴨蛋　醃蛋一般用鴨蛋。當然也有用雞蛋、鵝蛋、鵪鶉蛋者。鴨清明節後生的蛋，或端午節後醃蛋，內陷不滿。所以一般醃蛋要在清明節前醃蛋。鹹蛋在醃製後煮熟食用較新鮮者味道更為鮮美，可口，也更加容易消化。其清熱降火作用較未醃製者力量更強。鹹蛋黃油可治小兒積食，外用和雞蛋黃油一樣，可以治療燙傷，濕疹。湖北地區有在端午節食用醃鴨蛋的習俗。醃鴨蛋有兩種方法。一是用黃泥加鹽裹住鴨蛋，為了使味道更好，還可加一些調料，如茶葉水、黃酒、米等，1個月後可以食用。二是直接用水加鹽醃，也可加諸如花椒、茴香之類的香料，一般半月後就可以食用。

鴿　肉

為鳩鴿科動物原鴿、家鴿、岩鴿的肉。家鴿在全國各地均

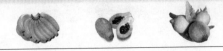

有分布。

性味 鹹，平。

功　用

1. **滋腎益氣**　用於肝腎陰虛所
致消渴多飲及氣虛所致虛羸，氣短
乏力。

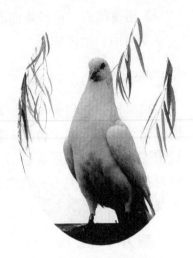

2. **祛風解毒**　用於腸風下血，
惡瘡疥癬、風瘡白癜等證。

趣　話

　　鴿肉味道鮮美，民間有「寧吃飛禽二兩，不吃走獸半
斤」，「一鴿勝九雞」的說法，尤其是適合於老人、體弱多病
和兒童食用。鴿肉有補血的作用，婦女月經過多，產後失血，
宜以鴿肉滋補，民間有「男鳩女鴿」之說，意思是說，男性多
食斑鳩，而女性多食鴿肉為好。

應用注意

　　1. 古代本草記載，食多減藥力，故一次性不能食之過多。
　　2. 尿毒症患者不宜。鴿肉含蛋白質較多，若多吃增加氮質
血症，加重尿毒症的病情。

食療方

　　1. **肝腎不足**　白鴿 1 隻，與山藥、玉竹各 30g，共燉，熟後
食肉飲湯。
　　2. **血虛經閉**　鴿肉、甲魚各適量，共燉食。

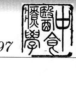

鴿　蛋

為鳩鴿科動物鴿的卵。

性味　甘、鹹，平。

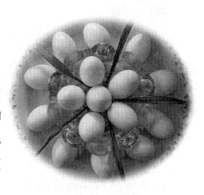

功　用

補腎養心　用於腎虛或心神不足所致腰膝酸軟，乏力，心悸，頭暈，失眠等證。亦可用來預防麻疹。

應用注意

熱病初癒不宜食用。熱病後期病剛癒，氣陰兩傷，脾胃功能較弱，因鴿蛋不易消化，食後會導致「食復」引發疾病。

鵝　肉

為鴨科動物鵝的肉。飼養於河邊，有合群性，嗜食青草。羽毛有白色、灰色，以白色為佳。

別名　舒雁、家雁。

性味　甘，平。

功　用

1. **益氣補虛**　用於脾胃氣虛所致的消瘦乏力，食少。
2. **和胃止渴**　用於氣陰不足所致口乾思飲，咳嗽，消渴等

證。

趣　話

「喝雞湯，吃鵝肉，一年四季不咳嗽。」「喝鵝湯，吃鵝肉，身體壯，能長壽。」這是說鵝肉的特點具有治療咳嗽，使身體強健的作用。雞肉偏溫，鴨肉偏寒，而鵝肉居於中間。性質平和，為平補之品。

應用注意

1. 不宜過量，食多後不易消化。
2. 動脈硬化、皮膚病、脂肪肝、痛風、癰疽疔毒、熱病後期、實熱和濕熱內蘊者不宜食。

食療方

脾胃虛弱　鵝肉，加入黃芪、黨參、山藥燉食。

附　鵝血　鹹，平。補血活血，湧吐，用於血虛發熱，婦女經閉，噎嗝反胃。現主要用治食道癌，以白鵝血每次 10～15ml，趁熱飲。現代研究，鵝血含有較高的免疫球蛋白，可增強機體的免疫功能，升高白細胞，促進淋巴細胞的吞噬功能，並含有一種抗癌因子。亦用於胃癌、肺癌、乳癌、肝癌，以鮮鵝血 100ml，韭菜汁 100ml，飲服，忌辛辣，公雞，豬頭肉。

取鵝血的方法：用注射器在鵝翅膀下找出血管，抽取鮮血，立即飲服，不宰殺鵝，便於下次再抽血用。

鵝　蛋

為家鵝的卵。

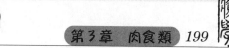

性味 甘、苦，寒。

功 用

補中益氣，用於脾胃虛弱證。

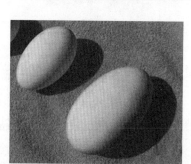

應用注意

1. 低熱不退、動脈硬化、氣滯者不宜：低熱又久食鵝蛋，會加重病情。

2. 骨折者不宜食，因其性壅滯，不利骨折癒合。

食療方

1. 治燙火傷，皮肉潰爛疼痛　鵝蛋清加入少許白酒淋之。亦可加少許冰片，以加強止痛作用。

2. 熱毒瘡瘍　以鵝蛋清塗於瘡瘍上面。

鵪　　鶉

為雉科動物鵪鶉的肉。

別名　鶉鳥、鶉鳥肉、赤喉鶉、赤侯鶉肉、宛鶉、紅面鵪鶉。

性味　甘，平。

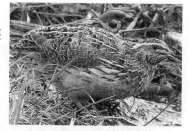

功 用

1. 補中益氣　用於脾胃虛弱所致的消化不良，食慾不振。

2. 清利濕熱　用於濕熱下利，濕痹。

3. 滋補肝腎　用於肝腎陰虛致腰膝酸痛，並有強壯身體的作用。

趣　話

鵪鶉肉味美勝雞。比雞容易消化，營養價值很高，素有「動物人參」之稱。更宜於老人、產婦、體弱者。李時珍說：「鶉性淳，竄伏淺草，無常居而有常匹，隨地而安。」所以稱為鶉。鵪鶉和雞乃同科屬動物，和野雞是本家，為野生候鳥，老家在中國東北地區。《本草綱目》搜集董炳《集驗方》載：「魏秀才妻，病腹大如鼓，四肢骨立，不能貼席，惟衣被懸臥，穀食不下者數日矣，忽思鶉食，如法進之，遂運劇。少頃雨汗，莫能言，但有更衣狀，扶而圊，小便突出白液，凝如鵝脂，如此數次，下盡遂起。」這是說鵪鶉治病的效果好。（更衣指上廁所。圊：廁所。）

鵪鶉好鬥，兩雄相遇，非鬥個你死我活不可。古代很早就有專門飼養鵪鶉作為搏鬥之用，《聊齋志異》有一段鵪鶉搏鬥的故事，講的是一個好吃懶做的人因為靠鬥鵪鶉為生，竟然得到親王的賞識，得以重振家業。

應用注意

不宜與菌子同食，易引起痔瘡發作。

食療方

1. 脾胃虛弱　鵪鶉 1 隻，黨參 15g，懷山藥 30g，煮熟食。
2. 小兒疳積　鵪鶉，以少量油鹽蒸熟，早晚各吃 1 隻。
3. 肝腎陰虛致腰膝酸痛　鵪鶉 1 隻，枸杞子 30g，杜仲10g，水煎祛藥，食肉飲湯。
4. 食慾不振，腹脹，體乏無力　鵪鶉 1 隻，煮湯食之，每

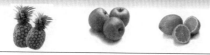

日 1 次，連服 3 週。亦可蒸食。

鵪鶉蛋

為雉科動物鵪鶉的卵。

性味 甘，平。

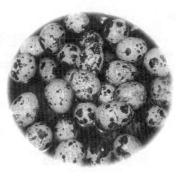

功 用

補益五臟，益氣血，壯筋骨用於氣血兩虧，倦怠乏力及產後虛弱；貧血、婦幼營養不良，神經衰弱、氣管炎、結核、高血壓、血管硬化，煮食或蒸食。

趣 話

鵪鶉食量不大，但產蛋率很高，每隻鵪鶉一年可產蛋 300 個左右，現人工飼養鵪鶉已十分普遍。鵪鶉蛋蛋體雖小但味道香美，營養豐富，為禽卵中的珍品，素有動物人參之美譽。

鵪鶉蛋可以補益五臟，其補虛力很好，但又不傷害身體，據研究，1 個鵪鶉蛋相當於 3 個雞蛋的營養，鵪鶉蛋所含賴氨酸、胱氨酸均比雞蛋高，特別是含有豐富的腦磷脂、卵磷脂等。用鵪鶉蛋治療諸如氣管炎、哮喘、蕁麻疹等過敏性疾患，獲得良好的療效。

應用注意

不宜與菌子同食，易引起痔瘡發作。

食療方

1.久病體虛，氣短乏力　鵪鶉蛋煮熟，蘸少許細鹽，每日食 2～3 個。

2.腎虛腰痛、陽痿　韭菜炒鵪鶉蛋食用。

3.脾虛泄瀉　鵪鶉蛋 2～3 個，打破攪勻，沸水沖後飲用。

4.氣血不足倦怠乏力　鵪鶉蛋煮熟去蛋殼，加白糖、水燉 20～30 分鐘，食之。

5.高血壓　荸薺切片，炒鵪鶉蛋食。

6.肺結核、肺虛久咳　鵪鶉蛋、冰糖用沸水沖成蛋花飲用。也可加白及粉一起沖服。

7.小兒營養不良　鵪鶉蛋 1 個，打入米湯中煮熟，每早晚各 1 次。

雞　　肉

為雉雞動物家雞的肉。雞的顏色有黃、丹、白、烏。以烏雞比較著名。全國各地均有飼養。

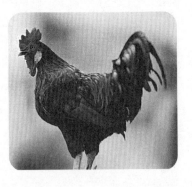

別名　燭夜、翰音、角雞、家雞。

性味　甘，溫。

功　用

1.溫中益氣　用於脾氣虛弱所致食少，瀉痢，水腫，婦女帶下，崩漏。

2.補益精髓　用於身體虛弱羸瘦，產後諸虛，乳少，病後

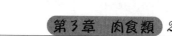

虛損；肝血不足所致頭暈，眼花。

趣　話

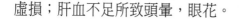

雞的品種極多，據認為有 300 多種。烏骨雞最負盛名，其皮、肉、骨都是烏黑的，是一種極有藥效的雞種，有名的烏雞白鳳丸，即以其為主要原料製成。神話中的「卯日星君」就是雞的化身，雞也被神話為二十八星宿之一。

雞，有象徵吉祥和美好之意。農曆初一，民間習俗在門前貼一雞畫，以求吉利。湖北是楚國的發源地，楚人以鳳凰作為自己的圖騰，認為鳳是吉祥的象徵，鳳是怎樣演變而來的呢？在民間傳說中，雞有五德，即文、武、勇、仁、信，雞是文武兼備，勇敢仁義又可信賴的動物，有「德禽」之雅稱，受到百鳥的推崇佩服，為了表達自己的敬意，百鳥將自己身上的最漂亮的羽毛摘下送給雞，雞就變成了鳳凰，這就是百鳥朝鳳的佳話。

雞肉有母雞肉、公雞肉。一般認為母雞肉滋補力更勝。公雞肉更助火傷陰。雞肉廣泛受到人們的喜歡，它不僅是佐膳佳餚，營養價值高，產婦、年老體衰，病後恢復期間，人們都習慣食用雞肉。公雞性屬陽，善補虛弱，多用於青壯年男性患者。母雞性屬陰，有益於老人、婦女，產後及體弱多病者，滋補以母雞為好，而又以烏雞為更好。

按現在人們對於雞的食用多遵照李時珍所說「男用雌，女用雄」。（《本草綱目》48 卷・雞・烏骨雞）雞的美味在雞翅，即雞翅膀的中段和雞爪子（鳳爪），最不好吃的是雞肋，曹操說雞肋是「食之無味，棄之可惜」。

現代研究

雞肉的營養豐富，蛋白質比豬肉、羊肉、鵝肉要高 1／3 乃至 1 倍以上，比牛肉也要高。

應用注意

1. 不可與大蒜、鯉魚、芥末、李子、狗肝、狗腎、兔肉、生蔥、核桃肉、蕎麥面、木耳、菌子同食。

2. 肥胖、咯血、痛風、肝炎、膽囊炎、口腔糜爛、癰疽疔毒、皮膚瘙癢、過敏體質、尿毒症者不宜食。因雞肉性溫，為發物，尤其是公雞，尤善發風助火，食用後加重病情，或引發宿疾。

3. 雞尾部有個凸起的實質體，稱法氏囊，是一個淋巴器官，是貯存各種病菌及癌細胞的大倉庫，食用時須去掉。

食療方

1. 體虛　黃雌雞 1000g，1 隻，從背部切開加入百合 30g，粳米 250g，縫合加調味品煮熟，食肉飲湯。

2. 支氣管炎、哮喘，痰多　幼公雞 500g，1 隻，去內臟，將隔年越冬柚子 1 個去皮留肉入雞肚內，加水適量，隔水燉熟，吃雞飲湯，每週 1 次。

3. 腎虛耳聾　烏雄雞 1 隻，洗淨，加酒同燉爛，入作料食用。

4. 中風面癱，口眼喎斜　雄雞血頻頻外塗。

5. 發背癰疽　雄雞血滴患部。

6. 視物昏花　雞肝以豆豉、米同作羹粥食。

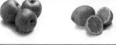
7. 反胃，食入即吐　雞內金炙焦，研末服。

8. 遺精　雞內金炒焦，每次 5g。

9. 口瘡　雞內金研末敷之。

附　雞心　甘，溫。補心，鎮靜。用於心悸，失眠等。

雞肝　甘，微溫。補肝明目。用於肝血虛所致目暗，夜盲，小兒疳積，胎漏，產後貧血。

雞血　鹹，平。養血活血，祛風通絡。用於婦女崩漏失血以及面色萎黃，唇甲淡白，小兒驚風，面癱，筋骨折傷。治療面癱、燥癬作癢，可以雄雞血直接趁熱頻頻外塗。

雞膽汁　苦，寒。清熱解毒，明目，祛痰止咳。用於急慢性咳嗽，百日咳，目赤流淚，耳後濕瘡，痔瘡。

雞內金　甘、平。消食導滯，澀精止遺。用於食慾不振，消化不良，飲食積滯，小兒疳積，遺精，腎結石，膀胱結石，膽結石。

雞　　蛋

為雉科動物家雞的卵。

性味　甘，平。

功　用

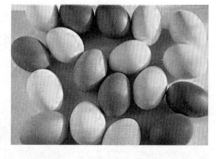

1. 滋陰潤燥　用於熱病心煩，燥咳聲啞，虛勞吐血，目赤腫痛。

2. 養血息風　用於熱病痙厥，胎動不安，產後口渴，燙傷等。

趣　話

雞蛋被人們公認為補品，營養價值高，其所含蛋白質尤其是含有大豆中所缺乏的蛋氨酸，對於身體很有好處。

雞蛋分為蛋黃和蛋清。雞蛋清偏於潤肺利咽，清熱解毒。用於咽痛，目赤，咳逆，燒傷，熱毒腫痛。蛋黃偏於滋陰潤燥，養血息風，用治心煩不眠，熱病驚厥，虛勞吐血，嘔逆，皮膚乾燥，燙傷等。

將雞蛋黃熬製蛋黃油可治多種疾病，如瘡瘍久不收口，凍瘡，燙傷，乳頭裂，嬰兒濕疹，肛裂，口舌生瘡，以蛋黃油外塗。蛋黃油的製作方法：先將雞蛋煮熟，使蛋黃凝固，取多個蛋黃，將其放入鍋中用大火煎熬，直至油出盡，收集蛋黃油，備用。一般是外用，少作為內服藥用。

現代研究

在天然食品中，蛋類蛋白質的氨基酸組成與人體組織蛋白質最為接近，生理價值也高，雞蛋和豆類、穀類混合食用，能顯著提高食物的營養價值。含鐵量、卵磷脂較高，對於嬰幼兒有很好的滋養作用。

應用注意

1. 高熱、腹瀉、肝炎、膽囊炎、膽結石、肥胖病、高血壓、高血脂、冠心病、慢性腎炎者不宜食，因為高蛋白會影響食慾，增加肝臟負擔，不利於泌尿道的新陳代謝。

2. 雞蛋不宜和豆漿、甲魚、鯉魚、兔肉、生蔥、蒜、橘子、韭子同時煮食。

3. 一次性不宜食用過多。一般每天吃1～2個即能滿足需要。

4. 雞蛋不宜與白糖同煮，因不利於健康。

5. 不宜與生薑、洋蔥一起存放。蛋殼上有許多小氣孔，生薑、洋蔥的強烈氣味會鑽入氣孔內，加速鮮蛋的變質，時間稍長，蛋就會發臭。

食療方

1. 遺精　鮮雞蛋1個，刺穿1小孔，灌入大黃粉3g，封固，搖勻，用濕草紙裹數層，投入柴火中煨熟，吃蛋。每天1～2個。

2. 體表炎症　用雞蛋清塗於傷口上。

3. 寒性咳嗽，支氣管炎　鮮雞蛋打入青嫩竹節中，封固後加熱半小時後，食雞蛋。

4. 鼻血　將蛋黃、大豆粉混合煮沸，於每日清晨飲之。

5. 損傷腫痛　鮮雞蛋1個，取蛋清加生石膏調成糊狀，敷於患處。

6. 白帶過多　蛋清3個，鮮馬齒莧適量，燉熟吃。

7. 蜘蛛、蠍子、蜈蚣咬傷　以新鮮雞蛋清外塗。

8. 熱毒瘡癒後，瘢痕不消　將雞蛋1個浸入酒中7日後取出，取蛋黃，白僵蠶5個，研末，與雞蛋黃混勻，塗瘢痕處。

9. 燒傷、濕疹、耳內流膿　蛋黃油內加少許冰片，外塗。

10. 虛寒腹瀉　雞蛋打開1小孔，放研末的白礬，入內，以濕紙封口，外用黃泥包裹，放火中煨熟，食用，每日2次。

第4章 水產類

水產類食物有動物和植物之分，本章介紹動物類。其包括魚類和貝殼類。從生長環境來看，又有淡水、鹹水之分。

魚類一般披鱗，以鰭游行，以腮呼吸，多數有鰾，體溫不恆定，分軟骨魚類和硬骨魚類。從食性來看，以溫性居多。大多具有強壯作用。

貝殼又稱介殼類，為軟體動物和其他動物體外長有硬殼者。

水產類食物具有益氣養血，健脾補腎以及利水消腫之功。適應於體質虛弱，身體羸瘦，疲乏無力，飲食減少以及水腫、腹水等。

魚類多具有補而不滯的特點，而介殼類食物則稍壅滯。

在食用禁忌方面，由於此類食品多屬發物，食用後常會引發宿疾，諸如患有瘡癤癰腫、皮膚病、體質過敏、痘疹已發、疥癬、濕疹者不要食用。食用時凡腐敗之物不要食，民間有「臭魚爛蝦，得病冤家」之說。有些人不宜吃魚，如痛風、結核、出血性疾病、肝硬化患者等。

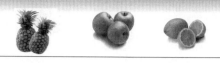

　　魚類食物所含營養豐富，尤其是對於大腦的正常發育有積極作用，經常食用魚類食品可使思維敏捷，睡眠良好，防止心腦血管疾病，提高機體活力。貝類食物的營養成分雖不及魚類，但亦是佳餚。

　　民間所謂山珍海味中的海味主要是指水產動物。烹調魚類一定要用酒，酒能溶解魚肉中腥味的三甲胺類物質，加熱時隨酒精揮發掉。

　　魚肉中的脂肪也是動物脂肪，但它與其他動物的脂肪不同，一般獸類動物脂肪多為飽和脂肪酸，膽固醇高，可促使血管硬化，而魚的脂肪含有不飽和脂肪酸，具有降膽固醇作用。

　　吃魚對人的大腦發育十分重要，尤其是孕婦、嬰幼兒，要適當進食魚類食品。魚所含的鈣、磷，有助於骨骼和大腦的發育，對於防止佝僂病、骨質疏鬆、或骨質脆弱有良好的作用。為了提高鈣、磷的利用率，可將魚在烹調時加醋。

　　魚類食物一般多有腥味，消除腥味的辦法是將魚先泡在牛奶裡，在煎煮時發出香味，並且可使表面顏色更加美觀。

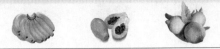

一、魚類

青　魚

為鯉科動物青魚的肉。主要分布長江以南的平原地區。

別名　鯖、黑鯇、青鯇、黑青、烏鯖、螺螄青。

性味　甘，平。

功　用

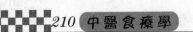

1.化濕利水　用於濕痹、腳氣、下肢浮腫無力，小便不利。

2.益氣補虛　用於頭暈無力，未老先衰，體質虛弱。

趣　話

青魚在古代也稱鯖（ㄑㄧㄥ）、黑鯇。青魚個體大，重可達百餘斤，是中國主要淡水魚類。青魚頭內的枕骨，稱為青魚枕，有治療心絞痛的作用，

應用注意

1.忌用牛油、羊油煎炸。

2.不能與荊芥同用。

食療方

1.心絞痛　青魚頭骨，曬乾研末內服，每次 3g。

2.下肢水腫，濕氣　青魚、韭菜同煮食。

附　**青魚膽**　苦，寒，有大毒。清熱明目，能治療目赤腫痛，喉痺痰涎，因有毒，不可食用。關於治療眼病，李時珍解釋謂「東方色青，入通肝膽，開竅於目，用青魚膽以治目疾，蓋取此義。」青魚膽拌黃柏粉，曬乾研細，用紗布包裹敷患處可治皮炎、濕疹。

目前有關青魚膽中毒的報導很多，若中毒發病急劇，表現上腹不適，嘔吐，腹痛，肝區痛，皮膚、鞏膜黃染，急性溶血，血紅蛋白尿，紅細胞及血色素急劇減少等，應及時救治。

泥　鰍

為鰍科動物泥鰍的肉或全體。南、北大部分湖、塘、溝渠、水田均有分布。獲得後除去內臟，洗淨鮮用。

別名　鰍、鰼（ㄒㄧˊ）。

性味　甘，平。

功　用

1. 補中益氣　用於脾虛體弱，形體消瘦，乏力。
2. 除濕退黃　用於小便不利，黃疸。
3. 益腎助陽　用於腎陽不足之陽痿。
4. 袪濕止瀉　用於濕盛泄瀉。

趣　話

泥鰍是含鈣多的食物，鈣質不僅可以增強牙齒和骨骼的作用，並且可以調節體內激素的水平，使交感神經、副交感神經保持平衡。現代常用於各類型的肝炎，能明顯的促使黃疸消退

及轉氨酶下降，尤其是對於急性黃疸性肝炎的療效更為顯著。

泥鰍對於各類心血管疾病、水腫、盜汗、糖尿病、陽痿、痔瘡、皮膚瘙癢、疥癬等均有一定的作用。常吃泥鰍，對於軟骨病、骨折、骨質疏鬆、跌打損傷均大有裨益。泥鰍所治的疾病很多，但以治陽痿為主。其貌不驚人，若將泥鰍煮食，治陽事不起，頗有效驗。對胃腸病、貧血也有治療效果。

還有一種說法，認為泥鰍有通乳的作用，產後乳少可食泥鰍。泥鰍燉豆腐可治糖尿病。

泥鰍雖然有一股土腥味，但如果在烹調時加點牛蒡子，可以消除土腥味。食用時可以將泥鰍放在清水中餵養幾天，土腥味可以消除。

應用注意

1. 高血壓患者不宜。泥鰍具有溫陽作用，而高血壓多屬陽亢型，食用後會加重病情。

2. 泥鰍不宜與狗肉同食。

食療方

1. 小兒盜汗　泥鰍 100g，去內臟，以熱水洗去黏液，置油鍋中煎之金黃，加水 1 碗半煮湯，食鹽少許，飲湯，每日 1 次，連服 3 日。

2. 陽痿　鮮泥鰍經常食用。

3. 內痔出血　鮮泥鰍 150g，清燉一次服下。

4. 久痢便血　將泥鰍焙乾，研末，加入紅糖，開水服下。

5. 各種類型肝炎　將泥鰍燉食。

6. 小便不通，熱淋，癰腫，中耳炎　將泥鰍滑液，外用。取

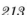
泥鰍滑液方法：①將洗淨的泥鰍懸掛，下面放容器，或取其自然滴下滑液。②把白糖撒在洗淨的泥鰍身上，使其周身沾滿白糖，稍加攪拌滑液即出。

魚　　肚

為石首魚科大黃魚、小黃魚或鱘魚科中華鱘鰉魚、鮸魚以及魚鰻、青魚、鰱魚等魚的魚鰾經脫水後乾製而成。其中大黃魚肚、小黃魚肚、鮸魚肚、鰻魚肚是魚肚中的上品。主產浙江、福建等地。

別名　魚膠、魚鰾、魚白、魚脬（ㄆㄠ）。

性味　甘，平。

功　　用

1. 補腎益精　用於腎虛遺精、滑精。
2. 滋養筋脈　用於產後痙厥，破傷風。
3. 止血　用於吐血、崩漏，創傷出血。
4. 散瘀消腫　用於痔瘡。

趣　　話

魚肚是多種魚的鰾經乾燥、壓製而成的長圓形的薄片，淡黃色，略有光澤，黃魚的鰾較小，鱘魚、鰉魚的鰾較大，入水易膨脹，若煮沸則幾乎全溶，濃厚的溶液冷卻後凝成凍膠，黏性很強。

鱘魚、鰉魚的鰾稱為「黃唇肚」或「黃鱘膠」。現常用來治療咽喉腫痛，消化道潰瘍，肺結核，風濕性關節炎，再生障礙性貧血，脈管炎，神經衰弱，小兒慢驚風，婦女經虧，赤白

帶下，崩漏。魚肚烹製菜餚，口感好，可與燕窩、魚翅齊名。

現代研究

魚肚含有大量膠質，能提高人體免疫力，滋潤皮膚，使皮膚細膩光潤，避免枯燥乾裂，治療皮膚皸裂。

食療方

1.腎虛　魚肚、桂圓、大棗、核桃仁加黃酒燉服。

2.慢性咽喉炎、反覆感冒　魚鰾以麻油炸，每次 6g，每日 3 次。

3.倒經　魚鰾炒，每次 6g。米湯送服。

4.食道癌、胃癌　魚肚用油炸酥，壓碎，每次 6g，每日 3 次。

草　　魚

為鯉科動物草魚的肉。主要生活在江河、湖泊中，一般喜棲於水中下層和近岸多水草處。性較活潑，以草類為食。中國南北各平原地區的江河、湖泊中均有分布。

別名　鯇魚、鰀（ㄏㄨㄣˋ）魚、草鯇、白鯇、混子。

性味　甘，溫。

功　用

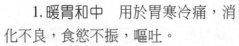

1.暖胃和中　用於胃寒冷痛，消化不良，食慾不振，嘔吐。

2.平肝祛風　用於肝陽上亢之頭痛，頭脹，口苦目赤，煩躁易怒等證。

趣　話

　　草魚是淡水魚，生長迅速，以水草為食，故名。按李時珍解釋，認為其性舒緩，緩與鯇同音，故名鯇（ㄏㄨㄢˋ）。鯇魚可長達 1.5m，重可達 35kg 以上，是中國主要淡水魚。鯇魚和青魚形體很相似，鯇魚顏色為白色，青魚為青色。《本草綱目》將此又謂之白鯇、青鯇，認為白者味勝。其實青鯇味道更好。

　　鯇魚有平肝作用，能降低血壓，改善頭脹，頭痛，目赤，易怒，若肝陽上亢者，可以用草魚煨湯食用。

食療方

　　1.胃寒冷痛　草魚 1 條，白豆蔻、砂仁各 3g，同煮吃。

　　2.風寒感冒　生薑 25g，米酒 100g，煮沸，將草魚 150g 共燉 30 分鐘，加調料食用。

　　3.肝陽上亢頭痛　草魚煨湯或蒸食。

　　4.急性腎炎水腫　將草魚 250g 煎成金黃色，紅豆 60g，冬瓜 500g，蔥頭 5 個，加水適量燉湯飲服。

　　5.消化不良　草魚、山楂、麥芽 10g，陳皮 10g，水煎服。

　　6.暴聾　草魚膽 1 個，加少許冰片滴耳。

帶　　魚

　　為帶魚科動物帶魚和小帶魚、沙帶魚的肉。分布於中國黃海、渤海、南海和東海。

　　別名　刀魚、牙魚、鞭魚、裙帶魚。

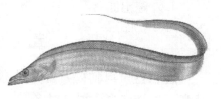

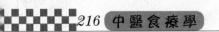

性味 甘、鹹,溫。

功　用

1.補益脾氣　用於脾胃虛弱,勞傷虛羸,乏力,食少倦怠,噁心等。

2.養肝補血　用於肝血不足之毛髮枯黃,面色萎黃等。

3.通乳　用於產後乳汁不足等證。

趣　話

帶魚因其身體長而扁,形狀似帶子而得名。帶魚的營養特點是脂肪含量高於一般魚類,多為不飽和脂肪酸,具有降低膽固醇的作用。帶魚對慢性肝炎的治療有益處。據認為帶魚的磷有抗癌作用。食帶魚,容易引起皮膚過敏,瘙癢。

應用注意

帶魚屬於發物,中風患者不宜。

食療方

1.呃逆　帶魚頭,火燒存性,研末,每次服用 5g。

2.乳汁不通　鮮帶魚 200g,木瓜 250g,煎湯服。

3.肝炎　鮮帶魚蒸熟,食用上層帶魚油。

4.外傷出血　帶魚鱗外敷。

黃　魚

為石首魚科動物大黃魚或小黃魚的肉。分布於中國東海、南海,以浙江舟山群島最多。

別名　黃花魚、石頭魚、石首魚、黃魚鯗（ㄒㄧㄤˇ）。

性味　甘、鹹，平。

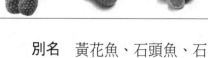

功　用

1. 和胃止血　用於體虛納呆，食慾不振，消化不良，胃脘疼痛，吐血等。

2. 益腎補虛　用於腎虛滑精，腰膝酸軟，頭暈眼花，耳鳴。

趣　話

黃魚含有人體所需多種氨基酸，其性不熱不寒，無脂不膩，能消食積，補益虛損，尤宜於虛損病人食用。

應用注意

1. 體質過敏者不宜食，因黃魚乃發物。

2. 咳嗽患者不宜食，否則加重病情。

3. 疔瘡患者不宜食，會加重化膿。

食療方

1. 咽炎　將魚鰾油炸後食用。

2. 倒經　魚鰾炒酥，食用。

3. 癲癇　魚鰾、皂礬分別炒黃，等量，加少量朱砂混勻後吞服。

4. 婦女白帶過多　油炸魚鰾，加紅糖、大棗、雞蛋、少許黃酒燉食。

5. 腎虛遺精　魚鰾、沙苑子、菟絲子、五味子，水煎服。

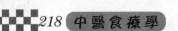

6. 小便不通　石首魚頭石，為末，每次服 10g，每日 3 次。

7. 聤耳出膿　石首魚枕，研末，摻耳。

8. 鼻炎　魚腦石煆3g，冰片 0.3g，研末，吸鼻中。

附　魚腦石　為黃魚魚頭中有兩顆稱為魚腦石的小石頭。能化石通淋，解毒。用於小便不利，中耳炎，鼻炎等。

黃顙魚

為鮠科動物黃顙魚的肉。

別名　黃頰魚、黃骨魚、黃刺魚。

性味　甘，平。

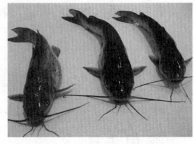

功　用

1. 利水　用於水腫，小便不利。

2. 解毒醒酒　用於酒精中毒，瘰癧。

趣　話

黃顙（ㄙㄤˇ）魚呈深黃色，並雜以不規則褐色斑紋，生活在江湖底層，中國各地均有出產。

黃顙魚肉質細嫩，產量多，是常見的中小型食用魚。此魚背鰭棘、胸鰭棘及皮膚有毒腺，成為一種較強的刺毒淡水魚，捕捉時應有所防範。

應用注意

1. 易動風氣，發瘡疥，患瘡疥者不宜食。

2. 李時珍謂反荊芥，害人。

食療方

1.惡瘡、淋巴結核　將黃顙魚炙成灰，外敷皮膚惡瘡表面。

2.水腫　將黃顙魚煮食。

3.水氣浮腫　黃顙魚 3 尾，綠豆 1 兩，大蒜 3 瓣，以水煮爛，食用。

4.瘰癧　黃顙魚洗淨，用黃泥封固，以火煅存性，研末，香油調敷。

銀　　魚

為銀魚科動物銀魚的全體。

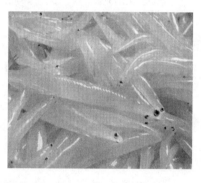

別名　銀條魚、面條魚、大銀魚、殘鱠魚。

性味　甘，平。

功　用

1. 滋養胃陰　用於消化不良，營養缺失，體質虛弱等。

2.潤肺止咳　用於咳嗽，肺癆。

趣　話

銀魚主產於江蘇太湖以及近海海域中。鮮食以小者為佳。銀魚身體細長，微微透明而無鱗。口大，無刺，肉質白色如銀，細膩如油。太湖銀魚、白蝦、梅鱭魚同被列為太湖三寶。因其低脂肪、高蛋白，營養豐富，被稱為魚人參。

太湖銀魚無骨刺，無鱗片，無腥味，肉質細膩鮮嫩，口感

鬆軟鮮嫩。

食療方

1. 小兒面黃肌瘦　銀魚 50g，山楂 25g，穀芽 50g，煮湯服用。

2. 肺癆　銀魚 50g，百合 20g，冬蟲夏草 5g，煎水，加作料食用。

3. 身體虛弱　銀魚 30g，豬肝 30g，太子參 20g，加作料煮食。

4. 小兒疳積　將銀魚與蔥煎湯食用。

魷　　魚

為槍烏賊科槍烏賊的全體。

別名　槍烏賊、柔魚。

性味　甘、鹹，平。

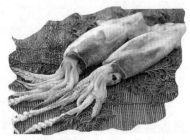

功　用

1. 祛風除濕　用於風濕腰痛，下肢潰瘍。

2. 通淋　用於石淋，白帶過多。

3. 滋養胃陰　用於胃陰虛食少，納差。

4. 補益虛損　用於病後或產後體虛，小兒疳積、腹瀉。

趣　話

魷魚生活於近海，只隨季節變化依海流作短距離洄游，春季產卵，中國南北沿海均有分布，為軟體動物。因其形狀似烏

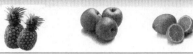

賊魚（墨魚），又名槍烏賊，但比烏賊魚體長，魷魚是其俗稱。營養以及食味更勝烏賊一籌，是一種比較珍貴的水產品。

市售魷魚多為乾品，漲發時可用石灰加鹼水浸泡，即先將魷魚放在冷水中浸2小時，使其慢慢變軟，然後用石鹼500g，石灰150g，加開水4000g，攪拌均勻，使鹼、石灰溶解於水中，再加冷水4000g，水冷後去掉渣滓，將魷魚放進去，浸泡3小時魷魚體積就會膨大，浸漂洗淨後即可入饌烹調。

食療方

產後體虛 魷魚100g，煮食。

鮎　　魚

為鮎科動物鮎魚的肉或全體。生活在江河湖泊和水庫中。喜夜間覓食。食物大部分為小型魚類。

別名　鯰（ㄋㄧㄢˊ）魚、粘魚、鯷（ㄧˊ）魚。

性味　甘，溫。

功　用

1. 滋陰利尿　用於水腫，小便不利。
2. 催乳　用於產後乳汁減少。
3. 健脾開胃　用於久病體虛，消化不良，血虛眩暈。

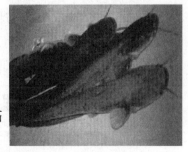

趣　話

鮎魚光滑無鱗，因其皮膚上黏液腺非常發達，能分泌大量黏液，

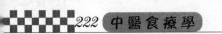

滑膩異常，又名粘魚，粘與鯰、鮎同音，故又名鮎魚。

　　鮎魚生活在江河、湖泊及水庫中，白天多棲於水草叢中的底層，喜夜間活動，以小魚為食。鮎魚煮湯味道很鮮美，以春夏季食用為佳。產婦吃後可下奶。含蛋白質、脂肪較高，對身體虛弱，營養不良者有較好的療效。

應用注意

不宜與野豬肉、鹿肉、荊芥同食。

食療方

　　1.久病體虛，消化不良　鮎魚1條，洗淨，黃精、黃芪各50g，將藥物納入魚腹中，煮爛熟，食肉飲湯。

　　2.血虛眩暈　鮎魚及火腿、香菇，共煮食。

　　3.慢性肝炎　鮎魚250g，綠豆120g，陳皮30g，加適量水，煮熟食用。

　　4.水腫，小便不利　鮎魚1條，洗淨，將香菜50g（大蒜亦可）納入魚腹中，燉食。

　　5.心臟病心慌　鮎魚1條，洗淨，與豆腐煮熟食。

　　6.乳汁少　鮮鮎魚1條，熬湯，加上雞蛋沖勻，連食數天。

　　7.皮膚白斑　鮎魚1條，約250g，去肚腸，洗淨，一依酢法，用鹽、椒、蔥、粳米飯拌勻，再用青荷葉包裹3層，令大臭爛。先以布帛拭白駁處，令赤，次將鮎魚酢炙後，包，熱熨，令汗出，以布包病處，不要傷風。

鯉　　魚

為鯉科動物鯉魚的肉或全體。中國黑龍江、黃河、長江、

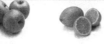
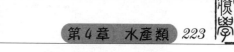

閩江流域及雲南、新疆等地的湖泊、江河均有分布。

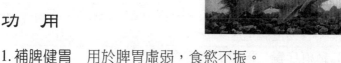

別名 赤鯉。

性味 甘,平。

功 用

1. 補脾健胃 用於脾胃虛弱,食慾不振。

2. 利水消腫 用於脾虛水腫,小便不利。現常用於慢性腎炎水腫,肝硬化腹水,妊娠水腫等。

3. 通乳 用於產後氣血虧虛,乳汁不足等證。

趣 話

中國飼養鯉魚有 2400 年歷史。鯉魚屬雜食性魚類,生活能力特別強,在靜水或流水中都可產卵繁殖,種種優點成為人們的主要養殖對象。但唐朝時不准吃鯉魚,因皇帝姓李,鯉與李同音,得避諱,若捕到鯉魚必須放生。於是養殖青、鰱、草、鱅魚就從唐朝開始了,這大概是人們沒有想到的,由壞事變成了好事。

李時珍說:鯉「其功長於利小便,故能消腫脹,黃疸,腳氣,喘嗽,濕熱之病。作鱠(ㄎㄨㄞ ˋ)則性溫,故能去痃結冷氣之病。燒之則從火化,故能發散風寒,平肺通乳,解腸胃及腫毒之邪。」因其利水,現可以用其治療腎炎水腫,可以將鯉魚、冬瓜、蔥白同煮食。

民間在逢年過節時,將 1 條鯉魚虔誠供奉,還加上 1 塊紅紙,上書 1 本萬利,因鯉與利之諧音,也有年年有餘之義。

吃魚四季歌:春鯰、夏鯉、秋鱖、冬鯿。

應用注意

1. 鯉魚兩側正中皮內各有一條似白線的筋，應抽去，該筋腥臊，可能是發物，可誘發疾病。

2. 不宜與豬肉、狗肉、葵菜、鹹菜、醬、砂糖、紅豆、豬肝同食，容易生癰疽。

3. 癰疽疔毒、瘡瘍者不宜食。

食療方

1. 咳嗽氣喘　鯉魚 1 條，切作鱠，與薑、醋或大蒜烹調食用。

2. 乳少　鯉魚 1 條，豬蹄 1 隻，通草 3g，煎湯服。

3. 高血脂　鯉魚 1 條（200g），青小豆 60g，紫皮大蒜 1 枚，加蔥白以文火燉熟，食魚飲湯。

4. 黃疸　大鯉魚 1 條，去內臟，不去鱗，放火中煨熟，分次食用。

5. 陽痿　鯉魚膽，陰乾百日，研末，雀卵合成丸，每日吞服黃豆大小 1 丸。

6. 慢性腎炎，浮腫不消　鯉魚 1 條，祛除內臟，不去鱗，將大蒜瓣填入魚腹，以紙包好，線縛定，外封黃泥，於灰火中煨熟，食用。

7. 水腫　將紅豆 50g 煮開後與鯉魚 500g 煮熟食用。

8. 消化不良　鯉魚同胡椒、生薑、雞內金各適量，煲湯食用。

9. 脾虛水腫　鯉魚 1000g，花椒 15g，生薑、香菜、紹酒、蓽茇、蔥各少許，燉熟食用。

鯽　魚

為鯉科動物鯽魚的肉或全體。中國除西部高原外，各地江河湖溏均有分布。

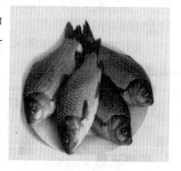

別名　喜頭魚、鮒魚、童子鯽。

性味　甘，平。

功　用

1. **補益脾胃**　用於脾胃虛弱之消化不良，食少乏力，少氣懶言，面色萎黃等。對於肝炎、腎炎、哮喘、心臟病、慢性支氣管炎等病人食之有效。

2. **除濕利尿**　用於脾虛水腫，小便不利，白帶清稀。

3. **和胃止嘔**　用於胃炎、食道癌引起的反胃嘔吐。

4. **通乳**　用於產後氣血不足，乳汁減少。

趣　話

鯽魚是淡水魚類之一，肉味鮮美，營養豐富，又能補益虛損，深受人們歡迎。鯽魚分布極廣，適應力極強，鯽魚的變種是金魚，乃重要的觀賞魚類。

鯽魚又稱喜頭魚，因鯽魚之鯽與著急之急同音，後來人們在漢字中發現吉祥如意的吉字和著急的急字讀音相同，便靈機一動，用吉字來代替鯽魚的鯽字，因「喜」字的字頭為吉，故有喜頭魚之說。

鯽魚的蛋白質很高，藥用價值也高。鯽魚的催乳作用，是婦孺皆知的，民間有用鯽魚煨湯食用，與豬爪同食，作用會更

好，效果也更強，更顯著。用鯽魚治療糖尿病有十分顯著的效果。金魚是由鯽魚演化而成的觀賞魚，體短而肥，尾鰭四葉，顏色有多種或雜色。

鯽魚刺多，稍不小心就會導致魚刺卡在咽喉部，若魚刺卡在咽喉可用下列方：

1. 取紫皮大蒜 1 瓣去皮，塞鼻，左之右，右之左，至互不通氣為止，然後堵住另一側鼻，用口吸氣，不多時打噴嚏或小嘔，魚刺可出。

2. 取麵粉 120g，以冷水調成糊狀敷在兩膝頭上，口含白糖，當糖化後，再含 1 口，至魚刺消失。

應用注意

1. 不宜與豬肉、豬肝、芥菜、雞肉、雉肉、鹿肉、猴肉同食。

2. 膽囊炎患者不宜　鯽魚含有較多的膽固醇，故不宜。

食療方

1. 胃寒腹痛，消化不良　鯽魚 250g 1 條，洗淨，入生薑 30g、橘皮 10g、胡椒 5g，入魚腹內，加作料煮熟食用。

2. 脾胃虛寒腹痛證　鯽魚、草豆蔻、生薑、胡椒、陳皮各適量，同煮吃。

3. 水腫　鯽魚 1 條、紅豆 50g，商陸 5g，同煮，食魚飲湯。注：商陸有毒，劑量不宜過大。

4. 催乳　新鮮鯽魚與豬蹄同燉食。

5. 食慾不振，虛弱無力　鯽魚 1 條，加胡椒、乾薑煮熟，食用。

6. 乳腺增生　活鯽魚 1 條，除去內臟、骨刺，鮮山藥去皮，共搗如泥，加微量麝香，外敷病變部位。

7. 腎炎水腫　營養不良性水腫　鯽魚 1 條，洗淨，加生薑、大蔥，燉熟食用。

8. 消渴飲水　鯽魚 1 條，去腸留鱗，以茶葉填滿，紙包煨熟食用。

9. 小兒頭髮稀少　鯽魚燒灰，以醬汁敷之。

10. 刮骨取牙　鯽魚 1 條，去腸，入砒霜微量，露於陰地，待有霜則刮下，以針調少許於牙根上，咳嗽牙自掉。注：此方源於《本草綱目》，因砒霜有劇毒，應用時要小心。

附　鯽魚頭　可治咳嗽、腹瀉、頭暈、脫肛、子宮下垂，服用方法是將乾淨魚頭用文火焙乾研末，每天吞服 3～6g。鯽魚仔可補肝明目。

鯽魚鱗　可以治療血崩、子宮癌，婦女白帶以及高血脂症和出血性疾病。

鯽魚鰾　可以治療疝氣。

鯽魚頭　燒灰研末內服，可以治療咳嗽，脫肛，子宮下垂。

鯽魚骨　煅灰可外敷治療黃水瘡。

鯽魚子　補肝，可去目中翳障。

鯊　魚

為多種鯊魚的肉。

性味　甘，溫。

功　用

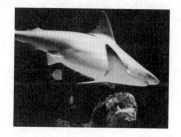

1. 益氣開胃　用於脾虛浮腫，食

納減少。

2.滋陰補虛　用於久病身體虛弱，並能促進傷口癒合。

趣　話

鯊魚號稱海上霸王。鯊魚頭部的皮膚被稱為龜唇，鰭就是著名的魚翅，為珍貴的海味。鯊魚肝中維生素 A 的含量極為豐富，而維生素 A 可對抗上皮組織發生癌腫，因而有預防肝、肺、胃、食道、乳癌的作用。

現代研究

鯊魚有驚人的防止癌細胞轉移的本領，將鯊魚翅用香油炸酥，治療胃癌有一定的效果。

食療方

1.痛經　鯊魚烘黃後研末，黃酒調服。

2.皮膚膿瘡　鯊魚曬乾煮食。

3.瘡口經久不癒　鯊魚肝燉服。

4.久病體弱　鯊魚肉 100g，白朮 30g，陳皮 15g，煎，食肉飲汁。

5.外痔　鯊魚肉、綠豆各適量，煮 1 小時，食肉飲湯。

6.促進傷口癒合　鯊魚肉適量，加醋炒食。

　　附　魚翅　又名金絲菜、鯊魚翅、鮫魚翅。甘，平。鯊魚的鰭，如背鰭、胸鰭、尾鰭、臀鰭，做出來的菜就是著名的魚翅。其中以背鰭質量最好，魚翅的營養價值極高，味道特別鮮美。也有認為，魚翅雖然名貴，是由於鯊魚難以捕得，其實營養價值並不高，因為其中缺少一種人體必需的氨基酸——色氨

酸，因此是一種不完全的氨基酸食物。

鰱　魚

　　為鯉科動物鰱魚的肉。分布長江、黑龍江、珠江、西江諸流域。

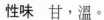

　　別名　鰱子、鰱子魚、鱮魚、白鰱、花鰱。

　　性味　甘，溫。

功　用

1.溫中益氣　用於營養不良，身體虛弱等。
2.利水　用於小便不利，水腫。

趣　話

　　鰱魚是中國人工養殖的主要淡水魚之一。其生長快，疾病少，適應力強，容易繁殖，喜生活在中上層水域。其價格比其他淡水魚要便宜得多。是價廉物美的魚類。

　　鰱魚容易與鱅魚相混淆。因為其土腥味較濃，人們不太適應，所以人們對它的看法不是很好。祛除土腥味方法：煎魚時加適量熟豬油；清煮或乾燒時，除加蔥、薑等調料外，再加一些豬肉丁；清蒸時加酒，在煎魚時可加料酒，烹調時最好加點肉湯，不宜用涼水；要吃鮮魚，不要死魚，死魚腥味較濃。

應用注意

　　1. 不宜在一個時期或一次性食用過多，否則令人生熱發渴，生疥瘡。

2.目疾、疔瘡，瘙癢性皮膚病患者不宜。

食療方

身體虛弱　鰱魚肉煎湯服。

鯿　　魚

為鯉科動物三角魴的肉。產於
黑龍江、長江、珠江、錢塘江、閩
江以及洞庭湖、鄱陽湖、梁子湖等
湖泊。

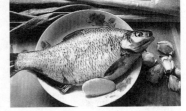

別名　魴魚、方魚、扁魚、武
昌魚、團頭魚、三角鯿、鮏（ㄆㄧ）。

性味　甘，溫。

功　　用

健脾和胃　用於消化不良，脘腹脹滿。

趣　　話

鯿魚生活在江河、湖泊中，平時棲於水的中下層，鯿魚有
多種，為中國淡水魚中的四大名魚之首。

湖北現在的鄂州在歷史上叫武昌，因鯿魚主要產於武昌梁
子湖，所以將鯿魚又叫武昌魚。現在在武漢、鄂州均將鯿魚叫
武昌魚。毛澤東所說的「才飲長沙水，又食武昌魚」中的武昌
魚就是鯿魚。

食鯿魚以清蒸為最佳。

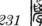

應用注意

痞積、痢疾患者不宜食。

食療方

身體虛弱，疲乏無力　鯿魚清蒸食用。

鰣　　魚

為鯡科動物鰣魚的肉。分布於東海、南海及長江、珠江、錢塘江等流域。

別名　時魚、鰛（ㄨㄣ）魚。

性味　甘，平。

功　用

補益肺脾　用於體質虛弱，氣血虧虛，營養不良。尤以小兒及產後調補為佳。

趣　話

鰣魚乃名貴魚種，大部分時間在海洋度過，但產子、孵卵都需要在江裡進行，每當春夏之交，鰣魚成群溯江而上，產完卵，又游向大海，因其往來有時，故名鰣魚。

鰣魚肉特別嫩，味道好。在蒸鰣魚時，不將鱗去掉，因為鱗內含有許多油，味道很美很香。其骨硬且脆，齦骨越嚼越香。河豚魚、鰣魚、刀魚並稱長江三鮮。鰣魚味美，具有很好的補虛作用。

應用注意

多食發疥，體質過敏者不宜食。

食療方

1.體虛無力，食慾不振，四肢無力　鰣魚 1 條，黨參 15g，白朮 15g，山藥 30g，大棗 30g，燉食。

2.灼傷　用蒸的鰣魚油外搽。

3.疔瘡　將鰣魚鱗焙乾，研末外敷。

4.陰虛體倦　四肢酸軟無力　鰣魚 1 條，洗淨，加薑、蔥、鹽等作料，入籠蒸熟，食用。

5.血痣挑破流血不止　以鰣魚鱗外貼。

附　鰣魚鱗　能清熱解毒，古代稱之為拔疔第一妙藥，焙乾研末外敷，可治疔瘡、癰疽等證。鰣魚鱗內有豐富的脂肪。

鰻鱺魚

為鰻鱺科動物鰻鱺的肉或全體。主要分布在長江、閩江、珠江流域及海南島和江河湖泊中。

別名　白鱔、鰻魚。

性味　甘，平。

功　用

1.補虛扶正　用於虛勞體弱羸瘦、貧血、肺結核、婦女崩漏、帶下、小兒疳積、痔瘡、脫肛。

2.袪濕殺蟲　用於風濕痹痛，瘡瘍痔漏等。

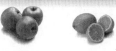

趣　話

鰻鱺魚為名貴食用魚類，肉質細嫩，滋補價值高，為食藥兩用的佳品。產於海中的鰻鱺魚，體形大而粗。古代認為鰻鱺魚是治療瘵病的主要食物，所謂瘵病，即癆瘵，也就是現在所說的肺結核。鰻魚可增強體力，是滋補強壯食品，也能治療性功能衰退和陽痿。

鰻鱺魚有河鰻、海鰻的區別。河鰻又稱白鱔、蛇魚、風鰻、青鰻、白鰻，海鰻又稱勾魚、門鱔、海鱔、麻魚。

應用注意

1. 不宜與白果同時食用。

2. 冠心病等心血管病患者不宜，鰻鱺魚含有較多的膽固醇，會加重病情。

3. 體質過敏者不宜食。

食療方

1. 痔瘻、惡瘡　鰻鱺魚置於泥瓦罐中，用泥封固，連罐埋於灰火中約 2 小時後取出研末，每次服用 2g，或外敷。

2. 白癜風　新鮮鰻鱺魚曝乾，切去尾部，微炙取油，趁熱擦患部。

3. 夜盲症　鰻鱺魚、荸薺共燉食。

4. 驅殺蚊子　以乾鰻鱺魚煙燻之。

5. 虛熱盜汗　將鰻鱺魚洗淨，加酒煮，入鹽、醋，食之。

6. 風濕痹痛　骨痛　鰻鱺魚清燉食。

7. 肺結核經久不癒，身體虛弱　鰻鱺魚洗淨，以酒煮食。

8.肺結核咳嗽，陰虛發熱　鰻鱺魚 1 條，貝母、百合、茅根各 15g，水煎服。

9.赤白帶下　鰻鱺魚 1 條，芡實、蓮肉各 25g，白果 15g，當歸 10g，水煎服。

鱅　魚

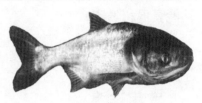

為鯉魚科鱅魚的肉或全體。生活在河流、湖泊中。主要分布在長江流域下游地區。

別名　胖頭魚、大頭魚、黑鰱、鱃魚、包頭魚。

性味　甘，溫。

功　用

暖胃補虛　用於脾胃虛弱脘腹疼痛，以及頭暈頭痛，腰膝酸痛，可煮食。

趣　話

鱅（ㄩㄥˊ）魚是中國四大淡水魚之一（鱅魚、草魚、青魚、鰱魚），鱅魚與鰱魚很相似。李時珍說：鱅魚「處處江河有之，狀似鰱而色黑，其頭最大，有至四五十斤者，味亞於鰱。鰱之美在腹，鱅之美在頭，或以鰱、鱅為二物，誤矣。」同時認為鱅魚是魚中之下品，常以此「供羞者食」，即供庸人食用，因此得名為鱅魚、鱃魚。其實鱅魚的價值是很好的，特別是頭部的腦髓含量很高，因為鱅魚的頭肉味美且頭大，故稱胖頭魚。

鱅魚主要食用魚頭，民間有「鱅魚頭，鮸魚尾，鱔中段，
蛤蟆腿」，「鰱魚肚子鱖魚花，胖頭腦袋鯉魚雜」的說法。所
以鱅魚頭的價格較身子要貴的多。

應用注意

李時珍說「多食，動風熱，發瘡疥」。

食療方

1. 記憶力不佳　鱅魚魚頭 1 個（整個頭不剖開），山藥、
枸杞各 10g，生薑 3 片，紅棗 5 個，一同放入燉盆內，加水浸
過魚頭，放鍋內隔水燉 3～4 小時後食用。

2. 脾虛水腫　鱅魚肉適量，豬苓 5g，白朮 15g，共煮食。

3. 腰膝酸痛，行動不便　鱅魚肉適量，加枸杞燉食。

鱖　　魚

為鮨科動物鱖魚的肉。鱖
魚為名貴的淡水食用魚類。中
國各地江河、湖泊中均有分
布。獲得後，取肉用。

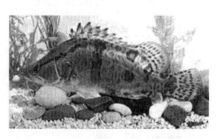

別名　桂魚、水豚、花
魚、魚。

性味　甘，平。

功　用

補益氣血　用於氣血不足，虛勞羸瘦，體虛乏力，食慾不
振等證。尤適於肺結核患者食用，有良好的強壯作用。

趣　話

鱖（ㄍㄨㄟˋ）魚為淡水魚，因身體不能屈曲如僵蹶，故有鱖魚之稱。鱖魚喜食魚、蝦，是一種凶猛的魚類。肉質十分鮮嫩，生長期短，天然產量大，是中國名貴的淡水魚類之一。招待客人，如果有鱖魚上桌，則對於客人就更尊貴一些。所以李時珍稱鱖魚又叫水豚，意思是說如同河豚魚一樣味道鮮美。

食療方

1. 肺結核咳嗽，貧血　鱖魚 1 條，洗淨，加黃芪、黨參各 15g，懷山藥 40g，當歸 15g，同煮食。

2. 身體虛弱，食慾不振　鱖魚 1 條，加作料煮湯食用。

3. 魚刺卡喉　取臘月鱖魚膽，懸北檐下令乾，如有魚鯁，即取 1 皂子大小，以酒煎化溫呷，若得逆便吐，骨即隨頑涎出，若未吐，更吃溫酒，以吐為妙。為治骨鯁良藥。

鱔　魚

為鱔科動物黃鱔的肉或全體。各地江河、湖塘、稻田均有分布。

別名　黃鱔、海蛇。

性味　甘，溫。

功　用

1. 補益氣血　用於氣血不足，虛羸瘦弱，體倦乏力，產後惡露不盡等。

2. 強壯筋骨　用於風寒濕邪，肢體酸痛，腰腳無力。

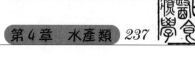

3. 止血　用於久痢，痔瘡出血。

趣　話

鱔魚頭大，口大，唇厚，眼小，無鱗，體細長，身黃背黑，體多涎液，乍看起來似蛇，在陶弘景所著《本草經集注》中被列為上品，為低熱量、高營養的食物，是人們喜愛的水產品之一，且尤以農曆小暑前後者最為肥美，民間有「小暑黃鱔賽人參」之說。沒有鱗片，無胸鰭和腹鰭，背鰭和臀鰭也退化得僅留皮褶，身體細長而與蛇相似，這些特徵很適合鱔魚在淤泥中鑽洞或在堤岸有水的石隙中穴居。春末夏初是食鱔魚的最佳時節，尤以小滿前後一個月的夏鱔最能補養身體。黃鱔補虛損作用顯著，營養豐富。

鱔魚有兩個奇特之處，一是鱔魚屍體不變臭，不腐爛，連蒼蠅也不叮咬。二是鱔魚雌雄同體。當雌鱔魚產卵後，卵巢逐漸變成精巢，由雌變成雄性。

現代研究

鱔魚含有一種叫黃鱔色素的物質，具有調節血糖的作用，所以，黃鱔是糖尿病患者理想的保健食品。

應用注意

1. 痢疾、濕疹患者不宜食。
2. 腹脹屬實者不宜食。
3. 死鱔魚不能食，因含有由組氨酸轉化的有毒組胺。
4. 不宜與狗肉、狗血同食。
5. 不宜與含鞣酸多的水果同食，如山楂、石榴、柿子、橄

欖等。

食療方

1. 面神經麻痺　活鱔魚血塗面部，有明顯的效果。不超過30分鐘，一般 5 分鐘後，皮膚會有收縮的感覺。

取鱔魚血的方法：用鑷子或止血鉗將鱔魚頸部鉗住，用消毒剪刀將尾巴剪斷，讓鮮血流出供藥用。亦可用鱔魚血與麵粉調成膏狀，敷於患部。

2. 化膿性中耳炎　鮮鱔魚血滴耳中，有奇效。

3. 氣血不足證　黃鱔魚 50g 切絲，黃芪30g（布包），共煮，加入食鹽、生薑調味食用。

4. 濕疹　鮮鱔魚血搽患處。

5. 腎虛腰痛　鱔魚 250g，配豬肉蒸熟食。

6. 乳腺增生、乳痛　鱔魚皮煆燒存性，空腹溫酒調服。

7. 戒香菸癮　每日用鱔魚血滴酒中，飲此酒。

8. 慢性肝炎、肝硬化　大活鱔魚取血，拌糖生吃，再將鱔魚肉煮熟食。

9. 鼻衄　鱔魚鮮血滴鼻。

10. 體癬　鮮鱔魚血塗患部。

鱧　　魚

為鱧科動物烏鱧的肉或全體。廣泛分布在中國大部分地區的河流、湖泊。

別名　黑魚、財魚、烏魚、烏鱧、黑鱧、蠡魚、蛇皮魚、七星魚。

性味　甘，寒。

功　用

1.補脾益氣　用於脾虛，疥癬，瘡疹。

2.利水消腫　用於多種水腫，如腎臟病、心臟病水腫，營養不良性水腫，孕婦水腫以及小便不利。

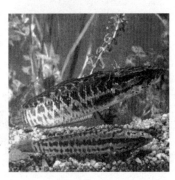

趣　話

鱧（ㄌㄧˇ）魚因頭部有七星，而七星夜朝北斗，符合自然之禮，故謂之禮，「鱧」字通假「禮」字。鱧魚多棲於水草較多及有污泥的渾濁水底。

黑魚身體表面有縱行黑斑及橫行黑帶，故稱黑魚。黑魚性凶猛，以捕食其他小魚為主要食物。為淡水魚養殖業的害魚之一。所以池塘中有了黑魚會導致漁業減產。鱧魚生存力強，不易死去。

黑魚大補氣血，若身體虛弱，小兒生長發育不良，婦女乾血癆，經水不來，多食黑魚可以達到補益作用。也很適應於各類水腫病人食用。

現代研究

黑魚中的各種氨基酸的含量豐富，尤其是亮氨酸，比青魚、鯧魚都要高。

食療方

1.脾虛水腫　鱧魚1條去內臟，入獨頭蒜，外塗黃泥，炭

火中炙，食。

2. 浮腫、喘咳　鱧魚 1 條，加入適量赤茯苓、杏仁、桑皮燉食。

3. 慢性腎炎水腫　黑魚 1 條，去腸留鱗，於魚腹內填入大蒜、紅豆，厚紙包裹，以水浸濕，放灰火中煨熟，淡食。

4. 病後虛，黃腫　黑魚 250g，洗淨，剖開魚腹，納入芒硝 60g，紙包煨熟，食用。

5. 肝硬化　鱧魚 1 條，洗淨，將綠礬 30g 裝入魚腹內，外裹泥，煨熟，再將魚烘乾，食魚乾，每次 40g。

6. 乳少　將黑魚清蒸食用。

7. 月經不行　黑魚頭在瓦上焙乾，研成末，每次 20g，日 2 次。

8. 肺結核　黑魚、大棗、生薑同煮食。

9. 關節炎　黑魚與黃酒同燉食。

10. 疥癬　鱧魚 1 條，以蒼耳葉填魚腹內，另外在鍋內放蒼耳葉 60g，將魚放在葉上，加水煨熟，淡食。

鱤　魚

為鯉科動物鱤魚的肉。主要分布在江河、湖泊中。中國除西北、西南外，多有分布。

別名　竹魚、黃鑽、黃鯖、鰥（ㄍㄨㄢ）魚、猴魚。

性味　甘，溫。

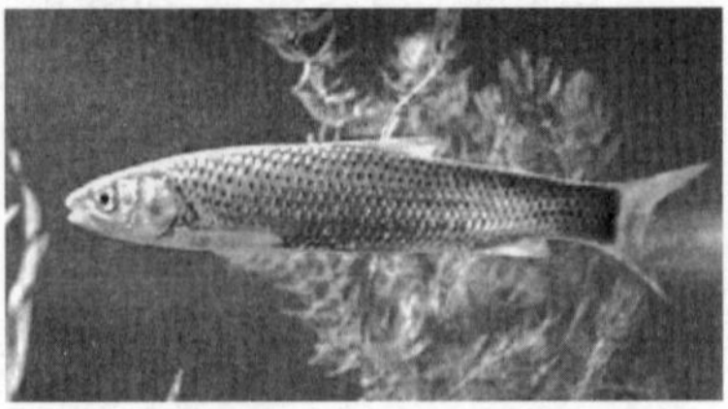

功　用

暖中益胃　用於脾胃虛弱之胃脘冷痛者。

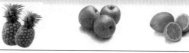

趣　話

鱤魚身體長而大，呈亞圓筒形，青黑色或青黃色，性情凶猛，專以捕食小魚為生，是淡水魚類的害魚。

鱤魚因捕食其他魚類為生，因而膘肥體壯，肉質鮮嫩，細膩豐腴，味道極佳。食用此魚最佳的方法是汆湯。

食療方

身體虧虛，食慾不振　鱤魚做成魚丸子，鱤湯食用。

二、貝　類

田　　螺

為田螺科動物中國圓田螺或同屬動物的肉。中國大部分地區均有分布，獲得後，置清水中養之，待除去泥沙，或略煮後去殼取肉洗淨用。

別名　黃螺、池螺、田嬴。

性味　甘、鹹、涼。

功　用

1.利尿通淋　用於熱結膀胱，小便淋漓澀痛，水腫。

2.清熱止渴　用於消渴飲水，小便頻數。

現代發現田螺有鎮靜安神作用，可用於精神緊張症。

趣 話

田螺是一種低脂肪、高蛋白的天然保健食品。田螺對於脫肛、狐臭有顯著療效。田螺很髒，將田螺置於清水中，水中滴幾滴菜油，使殼內污涎流出再漂洗，就容易洗淨。

民諺「清明螺，賽如鵝」，清明時節是食螺的最佳時期，此時田螺尚未進入繁殖期，其體肥肉厚，而過了清明節以後，田螺體瘦肉淡，而且體內還孕育著許多仔螺，吃起來不方便。

現代研究

田螺的營養作用優於鵝肉、豬肉、板鴨、雞蛋等。而並不亞於鯽魚、海參、魷魚、墨魚。常吃田螺可使肌肉彈性增強，皮膚光滑細嫩。

應用注意

1. 不宜與豬肉、香瓜、冬瓜、木耳、糖類、蛤蚧同用。

2. 不宜與含鞣酸較多的水果同食，如山楂、石榴、橄欖、柿子、葡萄等。

3. 腸炎患者不宜，因田螺性寒，會加重腹瀉。

4. 食用以清明節前未生小螺者為好。

食療方

1. 熱結膀胱，小便不利　田螺 2 枚，鹽半匙，生搗敷臍下。

2. 消渴飲水　田螺 120g 水煮取肉，用其水煮糯米 100g，米熟再入田螺肉一同熟食。

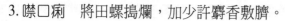

3. 噤口痢　將田螺搗爛，加少許麝香敷臍。

4. 水氣浮腫　田螺、大蒜、鮮車前草搗成泥，作大餅覆腹上。

5. 內外痔瘡腫痛　田螺1個，以冰片摻靨（ㄧˇㄢ）仰放盞內，少傾水流出，取其搽痔瘡上。此方亦治疔腫。

6. 瘰癧潰破　田螺連肉燒存性，香油調搽。

7. 小便不利、糖尿病　田螺10～20個，養於清水中，排盡泥沙，洗淨，加黃酒少許拌和，以清水燉湯食肉飲湯。

8. 脫肛　先以清水養田螺，待排盡泥沙後，用黃連入靨內，待化成水，以濃茶洗局部，再以田螺水塗於肛門處。

牡　蠣

為牡蠣科動物近江牡蠣、長牡蠣或大連灣牡蠣等的肉。沿海均有分布，現沿海地區有養殖。

別名　海蠣子、蠣黃、蚝。

性味　甘、鹹，平。

功　用

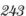

1. 滋陰生津　用於津傷口渴，精少遺精等證。

2. 養血安神　用於心血不足之煩熱失眠，盜汗，心神不安。

3. 軟堅散結　用於瘰癧，癭瘤。

趣　話

牡蠣生活在江河流入海處。以細小的浮游生物為食，以廣東、福建、山東沿海為多。

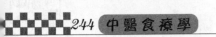

牡蠣有海洋牛奶的稱謂。其營養豐富，味道鮮美，其肉嫩鮮腴，有很高的食療價值，在山珍海味中屬於下八珍之一，一向為美食家推崇。

牡蠣是治療體質虛弱，淋巴結核的最佳食品。蠣肉中的碘含量比牛奶、蛋黃要高得多，含鋅量高於目前已知的所有食品。牡蠣肉還有促進兒童發育，故有益智海鮮之稱。

現代研究

1. 牡蠣是很好的補鈣食品，含磷豐富，而鈣的吸收需要磷的幫助，這更有利於身體健康。

2. 牡蠣對於男性性功能和生精有促進作用，與其所含鋅有關。鋅和男性生殖器的發育，精子的生成及維持正常性功能的關係密切。腎功能不良的人多有陽痿，這些人的血液中鋅遠遠較正常人為低，補充鋅就能減輕或消除陽痿，所以多食牡蠣有好處。

3. 牡蠣是天然的生物反應調製劑，能夠調節人體防禦機能，改善整體狀況，提高抗病能力和人體免疫力。

應用注意

牡蠣性寒，若脾胃虛寒者不宜食。患有慢性胃炎、腸炎、消化不良不宜多食。

食療方

1. 淋巴結核　牡蠣肉燉食。
2. 白帶不止　煅牡蠣、炒槐花各等分為末，每次 10g。
3. 遺精、滑精、早洩　煅牡蠣 50g，蓮鬚 10g，芡實 20g，

水煎服，每日 2 次。

4. 小兒鞘膜積液　牡蠣 6g，地龍 3g，研末，以雞蛋清調敷患處，每日 1 次。

5. 金瘡出血　牡蠣粉敷之。

附　牡蠣殼　是一味良好的中藥，鹹，寒。平肝潛陽，軟堅散結，收斂固澀，重鎮安神，制酸止痛，用於頭暈目眩，四肢抽搐，痰核瘰癧，癭瘤，癥瘕積聚，自汗，盜汗，遺精，滑精，遺尿，尿頻，崩漏，帶下，心神不安，驚悸失眠等。中藥處方中的「牡蠣」指的是牡蠣殼。

蚌　肉

為蚌科動物蚌類的肉。全國大部分地區均有分布。生活在江、河、湖沼。

別名　河歪、河蚌、河蛤蜊、蜃（ㄕㄣˋ）。

性味　甘、鹹，微寒。

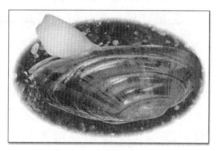

功　用

1. 清熱解毒　用於熱毒所致目赤火眼，小兒胎毒，以及濕疹，痔毒，酒毒。

2. 滋陰明目　肝腎不足所致的目昏眼乾，眩暈。

趣　話

蚌也有淡水和鹹水產者的區別。人們比較熟悉的是河蚌。蚌肉可作為膽囊炎、膽結石、泌尿道結石、急性肝炎、急慢性

腎炎患者的輔助食療。

應用注意

慢性支氣管炎不宜食。

食療方

1. 糖尿病　河蚌搗汁，以開水沖飲。

2. 燙火傷　生河蚌溶液塗敷燙傷處。

3. 小兒胎毒、濕疹　鮮河蚌 1 個，燒存性，研細，麻油調敷患處。

4. 女子閉經　鮮河蚌 500g，車前草 50g，煮湯飲用。

5. 肺結核　鮮河蚌肉用陳菜油浸泡，每次煮服 60g。

蚶　肉

為蚶科動物毛蚶、泥蚶和魁蚶等蚶子的肉。分布在中國沿海，以河北、遼寧沿海產量最大。沿海地區亦有養殖。

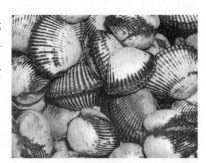

別名　蚶子。

性味　甘，溫。

功　用

1. 補益氣血　用於氣血不足所致的身體虛弱，乏力。

2. 健脾益胃　用於脾胃虛弱所致的消化不良，脘腹冷痛等。

趣 話

蚶（ㄏㄢ）子有多種，如泥蚶、魁蚶、毛蚶。一年四季均可在泥沙中拾取，洗淨，以沸水煮熟，即可食用。也可以將其洗淨，在開水裡燙一下食用，但現在並不提倡，因為蚶子體內可能會寄生一些對人體有害的東西，人吃了以後會發生不良反應。

應用注意

1. 不宜與含鞣酸較多的水果同食，如山楂、石榴、橄欖、柿子、葡萄等。

2. 脾胃濕熱盛者不宜。

食療方

1. 胃痛泛酸　煅瓦楞子、烏賊骨、陳皮各等量，研細末，每日 3 次，每次 8g。

2. 經行腹痛　煅瓦楞子、香附、當歸各等量，研末服。

3. 凍瘡　瓦楞子 50g，冰片 3g，研細末，外敷。

附　瓦楞子　即蚶子的殼，甘、鹹，平。化痰散結，活血化瘀，制酸止痛。用於痰積胃痛，吐酸，癥瘕、瘰癧。尤為治療胃酸過多的常用藥。

淡　菜

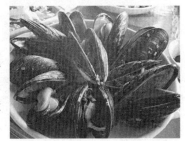

為貽貝科動物厚殼貽貝和其他貽貝的貝類。分布於黃海、渤海以及東海等地區。捕得後，取肉，鮮用或加工成淡菜乾用。

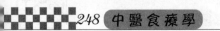

別名　海紅、殼菜、紅蛤、貽貝、珠菜、海蜌（ㄅㄧ）。

性味　甘、鹹，溫。有小毒。

功　用

1.調肝養血　用於肝腎虧虛之頭暈目眩，崩漏，經行量多。

2.補腎益精　用於腎虛腰膝酸軟疼痛，虛勞羸瘦，低熱盜汗、遺精，小便餘瀝，白帶增多等。

3.消癭散結　用於癭瘤、疝瘕。

趣　話

淡菜因其味美而淡，故名淡菜。淡菜非植物類，為滋補肝腎良藥。

淡菜營養豐富，是一種典型的高蛋白、高微量元素和低脂肪的食品，有「海中雞蛋」之稱。淡菜在吃的時候要用水發開，可單獨食用，也可和韭菜等一起炒食，涼拌也可。燉肉、雞可加入淡菜增加鮮味。

現代研究

淡菜中的亞油酸、亞麻酸的含量很高，對於改善人體血液循環有重要作用。能降低血壓，含碘量高，所以亦能治療甲狀腺腫大。

應用注意

1. 不宜多食，久煮味苦，宜與大米、蘿蔔、紫蘇或冬瓜同煮，可增加鮮味。

2. 久食容易掉頭髮。

3. 容易濃縮金屬鉻、鉛等有害物質，易被污染，會妨礙健康。

食療方

1. 高血壓病　淡菜 15g，芹菜 25g，煎湯服。
2. 甲狀腺瘤　淡菜 30g，紫菜 10g，煎湯食用。
3. 骨蒸勞熱　多吃淡菜可見功。
4. 貧血　淡菜 50g，熟地 40g，黃芪50g，當歸 20g，水煎服，每日 2 次。
5. 眩暈盜汗　淡菜 500g，加調料煮湯食用。
6. 高血壓，動脈硬化　淡菜 10g，薺菜 50g，芹菜 30g，食用。或淡菜、松花蛋共吃。
7. 肺結核，五心煩熱　淡菜 250g，鴨 1 隻，同燉爛，加冰糖適量服用。
8. 月經過多，崩漏，帶下　淡菜 100g，豬肉 150g，於月經來之前食用。
9. 癭瘤　淡菜 50g，海帶 30g，煎煮爛後食用。

螺　　螄

為田螺科動物方形環棱螺或其他同屬動物的肉。多生活在河溝、湖泊、池沼及水田內，以藻類及其他植物的表皮為食。全國大部分地區均有分布。

性味　甘，寒。

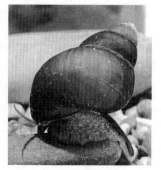

功　用

1.利水消腫　用於水腫脹滿，小便不利，腳氣腫痛以及濕熱淋證、黃疸、消渴、痔瘡。

2.清熱明目　用於目赤翳障，視物不清以及無名腫毒。

趣　話

螺螄因其形似蝸牛而得名。生活於河溝、湖泊、池沼以及水田內，棲息於腐殖質較多的水底。各種螺的作用基本相似。以春季捕撈食用為佳。清明後因體內有子，不堪食用。

應用注意

體虛便溏者不宜食。

食療方

1.淋證、白濁　螺螄 1 碗，洗淨，連殼在鍋內炒熱，淬以好酒 3 碗，煮至 1 碗，取螺以針挑食。

2.目翳　水煮螺螄常食。

3.黃疸　螺螄養去泥土，日日煮食飲汁。

4.黃疸吐血　螺 10 個，水漂去泥，搗爛露 1 夜，取上清液，日服 2～3 次。

三、其他類

甲　魚

為鱉科動物中華鱉的肉。多生活在湖泊，小河及池塘的泥沙裡。分布很廣。

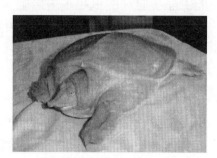

別名　鱉、老鱉、團魚、水魚、腳魚。

性味　甘，平。

功　用

1. 滋陰補血　用於陰血虧虛所致的骨蒸勞熱，五心煩熱，午後低熱，遺精等證。尤對於婦女因陰血不足所致的經少，經閉，崩漏，帶下等多用。

2. 補虛調中　用於身體虛弱所致的四肢無力，腰膝酸軟，羸瘦。現用於胃及十二指腸球部潰瘍，子宮出血，發熱，肝炎，肺結核，貧血，慢性痢疾，脫肛，痔瘡等疾病均有良好的作用。甲魚滋養作用很好。

3. 散結消痞　用於肝脾腫大，體內贅生物，如結腫、瘰癧、痰核等。

趣　話

甲魚的滋味不在肉，而在鱉甲四週的柔軟部分，它下垂似裙，故名鱉裙、裙邊。甲魚以鱉裙（甲殼周圍的柔軟部分）的

營養最豐富，味道最美，滋補作用最佳。鱉蹼熱量最高，味道也很鮮美。所以古代有人說，飲酒食鱉，但願鵝生四掌，鱉生兩裙。意思是說，鵝掌、鱉裙為美味佳餚。甲魚多清水煮食，甲魚具有雞肉、鹿肉、牛肉、羊肉、豬肉五種滋味，為菜餚中的上品。有「西風起，甲魚肥」的說法。尤其是在桂花飄香時食用，味道最美，故有「桂花甲魚」的稱謂。

現代研究

甲魚能抑制結締組織的增生，可消結塊以治療癥瘕。現常用其治療各種腫瘤。又能增加血漿蛋白的作用，用於肝病所致的貧血。能調節免疫機能，提高淋巴細胞的轉化率，使機體存在的時間延長，促進骨髓造血機能，保護腎上腺皮質功能，防止癌細胞突變，以達到延長壽命。並有較好的淨血作用，常食可降低血膽固醇，因而對高血壓，冠心病患者有益。

應用注意

1. 滋膩，性寒，一次性不宜食用過多。

2. 膽囊炎、膽石症、腸炎、痰濕盛者不宜，因甲魚含有豐富的蛋白質，不易消化，故忌用。

3. 孕婦不宜。

4. 不宜與莧菜、橘子、豬肉、兔肉、鴨肉、芥末、雞蛋、鴨蛋同用。

5. 不宜與薄荷同食。

6. 吃甲魚要活宰放血，不能吃已死去的甲魚，否則容易引起中毒。

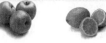

食療方

1. **肝脾腫大** 鱉肉 250g，水紅花子 15g，水煮食之。此方有毒，水紅花子量不宜大。

2. **肝硬化** 鱉 1 隻，去內臟，泥封，火煅後，連殼食用。

3. **消化道潰瘍** 鱉肉 250g，裝入豬肚內，用小火燉爛，食用。

4. **肺結核低熱** 鱉血，以黃酒、開水各半，沖散乘熱飲下。

5. **脫肛、子宮脫垂** 鱉頭燒焦，研細末，每次 2g，開水沖服。

6. **口眼喎斜** 以活甲魚血外敷。

7. **肺結核** 甲魚、龜肉、百部、紫菀、款冬花（後 3 味包），水煮去藥，食肉飲湯。

8. **脫肛** 甲魚血外塗。

附 鱉甲 即甲魚的背甲。甘、鹹，寒。能滋陰潛陽，退熱除蒸，軟堅散結。用於肝腎陰虛如虛熱不退，骨蒸潮熱、盜汗、頭暈目眩證；癥瘕、積聚。鱉甲對於肝脾腫大有非常好的療效。可提高機體的免疫力，對癌細胞有抑制作用，尤其是對肝癌敏感，其抑制率達 92.15%，而且副作用較 5—氟尿嘧啶輕。

鱉甲膠 即甲魚背甲熬製的膠狀物。能滋陰補血，退熱消瘀。用於肝脾腫大，癥瘕積聚，月經閉止。

甲魚血 亦稱鱉血。主要用於退虛熱。

甲魚頭 用於脫肛、子宮脫垂。

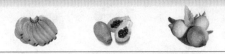

烏　龜

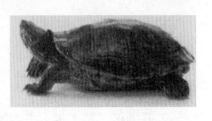

　　為龜科動物烏龜的肉。龜常以蠕蟲及小魚等為食。生命力很強。全年可捕捉，但以冬季為多。殺死後，取肉用。其腹部甲片為中藥龜板，亦名龜甲。

別名　龜、水龜、元緒、金龜。

性味　鹹，平。

功　用

　　1.滋陰補血　用於陰虛所致的勞瘵骨蒸，咳嗽，咯血，心煩失眠，五心煩熱，口乾咽燥。為滋養補益的峻品。

　　2.止血　用於血痢，腸風痔血，以及久瘧等證。

趣　話

　　古代人們一直將龜、龍、麟、鳳看成四大生靈，視龜為神靈，所以時至今日，仍有保護烏龜、或放生或不食烏龜的習慣，只有在特殊的情況下，如作為藥用例外。

　　提起烏龜，人們往往把它當作罵人之詞，如「烏龜王八蛋」，其實這是不公平的，烏龜在古代非常受人們的尊敬。商朝時十分迷信，盛行龜卜，上至帝王出征、登基，下至百姓問病，生男生女，都用龜殼占卜，龜殼留下的卜辭就是現在所說的甲骨文。龜能將頭尾四肢藏於甲內，故有六藏之說。鱉則無此特點。

　　民間傳說「千年的王八萬年的龜」，意思是說龜是世間最長壽的動物，現代科學考證，龜的確能存活 100～300 年，在不吃

不喝的情況下生命力也極強，龜也沒有癌細胞，可以永不生癌。
對於肺結核、肝炎、腎炎，特別是防治癌症有輔助治療作用。

應用注意

1. 不宜與莧菜、豬肉、菰（ㄍㄨ，即茭白果實）米、瓜、同
食。

2. 不宜與人參、沙參同食，影響療效。

食療方

1. 先天不足，經常感冒　烏龜清燉食用。

2. 血痢　龜肉以紅砂糖水拌，煮食。

3. 跌打損傷　龜血 15ml，酒適量飲服。

4. 肺結核、咯血、咳嗽、虛熱不退　烏龜 1 隻（250g），煨
食。

5. 體質虛弱　脫肛、子宮脫垂　烏龜取肉，加調料與糯米
蒸熟食用。

附　龜板　為烏龜的腹甲。現也用背甲。甘，寒。滋陰潛
陽，益腎健骨，補心養血。用於頭暈、目眩、盜汗、心悸、耳
鳴、手足心發熱，血虛諸症。

龜板膠　甘、鹹，寒。作為龜板膠最好的是海龜膠。補血
止血。用於血虛出血病症。

海　參

為刺參科動物刺參，或海參科動物黑乳參，或瓜參科動物
光參等多種海參。刺參分布在中國黃海、渤海。黑乳參分布在
海南島、西沙群島。光參分布在福建、廣東沿海一帶。

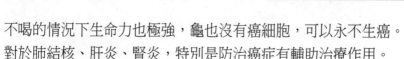

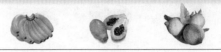

別名 刺參、瓜參、梅花參、光參。

性味 甘、鹹，溫。

功 用

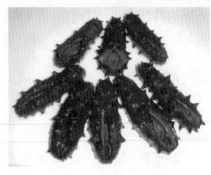

1.補腎益精　用於腎虛不固，精血虧虛所致陽痿，遺精，尿頻，腎虛腰痛。

2.養血潤燥　用於血虛面色萎黃，乏力，經閉，腸燥便秘。

趣 話

海參有多種，而以梅花參體積最大，乃海參中佳品。一般以個大、均勻、肉厚而軟者為優。海參有很強的再生能力，當遇到敵害時，吐腸逃生，靠身體收縮放出體內的水，使自己在海中流動，產生後衝力量逃跑，50天後又長出新的內臟，夏季要夏眠。

海參是著名的海中珍品，也是名貴滋補品。尤其是含釩量位居各種食物的前茅，而釩在人體內參與鐵的輸送，可增強造血功能。因其滋補作用好，所以有「海中人參」的稱謂。

現代研究

海參具有防治貧血，降低血脂，軟化血管的作用，對於患有高血壓、冠心病的人可以食用。又由於含有碘，而能防止肌肉早衰，宜於老年人食用。海參的再生力強，所以對於外傷、瘡瘍、手術後的生肌、止血、促進癒合具有良好的作用。而常吃海參又有延緩衰老的作用。尤其是適應於因體虛不能受補的

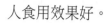

人食用效果好。

應用注意

1.不宜與含有較多的鞣酸的水果如葡萄、柿子、石榴、橄欖等食用。

2.關節炎、痛風患者應少吃。

3.脾虛便溏,出血兼有瘀滯以及濕阻的患者不宜。

食療方

1.體虛血少,經閉　海參、豬瘦肉同燉服。

2.血虛腸燥　海參、白木耳同燉食。

3.陰虛咯血、肺癆　海參、白及、龜板同燉食。

4.再生障礙性貧血　長期食用海參。

5.胃、十二指腸潰瘍　海參腸焙乾,研粉,每次 5g,每日 3 次。

海　蜇

為海蜇科動物海蜇的口腕部。分布中國遼寧、河北、山東、江蘇、浙江、福建。臺灣等沿海一帶。

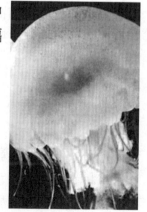

別名　水母、水母鮮、海蛇、皮子。

性味　甘、鹹,溫。

功　用

1.清熱化痰　用於痰熱咳嗽,哮喘,小兒食積。

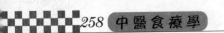

2.潤腸通便　用於陰虛腸燥，大便秘結。

3.軟堅散結　用於瘰癧，痰核。

趣　話

海蜇是一種生活在海洋的大型低等的腔腸類動物，其貌酷似一頂正在冉冉飄落的降落傘，傘蓋扁平如圓盤，利用大傘在海中游動，只要觸動它的觸手，就會立即放出毒刺，使對方中毒。海蜇的加工品分為兩種，用傘蓋製成的製品就是海蜇皮，也稱皮子；傘蓋下加工品是口腔與觸鬚，其加工品是海蜇頭。海蜇頭品質好的，朵大，瓣完整，邊沿無雜物，肉堅實有韌性，有光澤，脆嫩。海蜇皮、海蜇頭有新舊兩種貨色，新的較淡，舊的較黃，越陳舊者越脆嫩。海蜇須加工方可食用。海蜇皮、海蜇頭食用前均須水發，使之重新吸收水分，恢復原有的鮮嫩脆性，並能除去腥味及雜質。

現代研究

海蜇能擴張血管、降低血壓，防治動脈硬化，用於高血壓有較好的作用。患有高血壓者可以多吃海蜇。海蜇含碘，對於甲狀腺疾病、缺碘性疾病有防治作用，被視為水中瑰寶。

應用注意

1. 不宜與含有較多鞣酸的水果如葡萄、柿子、石榴、橄欖等食用。

2. 不宜同食辛熱發物，否則加重身體不適。

3. 脾胃虛寒者不宜。

4. 不宜與白糖同醃漬，否則不宜久藏。

食療方

1. 陰虛久咳　海蜇、冰糖各適量，蒸食。
2. 陰虛痰熱，大便燥結　海蜇 30g，荸薺 60g，煎湯服。
3. 陰虛肺燥咳嗽　海蜇同蜂蜜蒸食。
4. 頭風頭痛　將海蜇皮貼於兩太陽穴處。
5. 腸燥便秘　海蜇 50g，麻油拌食。
6. 產後乳汁少　鮮海蜇食用。
7. 膝關節炎　將海蜇皮貼於膝部。
8. 痰飲咳嗽，肝陽上亢，淋巴結核　海蜇 30g，鮮荸薺 120g，煮服。
9. 無名腫毒　將海蜇皮與糖揉軟，貼於局部。
10. 消化道潰瘍病　海蜇、大棗各 500g，紅糖 250g，濃煎成膏，每日 2 次，每次 1 匙。

蝦

為長臂蝦科動物青蝦等多種淡水蝦的肉或全體。分布於中國南北各地淡水湖沼、河流中，獲得後，洗淨鮮用或曬乾備用，其大者，可蒸曬去皮用，稱謂蝦米。

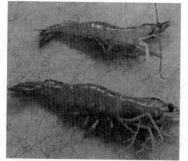

別名　蝦子、蝦米、鰕。

性味　甘，溫。

功　用

1. 補腎壯陽，通乳　用於腎陽虛陽痿、遺精，遺尿或經

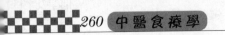

少；乳汁少，可用黃酒送服。

2.溫補托毒　用於臁瘡，癰疽腫毒，丹毒等。

趣　話

古代稱蝦為鰕。蝦分為淡水蝦和海水蝦。蝦的種類有很多，如龍蝦、明蝦、青蝦、白蝦、毛蝦等。硬殼的龍蝦是海洋裡最大的蝦類。淡水蝦以青蝦最有名。

中醫認為，淡水蝦甘溫，而海水蝦鹹溫。蝦味美可口，既無腥膻，亦無骨刺，老幼皆宜。雖然蝦的種類很多，但營養價值卻差不多。蝦和螃蟹同樣屬於高蛋白、低脂肪的食物，蝦仔是很好的美味食物，有認為比蟹仔味道更美，蝦的外殼含有豐富的蛋白質，一般小型的蝦可以連殼一起食用。蝦有較好的壯陽的作用。其含磷很豐富，據認為僅次於魷魚。

應用注意

1. 不宜與雞肉、豬肉同食。

2. 不宜與含較多鞣質的水果同食，如柿子、葡萄、石榴、山楂、青果等。

3. 過敏性疾病、咳嗽、咯血、痛風、癰疽疔毒、肝炎、陰虛火旺者不宜食。

食療方

1.性功能低下　將活蝦洗淨，浸泡在白酒裡10天，密封，每日飲用少許，酒飲完後食蝦。

2.產後乳汁少　鮮蝦洗淨搗爛，熱黃酒送服。

3.乳癰潰爛　生蝦殼，焙乾，研末，每日早晚開水吞服

10g，也可用其外敷。

4. 陽痿　蝦、韭菜同炒食用。

5. 慢性潰瘍　蝦、牡蠣等量，搗成膏狀，外敷。

螃　蟹

為方蟹科動物中華絨螯蟹的肉或全體。分布於中國渤海、黃海和東海、長江流域自崇明到湖北沿江各地。

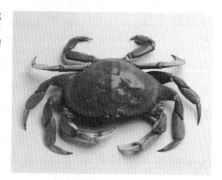

別名　毛蟹、石蟹、河蟹、湖蟹、稻蟹、海蟹、梭子蟹、橫行介士、無腸公子。

性味　鹹，寒。

功　用

1. 活血化瘀、續筋接骨　用於跌打損傷，瘀血腫痛以及產後瘀血腹痛，難產，胎衣不下。

2. 清熱利濕退黃　用於濕熱黃疸，但力量較弱，多作輔助食物食用。

趣　話

螃蟹、海參、鮑魚被稱為「水產三珍」，螃蟹的味道美極了，為百鮮之首，吃了螃蟹以後，再吃其他食物就索然無味，因此在宴席中，螃蟹一般要在最後上菜，為壓軸菜。螃蟹在吃的時候不加醋鹽而仍然五味俱全，螃蟹的滋味，只有親自吃才能體會到，現在人們常常形容某人敢做某事，為第一個吃螃蟹

的人。由於螃蟹的味道特別鮮美，古代有「不到廬山辜負目，不食螃蟹辜負腹」的說法。人們形容螃蟹身肉潔白晶瑩，勝似白魚；大腿肉絲細纖短，味同乾貝；小腿肉絲長細嫩，美如銀魚；蟹黃味，妙不可言，無法比喻。

食用時，要挑選蟹殼硬，發青，蟹肢完整，有活力的蟹。「九雌十雄」，「九團十尖，秋風響，蟹腳癢，秋風涼，蟹兒黃」。九月吃母，十月吃公，過了重陽節，肉滿黃多，公母皆宜。就是指陰曆九月吃雌蟹，此時雌蟹成熟度最好，蟹黃（卵巢）豐富；十月吃雄蟹，此時蟹膏（精巢）豐富，一般以 500g 4～5 隻的個體為好。

螃蟹以捕食小魚蝦、小螺螄為主，食物裡夾著很多的泥沙。螃蟹一生只產一次卵，卵很小，數量有十萬個之多，此時老蟹精力耗盡，相繼死去。螃蟹在溫暖季節，特別在繁殖期非常活躍，到了冬季，進入冬眠，蟄居在洞穴裡或泥土中，不吃不喝，直到來年春暖花開，俗話說「蟹立冬，影無蹤。」

家庭食用以蒸為主，螃蟹生吃，醃吃或醉吃，都有可能會感染肺吸蟲。所以，吃蒸煮熟的螃蟹時是最衛生安全的，在水開後還要再蒸 20 分鐘，煮熟煮透才可能把蟹肉的病菌殺死，吃多少蒸多少，最好不要吃剩蟹。不宜貪多，螃蟹的脂肪和碳水化合物含量很高，吃多了難以消化，故一次性不宜吃多，以每次 2～3 隻即可。

應用注意

1. 蟹的胃、腸、腮、臍均不能食。
2. 螃蟹為發物，患有宿疾者不能食。
3. 忌吃死蟹。

4. 不能與柿子、花生、泥鰍、香瓜、石榴、梨子、荊芥同吃。

5. 不宜同時飲冷水，如冰水，冰淇淋等。因螃蟹性寒凉，會使脾胃陽氣受損，若再飲冷水之類，必致腹瀉。

6. 感冒發熱、慢性氣管炎、濕疹、皮炎、瘡癤癤腫疔毒、過敏體質、慢性胃炎、肝炎、膽結石、腹瀉、糖尿病、肥胖病、風濕、類風濕病、痛風、心血管病人如冠心病、動脈硬化、高血壓、高血脂證患者均不宜吃螃蟹。

7. 孕婦不宜吃螃蟹，因螃蟹有活血的作用，容易導致流產等後果。

8. 中毒後用紫蘇、生薑煎水溫服來解，或用冬瓜、蘆根、蒜汁解。若腹痛用木香解。

食療方

1. 咽喉腫痛　將螃蟹搗爛，鹽醃，取汁，內服。
2. 骨折損傷　螃蟹焙乾，研末，每次 10g，酒送服。
3. 骨節脫離　生螃蟹搗爛，以熱酒浸 20 分鐘，取汁飲，渣敷患處。
4. 產後腹痛　螃蟹同山楂煮食。
5. 漆瘡　生螃蟹搗爛取汁外敷。
6. 跌打損傷，筋傷骨折　生螃蟹搗爛，以熱酒沖服。渣敷患處。

第5章 果品類

果品類食物包括水果和乾果。

果品是人們日常生活中喜歡吃的食物。大都具有較高的營養價值。果品中的某些成分可以促進人體的生長發育,也是維持人體生命活動不可缺少的要素,有些成分則能有效的防治人體的某些疾病。

水果,是指含水分較多的植物果實,如梨子、桃子、李子、葡萄等。水果多質柔而潤,具有補虛、養陰、生津、除煩、潤腸通便、醒酒、止渴等作用。適用於病後體虛,津傷煩渴,食慾不振,腸燥便秘等。

乾果,是指外有硬殼而水分較少者,如板栗、核桃、蓮子、花生等。另外如果果品水分雖多,但曬乾後水分在12%以下者也稱乾果,亦稱果乾,如葡萄乾、柿餅。乾果具有補虛、強壯身體、扶助正氣、開胃消食等作用,適用於身體虛弱,精神疲乏,食納不佳,面色萎黃等。

常用中藥中,果品類食物就有不少,且這些中藥還是藥房中必備的,如龍眼肉、山楂、大棗、烏梅、蓮子、芡實、桑椹等。

對於水果,因其甘甜,人人喜愛,而對

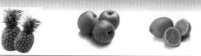
於乾果則並非人人喜愛。一般來說，人到中年，咀嚼功能減弱，唾液分泌減少，吃乾硬食品自然有些費力，但中醫一向推崇齒宜數叩，津宜數咽，嚼硬果如同叩齒一樣，能增強牙齒的彈性，常咽硬果又能促進唾液分泌，這不僅能延緩牙齒的衰老，還有益於全身的保健，《素問》指出：五果為助。把果品與蔬菜、肉食作為五穀的補充和輔助食品，並指出只有穀肉果菜四者互相調劑配合，才能達到補益精氣的作用。

　　果品類食物營養豐富，香甜可口，質柔而潤，富含汁液，如葡萄、梨子。總體來說對人體均是有益的，其所以能作食用又作藥用來防治疾病，使人健康長壽，是因為果品中含有豐富的多種維生素類物質、微量元素，如鐵、鈣、磷等，以及糖類等。這些物質在人體的生理活動中起著極其重要的作用。

　　常吃果品，有助於對疾病的治療，增進健康，但每個人有個人的嗜好，個人的口味，果品食用不當，不但沒有益處，還會影響身體健康，或者加重病情，吃果品應結合個人身體情況選用。

（一）根據寒溫性質選擇果品

果品也和中藥一樣，有寒涼，溫熱和平性之分。

寒涼類果品主要用於熱性病證和熱型體質者，如平時怕熱，口乾舌燥，喜冷飲，易出汗，小便黃，大便乾燥等。這些果品有西瓜、甘蔗、楊梅、佛手、金橘、甜瓜、草莓、柿子、香蕉、柚子、地瓜、梅子、梨子、菱角、番茄、橘子、櫻桃、蘋果、桑椹子、奇異果等。

溫熱類果品主要用於寒性病證和寒型體質者，如平時比較怕冷，大便稀溏，小便清長等，這些果品有大棗、山楂、木瓜、石榴、龍眼肉、芒果、楊桃、杏子、松子、栗子、核桃、荔枝、桃子、檳榔等。

平性類果品對於各種體質者均可以使用，這些果品有白果、芡實、花生、李子、柑子、檸檬、枸杞、蓮子、菠蘿、葡萄、椰子、榛子、酸棗、榧子、橙子、橄欖、無花果、南瓜子、枳椇子、葵花子等。

（二）根據病情病證選擇果品

食用果品應有的放矢，結合身體狀況以及疾病情況食用則更有益於身體健康。

消化道疾病者如肝炎、胃炎、腸炎，需吃易消化的果品，如蓮子、山楂、橘子、大棗、荸薺等。

腹瀉的人宜吃有止瀉作用的果品，如蘋果、山楂、橘子、大棗、荸薺等。

冠心病、動脈硬化、高血壓患者宜多吃含維生素 C 的果品，因為維生素 C 具有提高機體免疫功能，修復血管壁及降低

血漿膽固醇等多種作用,還能提高肝臟的解毒功能,從而防止動脈硬化,如草莓、番茄、奇異果等。

貧血病人多吃含鐵質的果品,因為鐵是造血原料之一,而維生素又能促進腸道對鐵的吸收,有些果品還有直接的補血作用,如大棗、荔枝、龍眼肉、枸杞子等。

低血壓病人可多吃養心補血,健脾補腦的果品,如蓮子、大棗、桑椹、荔枝、龍眼肉等。

癌症病人可多吃些具有抗癌作用的果品,如奇異果、大棗、山楂等。

老年習慣性便秘宜多吃些潤腸通便的果品,如香蕉、核桃、梨子、桃子、松子等。

(三)根據季節不同選擇果品

春天陽光普照,處處生機蓬勃,春意盎然,人體組織器官功能活躍,需要大量的營養物質,以供給機體活動生長發育,此時應食用具有補性作用的果品,如葡萄乾、龍眼、核桃、大棗等。

夏季驕陽似火,暑氣逼人,消耗體內各種營養物質,尤其是無機鹽類,暑天可選用清補之品或寒涼類果品,如西瓜、荸薺、甜瓜、櫻桃等。

秋季氣候乾燥,人們會出現口乾舌燥,大便乾結,宜選用生津潤燥的果品,如梨子、香蕉、奇異果、葡萄等。

冬季寒凝大地,陽氣不足,可選用溫性類果品,如大棗、龍眼肉、栗子、核桃、荔枝等。

現代研究認為,果品類的營養成分與蔬菜相似,主要含有維生素C,其次是無機鹽,有機酸及糖類。經常少量食用可以增強人的力量及耐力,也能防治高血壓、動脈硬化、冠性病等

多種疾病。由於果品類食物中的果膠具有吸收細菌毒素的功能，防止身體抗病力減弱，故又能預防癌症的發生。

水果類食品能保持皮膚的潤澤，彈性，延緩細胞的衰老，對於皮膚乾燥者是非常有益的。

乾果類食品大多含有豐富的油脂、蛋白質、不飽和脂肪酸、礦物質、維生素等，如花生中含有豐富的不飽和脂肪酸，尤其是還含有被稱為美容的亞油酸和亞麻酸。一般來說硬果食品含豐富的碳水化合物和低膽固醇。

醫學研究觀察發現，長期不吃果品，往往會使人體缺乏維生素而引起某些疾病，甚至危害健康。

（四）食用果品注意事項

1.不宜一次性多吃

大量吃果品使體內維生素積蓄過多，進而產生草酸，草酸與人體汗液排出時，會使皮膚變得粗糙，還可發生過敏性皮炎，如吃菠蘿過多致菠蘿病，吃荔枝過多致荔枝病，多吃橘子會使口腔、牙齒發炎，俗稱上火，小兒吃橘子過多，會引起皮膚發黃，即橘黃病，小兒吃桑椹過多可導致頭暈，鼻出血，上炎等證。

2.不宜空腹吃

酸性強的果品如橘子、山楂、檸檬等極易與胃酸凝成硬塊，堵塞胃的出口而發生腹痛。

3.不宜與海味、牛奶同吃

果品中某些含酸性的成分，如葡萄、石榴、柿子、橘子、山楂等果品中的鞣酸遇海鮮，牛奶中的蛋白質會凝聚成不易消化的物質，可引起嘔吐，腹脹，腹痛，並影響營養吸收。

4. 不宜連皮吃

果皮上常附有細菌和病毒，難以用水洗去。但有些果實不能去皮，則需反覆清洗乾淨。

5. 不宜連核、子吞下

堅硬的核可能劃傷消化道黏膜，杏子、蘋果、梨核仁含有氰貳，經水解能產生氫氰酸，對呼吸中樞和血管運動中樞有毒害作用，可使人產生噁心嘔吐，頭暈，頭痛，呼吸急促，心律失常等，也有報道因吃西瓜子而連子吞下造成腸梗阻者。

6. 不宜睡前吃

有一種觀點，即早上吃水果是金，中午吃是銀，晚上吃是銅，意思是說，早上吃其中的維生素、養分容易被吸收，而晚上吃則差些。

7. 不宜吃霉斑果品

表面上長有綠、灰、黑斑點者，是被霉菌污染所致，人吃後可使人發生急性或慢性中毒，對肝臟和中樞神經會造成損害，霉菌毒素還可致癌。

8. 不宜吃腐爛果品

果品腐爛多為霉菌感染造成的，這些霉菌所產生的大量毒素不僅腐爛的部位有，還可以從腐爛部位由果汁滲透到未腐爛的部位，人吃了這種未爛部分果品，同樣會造成危害。

此外，有些果品單獨食用對人體無害，但如果配合另外食物食用，可能會對人體產生極大的危害，如柿子中的單寧會和螃蟹中的蛋白質發生凝固沉澱，使蛋白質不宜消化，且都屬寒性食物，影響胃腸功能，出現噁心，嘔吐，腹痛，腹瀉。

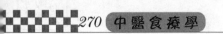

一、水果類

大　棗

為鼠李科植物落葉灌木或小喬木棗樹的成熟果實。鮮嫩時黃色，成熟後紫紅色。

別名　乾棗、紅棗、美棗、刺棗、良棗、棗子。

性味　甘，溫。

功　用

1.**補益脾胃**　用於脾胃氣虛所致飲食減少，倦怠乏力，久瀉。

2.**養血安神**　用於血虛萎黃，神志不安，婦人臟躁（無故悲傷，坐臥不安，心煩不寐，神志恍惚），貧血，血小板減少性紫癜。

3.**緩和藥性**　用於緩解峻烈藥物的毒副作用，使正氣不受傷，並能調和各藥的寒熱偏性。

4.**調和營衛**　與生薑同用，可以助胃氣發汗，又可防出汗多傷營，還能調補脾胃，升發脾胃升騰之氣，增加食慾，促進藥力吸收，提高滋補力。

趣　話

大棗很早就作為藥物使用。大棗在採收時揀盡雜質曬乾或

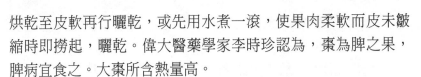

烘乾至皮軟再行曬乾，或先用水煮一滾，使果肉柔軟而皮未皺縮時即撈起，曬乾。偉大醫藥學家李時珍認為，棗為脾之果，脾病宜食之。大棗所含熱量高。

《本草綱目》中就有用大棗治療反胃嘔吐（相當於現今所稱的胃癌）的記載：大棗一枚去核，用斑蝥一隻去頭翅，入大棗內，煨熟去蝥，空腹食之，以白開水下良。此方以大棗配有毒的斑蝥，一方面取大棗補益脾胃，益氣養血之功，另一方面可以緩解毒藥峻猛酷烈之性而緩緩發生效力，減少毒藥對胃腸道的刺激。注意：斑蝥有大毒，不宜直接應用。

民間諺語贊曰：「天天吃大棗，青春永不老」，「日日吃三棗，一輩不見老」，「五穀加大棗，勝過靈芝草」，「若要皮膚好，粥裡加紅棗」，「日吃幾個棗，醫生不用找」。

民間還有把棗子作為吉祥物，家族興旺的象徵，當男女新婚時，女子要吃棗子，意即早生貴子，子似棗，多而繁，甜而美。

棗雖有益於脾胃，但卻不利於牙齒，元代《湛淵靜語》載一個囫圇吞棗的笑話故事。「客有曰『梨益齒而損脾，棗益脾而損齒』，一呆弟子思久之，曰：『我食梨而嚼而不咽，不能傷我之脾，我食棗則吞而不嚼，不能傷吾之齒。』押者曰：『你真是混淆吞卻一個棗也』，遂絕倒。」意思是說，有人講，吃梨有益於牙齒但有害於脾胃，吃棗有益於脾胃但有害於牙齒，聽的人中有人卻自作聰明地說，「那麼吃梨時只嚼不咽，吃棗時只咽不嚼，這樣不就既有益脾胃又有益於牙齒了嗎？」取笑的人因而說：「你真是囫圇吞棗呀！」他這樣一說，在場的人都大笑不止。現人們多用「囫圇吞棗」來形容對某事物不求甚解，胡亂處事。

大棗補脾胃作用好，所以既可作為藥物也可作為食物應

用，主治虛損病症。食用方面可以生吃，或配米煮粥食用，或入煎劑，或入丸劑去皮核搗爛。

大棗以形大、核小、飽滿、色黃、皮薄、紋細、油潤、肉厚、味甜者為佳。

現代研究

1. 近年發現大棗具有較強的抗癌作用。能抑制癌細胞的增殖，可能會成為一種有前途的抗癌藥。

2. 又有益氣養血，增強體質，緩解放療，化療的副作用。

3. 維生素 P 的含量居百果前列。能保護肝臟，可以增強肌力和增加體重，對於急慢性肝炎、肝硬化患者，血清轉氨酶活力較高的人可以食用。

4. 大棗具有十分顯著的抗過敏效應，因此對某些頑固性的過敏性疾患，可用酒浸大棗，酒棗同食的方法試治。

應用注意

1. 味甘能助濕，令人中滿，故胃脘滿悶及痰濕盛者，食積者忌用。

2. 不宜與蔥同食，否則易使人五臟不和。

3. 不宜與魚同食，以免使人腰腹痛。《大明本草》：「忌與蔥同食，令人五臟不和。與魚同食，令人腰腹痛。」

4. 齲齒疼痛不宜食。

5. 嗜酒者應少吃，以防助濕。

6. 下腹部脹滿，大便秘結者應少食。

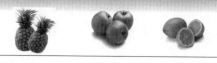

食療方

1. 食慾不振，消化不良　乾棗去核，慢火焙乾，為末，每次 10g，每日 3 次。

2. 胃、十二指腸球部潰瘍　黑棗、玫瑰花適量，棗去核，裝入玫瑰花，放碗內蓋好，隔水蒸服，每次吃棗 5 枚，每日 3 次。

3. 寒性胃痛，口淡，多涎沫，胃寒嘔吐　取新鮮生薑數塊，每塊切成兩半，挖空中心，納入紅棗 1 枚合好，放炭火上煨生薑至焦黑後取紅棗食用。

4. 食椒後閉氣　食大棗可解。

5. 脾胃虛弱，老人年弱乏力，血虛萎黃，神志不安　大棗 10～20 枚，山藥 15g，煎湯常服。

6. 反胃嘔吐　大棗 1 枚去核，斑蝥 1 隻入棗肉，煨熟去蝥，空腹食棗。（斑蝥有毒，須注意。本方現常用治食道癌、胃癌、腸癌）

7. 身體虛弱　紅棗 20 枚，烏雞 1 隻，清燉至肉爛，食用，或鮮棗 20 枚，每日 1 次食用，久服見效。

8. 神經衰弱，精神恍惚，心悸健忘，失眠，視力減退，腎虛遺尿，尿後餘瀝，夜多小便，肺結核及其他消耗性疾病　南棗 20g，枸杞子 30g，雞蛋 2 個，同煮，雞蛋熟後，去殼取蛋，再煮片刻，吃蛋飲湯，每日或隔日 1 次，連用 3 次。

9. 氣血虧虛，疲乏無力　大棗 20g，糯米 30g，加適量白糖煮粥食用。亦可以大棗 10 枚，蒸軟去核後，加人參 3g，同蒸至爛熟，搗勻為丸，分 1～2 次服用。

10. 氣虛自汗　大棗 30g，黑豆 60g，黃芪 30g，水煎，每日 1 劑。

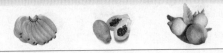

甘　蔗

為禾本科植物甘蔗的莖稈。

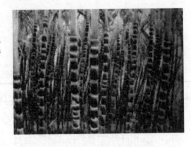

別名　糖梗、竿蔗、薯蔗、乾蔗。

性味　甘，寒。

功　用

1.**清熱潤燥**　用於陰虛肺燥咳嗽，痰少，胃陰不足之嘔吐，便秘。

2.**生津止渴**　用於夏季暑熱傷陰之發熱或津液不足之心煩，口渴，咽燥，思飲，小便不利。

3.**透發疹毒**　用於痘疹不出，毒盛脹滿者，飲甘蔗汁可促使痘疹透發。

4.**清熱解毒**　甘蔗搗爛外敷治百毒諸瘡，癰疽發背，還能解酒精中毒及河豚中毒。

5.**益氣補脾**　用於暑熱大汗，心悸短氣，精神恍惚或瀉痢日久及中風失音等證，將甘蔗汁熬熱服。

趣　話

甘蔗原產於中國，凡草皆正生嫡出，惟蔗側種，根上庶出，故字從庶也。由於甘蔗狀似竹竿，莖汁味甘，故有糖梗、乾蔗、竿蔗的稱謂。

甘蔗的果汁非常豐富，佔70%左右，其中含糖量佔12%，亦有認為達17%～18%者，甘蔗的糖分是由新鮮的蔗糖、葡萄糖和果糖三種成分構成的，有營養心肌，清熱解渴，消除疲勞

和幫助消化等作用，比直接喝糖要強得多。

甘蔗是製糖的主要原料。唐代，中國種植甘蔗和製糖業已興旺發達。食用甘蔗切勿過量，甘蔗含糖量多，過食易致高滲性昏迷，表現頭昏，煩躁，嘔吐，四肢麻木，神志漸漸朦朧等。因此甘蔗味雖好，不易多食。李時珍說：「蔗，脾之果也，其漿甘寒，能瀉火熱，《素問》所謂甘溫除大熱之意。」

應用注意

1. 脾胃虛寒者慎用。

2. 痰濕咳嗽慎用。

3. 凡有霉味、酸味、酒糟味、發黃、生蟲的甘蔗不能食用。霉變甘蔗易致中毒，主要是黃麴菌和寄生菌所產生的黃麴黴素在人體內作祟。人體攝入黃麴黴素後，很快會進入血液組織中，引起神經、血管、肝臟等組織損害，干擾身體的免疫功能，出現神昏，譫語，抽搐及水、電解質紊亂等臨床症狀，尤以兒童為多見。黃麴黴素是一種耐熱，經紫外線照射等不易破壞的化學物質，預防的關鍵是防霉，防毒，謹防病從口入。

4. 因含糖量高，故糖尿病患者忌食。

食療方

1. 陰虛咳嗽　百合 10g 煮爛後，加入甘蔗汁，蘿蔔汁各半杯，於睡前服食，常服甚佳。

2. 肺熱咳嗽，痰少，或乾咳無痰，咽乾口燥等　甘蔗汁 100g，鮮蘆根汁 30g，鮮荸薺汁 30g，粳米 50g，加水煮粥食用。

3. 急慢性咽喉炎　甘蔗、荸薺、茅根各適量，水煎代茶飲。

4. 脾肺不足，陰虛肺燥，煩熱咳嗽，咽喉不利　甘蔗 500

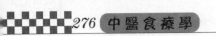

g，切碎略搗，絞取汁，加粟米 60g，水適量，煮成稀粥服食。

5. 小兒口疳，頭癬，各種瘡癤和皮膚病　甘蔗皮煅灰，研末，外用。

6. 煩熱口渴　甘蔗汁、西瓜汁混合飲服。

7. 陰液不足，胃氣上逆，反胃嘔吐，或噎膈飲食不下　甘蔗 250～500g，生薑 15～30g，分別切碎，略搗絞汁，和勻服用，或煎熱服。

8. 慢性胃炎　甘蔗汁、葡萄酒各 1 盅，混合服，每日早晚各 1 次。

9. 大便燥結　甘蔗汁、蜂蜜各 1 酒盅，混勻，每日早晚空腹服。

10. 酒食過度，煩熱面赤，呃逆少食　甘蔗、鮮蘿蔔等量，切碎加水煮至蘿蔔爛熟，去渣取汁，隨量服用。

石　榴

為石榴科植物石榴的果實。灌木或喬木。

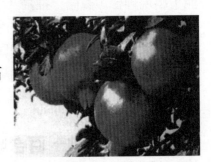

別名　丹若、金罌、安石榴、甘石榴、酸石榴、西安榴、鐘石榴、珍珠石榴。

性味　甘、酸，溫。

功　用

1. 生津止渴　用於津傷咽燥口渴，可生食，亦可絞汁食。

2. 澀腸止瀉　用於久瀉、久痢，婦女崩漏帶下及脫肛、蟲積，取陳石榴焙乾，研末，每次 10～12g，米湯調下，或連皮

搗汁，或煎水服。

3. 潤肺止咳　用於肺癆喘咳。

趣　話

據說石榴是張騫出使西域帶入中原。對於石榴，李時珍解釋說：榴者，瘤也，丹實垂垂如贅瘤也。《齊民要術》云：凡植瘤者，須安僵石枯骨於根下，即花實繁茂。根據前人經驗，種植石榴以其根周圍培植腐肉枯骨則結實碩大，果甜。

元代醫學家朱震亨（1281～1358），家居浙江婺州義烏丹溪，故學者們尊之曰「丹溪翁」，醫術高明，名震江南，四方求醫者如雲。有年夏天，丹溪翁有位書友，腹部疼痛，腹瀉，丹溪給書友開了一貼中藥，服了不見好轉，又開了 3 貼，服後還是無效，將藥再加量，仍然不見好轉，丹溪沒了主意。那位書友無奈，即到丹溪的學生戴思恭處求醫，戴思恭知道他是老師的好友，熱情接待了他，詳細詢問病情，審視舌苔，仔細把脈，並認真分析朱丹溪的方子，說道：「先生開的藥方是對的，晚生給你在原方中加上石榴皮三錢，試試看。」書友回到義烏，服藥 3 貼，腹瀉霍然而癒，後來朱丹溪見到書友紅光滿面，精神頗佳，朱丹溪很奇怪，問明情況，拿過處方一看，不覺高興得叫了起來，「這妙就妙在石榴皮，能殺蟲，止瀉痢，治腹痛，缺它不得，這真是青出於藍而勝於藍。」

近代名醫張錫純認為，酸石榴為治氣虛不攝肺癆喘咳之要藥。他的一位鄰村張氏婦人，年四十，素患肺癆喘嗽，夜不能安枕數年，服諸藥無效，一晚偶食酸石榴，覺夜間喘嗽稍輕，從此每晚服之，其嗽日減，一連服了 3 月，竟喘嗽不作矣。

石榴的果實，油光閃亮，紅如瑪瑙，亮如水晶，好看極

了，其味清甜可口，是人們喜愛的一種味鮮果品，可供鮮食，亦是加工清涼飲料的原料。

現代研究

石榴所含磷多，它對維持神經系統的正常功能，電解質的平衡，代謝的調節有重要影響。石榴中鞣酸的含量也甚豐富，因而有健脾開胃，促進消化，延緩動脈硬化的作用。石榴的收斂、殺菌作用頗強，故可用來治療不少疾病，尤對久瀉久痢多用。

應用注意

1. 不宜多食。多食易傷肺損齒，出現噁心，嘔吐，與其所含大量鞣質有關。

2. 痢疾初起不宜用，因為有收斂作用。

3. 實熱積滯者忌用。

4. 有急性盆腔炎、尿道炎、浮腫、感冒、便秘等，不宜食用，以免因其酸澀之性加重病情。

5. 食石榴有時會出現眩暈，耳鳴，視覺障礙，嗜睡，腓腸肌痙攣現象，這是因其所含石榴皮鹼所致。

6. 習慣上認為石榴應忌鐵器。

食療方

1. 津傷咽燥口渴　石榴生食或搗汁飲。

2. 咽喉炎、扁桃體炎、口瘡　鮮石榴果 1～2 個，去皮，取種子搗爛，水煎，濾取湯液，放冷後含漱，每日多次。

3. 聲嘶、咽乾　鮮石榴果 1～2 個，去皮，取種子慢慢嚼服，每日 2～3 次。

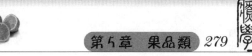

4. 久瀉、大便下血　酸石榴皮研末，每日早晨服 6g，開水送下。或用石榴皮、生山楂等分，研末，紅糖水送服。

5. 久瀉久痢　陳石榴焙乾，研末，每次 10～12g，米湯調下，或連皮搗汁服，或水煎服。

6. 鼻衄　石榴花曬乾，研末，吹入鼻孔，1 日數次。

7. 蛔蟲　酸石榴皮 30g，水煎取汁，沖玄明粉 6g，空腹送下。

8. 燒燙傷　紅石榴花研細末，調香油搽患處，亦治外傷出血。或石榴皮研末，麻油調擦。

9. 手癬、腳癬、小兒黃水瘡、濕疹、牛皮癬　鮮石榴皮蘸明礬末，搽患處。1 日 3 次。或用石榴果皮 60～150g，加水濃煎，外塗或洗患處，每日多次。

10. 中耳炎　石榴花曬乾研末，加冰片少許吹耳內。

附　石榴皮　酸、澀，溫。能澀腸止瀉，殺蟲，收斂止血。治療虛寒久咳，下血崩帶，腸胃不適，久瀉，久痢，驅殺絛蟲有很好的作用。

石榴花　有烏髮之功，還可止血。民間有用石榴花曬乾研末，吹入鼻孔，1 日數次，治療鼻出血。亦可用石榴花、白及等分曬乾或烘乾，研末混勻，外敷傷口，可止外傷出血。燦爛似火的石榴花，鮮艷奪目，古代文人更是讚不絕口，古代婦人著裙，多喜歡石榴花的紅色，因此男女相愛，常有「拜倒在石榴裙下」之說。

石榴根皮　能殺蟲，適用於驅蛔蟲、蟯蟲、絛蟲，可使蟲體肌肉持續收縮，不能附著，故有驅蟲作用。

芒 果

為漆樹科植物芒果的果實，常綠喬木。果扁卵圓形或長橢圓形，果全熟時黃色，外皮韌而稍硬，果肉黃色，肉質多汁，味甜而香。

別名 杧果、蜜望、望果、檬果、香蓋、沙果梨、庵羅果。

性味 甘、酸，涼。

功 用

1. 養胃止嘔 用於胃熱口渴，嘔吐，暈車暈船，眩暈。
2. 生津利尿 用於熱病小便不利。

趣 話

芒果樹可能源於緬甸至印度的區域內，相傳唐僧西天取經回國時把它帶來。中國栽培芒果始於唐代。《本草綱目》以「庵羅果」作為正名。芒果樹高數丈，乃中國南方常見果實，因蜜蜂望而喜之，因而又叫蜜望。在熱帶城市中，常見芒果樹作為行道樹，濃密遮陽，四季常綠。

芒果甘酸適口而耐食，又多汁液，具有良好的養胃生津止渴作用。據《本草綱目拾遺》記載：「凡渡海者，食之不嘔浪」，若漂洋渡海者多事先購置，以備需用。嚼食芒果，或以芒果煎水飲均有效。被稱為「暈船佳果」。

芒果色香味均佳，有人認為，芒果集菠蘿、蘋果、梨、桃、杏、木瓜等許多果味於一身，其甜如蜜。果肉似桃和菠蘿，果色金黃如柿，但比柿好吃，其解渴利尿作用也很好，民間亦用其煎水代茶飲，來治療慢性咽喉炎，聲音嘶啞。營養價

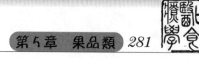
值很高，含豐富的維生素和糖分。

現代研究

1. 芒果可預防結腸癌及由於飲食中缺乏粗糙食品造成的疾病。

2. 芒果葉含維生素 C 較多。

3. 芒果有袪痰止咳的作用，是治療慢性氣管炎的有效藥物。

應用注意

1. 不可多食。

2. 腎炎患者忌服。正常人也不應大量使用。

3. 需防止芒果性皮炎。有少部分人進食芒果後，會出現皮炎，口唇及周圍皮膚出現紅斑及散在針頭樣大疱疹，繼之在面額、雙耳出現同樣皮疹，部分患者軀幹、四肢出現大片紅斑，皺褶部位有密集或散在針頭至綠豆大疱疹，奇癢，搔抓後可出現濕疹樣改變，為過敏反應，口服或注射組織胺藥物，症狀可很快消失，若皮疹廣泛者，可酌情用皮質激素，會很快好轉。

食療方

1. 口乾舌燥　生吃 芒果。

2. 食積不化，胸腹脹滿　鮮芒果 1 個，取果皮及果肉吃，早晚各 1 次。

3. 咳嗽氣喘，痰多　鮮芒果 1 個，去核，吃果皮及果肉，每日 3 次。

4. 牙齦出血　鮮芒果 2 個，取果皮及果肉吃，每天 1 次。

5. 濕疹瘙癢　鮮芒果葉煎水洗患處。

6. 肌膚水腫　芒果皮 15g，核仁 5g，水煎服，每日 1 次。

7. 多發性疣　芒果肉 1～2 枚分 1～2 次服。取果皮搓患處。

8. 習慣性鼻衄　芒果莖皮 30g，豬肉適量，燉服。

地　瓜

為豆科植物豆薯的塊根。塊根肉質。肉白色，味甜多汁，產於中國南方各地。

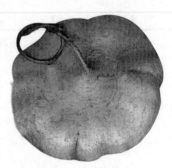

別名　土瓜、涼薯、薯瓜、葛瓜、豆薯、沙葛、涼瓜、土蘿蔔、地蘿蔔、草瓜茹。

性味　甘，涼。

功　用

1. 清熱除煩，生津止渴　用於熱病煩渴，其甘涼多汁，長於清胃熱而除煩，生津液而止渴，可生食，亦可糖漬。

2. 解酒毒　用於慢性酒精中毒。

趣　話

地瓜在古代本草書籍中尚無記載。地瓜並非果實，亦非真正的瓜，而是豆薯的地根，現中國各地普遍種植。

地瓜生熟都可以吃，生吃味甜，可當水果，煮炒能做菜，清脆爽口，其生津止渴，對傷暑，身倦口渴，煩熱不安時，吃些生地瓜，會感到涼快無比，口生津液，暑熱頓消。身體虛弱，津液不足的病人，會經常感到口舌乾燥，很不舒服，如能吃些地瓜，可減輕不適感覺。

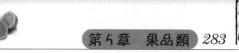
地瓜含水分多，營養豐富，是夏末秋初的良好食物。在食用時可生食、絞汁服、煎湯服、糖漬吃、炒吃。

應用注意

脾胃虛寒者不宜多吃。

食療方

1. 熱病煩渴　地瓜不拘多少，生吃。
2. 感冒發熱，腸炎，痢疾　地瓜，不拘多少，水煎後食用。
3. 解酒毒　地瓜拌白糖食。
4. 疥癬，癰腫　地瓜子研末調敷，不可內服。

杏　子

為薔薇科植物杏或山杏的果實。落葉小喬木。秋季成熟，熟果外表黃色，種子有甜、苦之分，仁味微甜者為甜杏仁，仁味苦者為苦杏仁。夏季果熟時採收，洗淨去核用。

別名　杏實、杏果。

性味　酸、甘，溫。

功　用

1. 生津止渴　用於口渴咽乾。取鮮杏生食或曝乾後食。凡津液不足，口乾煩渴者宜食之。

2. 止咳定喘　用於傷風感冒所致的咳嗽，痰多，氣喘，為咳喘病患者的輔助醫療果品。

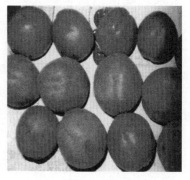

趣　話

杏樹的壽命很長，一般能活 100 多年。盛植於春秋戰國時代，在中國古代文獻中，如《山海經》、《禮記》等書中都有記載。

杏樹的花、葉、果皆類似梅，但杏樹耐寒，耐乾燥，多植於北方，而梅喜溫熱，濕潤，多種於南方，故有「南梅北杏」的雅稱。

杏樹是古代醫藥學家最喜愛的植物，它和醫藥的宿緣很深，許多醫家以杏為號，以杏自喻，以杏為書名，以杏為室名，以杏為頌辭。中醫向以「杏林」、「杏苑」作為自己的代名詞。

杏何以受到中醫的青睞，文人的贊頌呢？原來與一則傳說有關。據《神仙傳》記載：三國時期，盧山有位叫董奉的名醫，其醫術高明，醫德高尚，忠厚善良，濟世活人，普救大眾，為人治病，不取錢財，深受人們的贊頌，但病人為了感謝董奉治病救人的醫風，病家被治癒者，即在董奉住宅周圍種植杏樹，輕證者病人種 1 棵，重證者種 3 棵，久而久之，董奉住宅周圍杏樹成林，蔚然成風。杏子成熟時董奉摘下賣掉，再買來米、藥送給貧苦病人。後人常以「杏林春暖」、「譽滿杏林」來歌頌董奉高尚的醫德，杏樹也就成了中醫的象徵。「杏苑」成了中醫的代名詞。

杏子美，古人常用來形容美麗的眼睛，稱「杏眼」，多對女子而言。古代帝王將相和才子佳人服飾也喜歡用杏的顏色，皇帝的服裝乃杏黃色，是權力與威嚴的象徵，軍隊中的杏黃旗是發號施令的指揮旗。

杏子味甘，自古至今備受人們的贊美，杏在麥收時節成

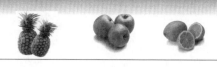

熟，它遲於櫻桃，早於桃李，杏的果實芳香味甜，豐滿多汁，人人喜食。鮮杏以顆大色黃白，果色澤悅目，香氣撲鼻，外形似桃，味甜者為佳，以金杏味甘最佳。

中國以杏命名的地方很多，如江西廬山的杏林，山東曲阜的杏壇，安徽鳳陽的杏山，河南汲縣的杏園。唐代詩人杜牧詩「借問酒家何處有，牧童遙指杏花村。」杜牧詩中的杏花村，在今安徽省貴池縣。

杏子一般酸多於甘，生津止渴之功與梅相近，但可食之性較強。含維生素 A，對於維生素 A 缺乏者可食杏子。但杏性偏熱，不可多食，易致癰瘡膈熱。多食還會動宿疾，生痰熱。

現代研究

杏子含維生素 B_{17}，對癌細胞有顯著的抑制作用。杏仁的提取物對人子宮頸癌細胞抑制率在 50%～70%之間。

應用注意

1. 不可多食，多食亦損齒。

2. 杏仁中含有苦杏仁甙及脂肪油，苦杏仁甙經酶或酸水解後，釋放出微量氫氰酸和苯甲酸，氫氰酸有毒，其主要作用於呼吸中樞，可產生鎮咳作用，然而過多的氫氰酸與組織細胞中含鐵呼吸酶結合，可阻止呼吸酶輸送氧氣，使體內組織細胞缺氧窒息，如吃得過多，氫氰酸可以影響延髓中樞，導致呼吸中樞抑制，呼吸麻痺，嚴重者可致死亡。氫氰酸有兩個特點，一是經加熱煮後很容易揮發掉，二是用水浸泡便會溶於水中，所以將杏仁加工成果脯，在水中浸泡數次後再吃就安全有益了。中毒輕者可用杏樹皮或杏樹根煎湯服用。

3. 不宜與牛奶、雞蛋等蛋白質豐富的食品同時食用，因果酸多的水果會使蛋白質凝固，影響蛋白質的消化吸收。

食療方

1. **咳喘痰多** 杏子鮮吃，每次 10 個，或甜杏仁 12～15g，豬肺 250g，加清水適量燉服。

2. **肺燥咳嗽** 苦杏仁 6g，研成細末，雪梨 1～2 個，去皮心，將杏仁末放入其中，隔水燉半小時後服，或用杏乾 3 個連核搗碎，水煎服，早晚各服 1 次。

3. **老年慢性氣管炎** 苦杏仁研碎，與等量冰糖混勻，製成杏仁糖，每日早晚各服 9g，10 天為 1 療程。

4. **老年便秘及孕婦產後便秘** 甜杏仁 15g，大米、白糖各 30g，加水適量，研磨成糊狀煮熟吃，每天早晚各 1 次。

5. **哮喘** 杏仁 15g，麻黃 15g（均布包），豆腐 100g，共煮 1 小時，去藥渣，吃豆腐飲湯，早晚 2 次分食。

6. **肺病虛弱，老年咳嗽，乾咳無痰** 甜杏仁炒熟，每日早晚嚼食 7～10 粒，或加白糖共搗爛，開水沖服。

7. **咳喘日久，睡臥不能者** 杏仁、核桃仁等分，研細，入蜂蜜少許，作蜜丸，每次 5g，每日 3 次。

8. **熱癤** 杏仁研末，用香油調擦。

9. **鼻中生瘡** 杏仁搗爛，敷之。或杏仁核壓取油敷之。

10. **黃水瘡** 杏仁放瓦上焙焦研末，香油調搽患處。

附 杏仁 乃咳喘要藥。

傳說明代翰林辛士遜夜宿青城山道院，夢中遇見一黃姑，授其秘方，汝旦旦食杏仁七枚，可致長生不老，耳目聰明。此後，這位翰林如方服食，到老身體輕健，腦力敏捷。杏仁有

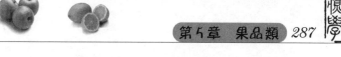

甜、苦之分。苦杏仁長於治咳喘實證，甜杏仁多用於肺虛久咳或老年咳嗽。杏仁除止咳平喘外，還能潤腸通便，用治腸燥便秘。另外還可潤膚駐顏，《本草綱目》稱其能「去頭面諸風氣毒皮瘡」。苦杏仁有毒，食杏一次性不宜過多。

現代研究，杏仁具有抗癌的作用，可用治肺癌，絨毛膜上皮癌肺轉移，乳房癌肺轉移等。肺癌、乳房癌、鼻咽癌患者放療時或放療後出現口乾，咽燥，煩渴症狀時，食用杏子，可減輕不適症狀。肺癌咳嗽、咯血，發熱時用苦杏仁燉梨食用，頗多效驗。

杏花 乃中醫之花，不僅美麗，也是一味中藥，《本草綱目》記載，面部患了痤瘡，蝴蝶斑，可取杏花、桃花各等分，用清水浸泡 7 日，以此水洗臉，有良好的效果。杏花嫵媚多姿，引人入勝，古詩贊頌頗多。

李 子

為薔薇科植物李的果實。落葉喬木，果球形，全國大部分地區有栽培。

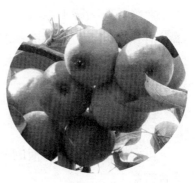

別名 李、李實、嘉慶子。

性味 甘、酸，平。

功 用

1.清肝除熱 用於肝虛有熱，虛勞骨蒸，凡肝熱者可以食用。

2.生津止渴 用於胃陰不足，消渴喜飲，鮮吃或煎湯服。

趣　話

　　李子和桃子均為薔薇科植物，它們的外貌均美艷絕倫，故人們常用「艷如桃李」來形容女子的美。食用果品中，桃結子亦多，故又有「桃李滿天下」來形容門徒、學生眾多，人才出眾。

　　《素問》中有「李味屬肝」之說。唐代大醫學家孫思邈指出，肝病宜李，就是說患有肝病的病人，適用於李子治療，其味酸中帶甜，清脆可口，不寒不熱，有清肝之效，小孩和婦女尤其喜愛食用。

　　李子的營養稍遜於桃。在食用方面，李時珍告訴人們：「李味酸，其苦澀者不可食，不沉水者有毒，不可食。」清代有位叫章穆的人，寫了一本《調疾飲食辨》的書，對李子頗有微詞，云「李味既不佳，性又難化，因脾生蟲，作脹損人，較桃尤甚。」甚至說：「果中極劣之物。」味酸過甚是不受人們喜愛的主要原因。

　　李核仁可治臉上黑斑，其方法是，將李核仁去皮研細，以雞蛋清和成糊狀，臨睡前塗於患處，次日晨以漿水洗去，連用5天左右。若被蠍、蟲螫傷疼痛，也可用李子仁嚼碎塗在痛楚之處，有很好的作用。

現代研究

　　可促進消化酶和胃液的分泌，增加胃腸蠕動，對於胃酸缺乏者有益。

應用注意

　　1.多食損脾胃、損齒。

2. 潰瘍病日久，急慢性胃腸炎患者忌之。

3. 體虛氣弱者，不可多食。

4. 民間有「桃飽人，李傷人，杏樹底下埋死人」的說法，故李子不能多吃，有苦澀味的李子不要吃。

食療方

1. 肝熱津液不足，口乾　李子 100g～120g，去核搗汁，加蜂蜜少許服。

2. 肝硬化腹水　李子鮮食。

3. 保持容顏美麗　鮮李子 250g，絞取汁液，和米酒等量兌勻，夏初服用，每次 1 小杯。

4. 消渴引飲　鮮李數枚，搗汁，飲服。

5. 消化不良　鮮李子 1～2 個，早晚各 1 次食用。

6. 結核病發熱，糖尿病口渴　李子搗汁冷服。

7. 面黑　李核仁研碎，用雞蛋清調糊狀，塗於面黑處。

8. 慢性咽喉炎、扁桃體炎、口舌生瘡　取李子 2 個，連核搗爛，加食鹽少許，開水 1 杯，拌勻放冷，取汁，含嗽，每天多次。

9. 皮膚濕疹、瘙癢　酸李 250～500g，搗爛，水煎外洗患處，每天多次。

10. 瘡癤腫痛　酸李 1～2 個，去核搗爛，敷患處，每日 1 次。

附　李根白皮　是李樹的根皮刮去皺皮呈白色，故名。用時放鍋中炙黃，早在漢代張仲景的《金匱要略》中，就用其治療奔豚氣，並作為主藥，配合其他藥同用，其症狀是病人自覺有一股氣從臍上上沖胸，腹痛，往來寒熱。此病相當於現代醫

學所說的癮病範疇。

佛 手

為芸香科植物佛手的果實。

別名 佛手柑、佛手香櫞、
五指柑、福壽柑。

性味 辛、苦，溫。

功 用

1.疏肝解鬱 用於肝氣鬱滯
所致胸脇脹痛，肝胃氣痛。

2.理氣和中 用於脾胃氣滯所致脘腹脹痛，食慾不振，噁
心嘔吐。

3.燥濕化痰 用於久咳痰多，胸悶脇痛。對於久咳不止，
胸脇作痛者可以選用。

趣 話

佛手因其果實狀如人手，故得此名。當果實盈枝時，透發
出陣陣清香，中國南方各地都有栽培。習慣上認為四川產的佛
手品質最優。佛手以片均勻、平整、不破碎、綠皮、白肉、香
氣濃厚者為佳。

佛手清香而不烈，性溫和而不峻，是用治胸悶氣脹，胃脘
疼痛，食慾不振或嘔吐的常用藥，將其以開水沖泡代茶飲，簡
便有效，其化痰方面可用治慢性支氣管炎。

以佛手浸酒，適量內服，對膽石證引起的膽絞痛經常發作
者，可起到長期緩解作用。胃脘氣脹、痰多咳嗽、婦女白帶過

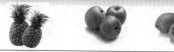
多，用佛手泡水代茶飲，有較好的效果，並能給人一種清香暢
快之感。

現代研究

佛手含檸檬油素及微量香葉和橙皮甙，佛手醇提取物對腸
道平滑肌有明顯的抑制作用，對乙醯膽鹼引起的十二指腸痙攣
有顯著的解痙作用，故常用其治療胃痛。

應用注意

1. 易耗氣，氣虛之人不宜食用。
2. 陰虛之人少用。

食療方

1. 痰氣咳嗽　佛手 30g，冰糖 15g，放碗中隔水燉服。
2. 肝胃氣痛　鮮佛手 10g，開水沖泡，代茶飲。
3. 呃逆反胃　佛手鮮果皮適量，糖製品少量，一同嚼服。
4. 消化不良　鮮佛手果 30g，切片，煎服。
5. 醒酒　鮮佛手，泡服。
6. 婦女白帶過多　佛手 15～30g，水煎服。

林　　檎

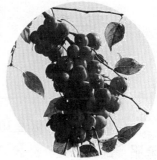

為薔薇科植物林檎的果實。小喬
木。果扁球形，果頂凹，果底深陷，
果面黃色，染濃紅色，果肉白色。果
實夏末秋初成熟。主產於中國長江、
黃河流域一帶。

別名 花紅、花紅果、文林果、蜜果、林禽、聯株果、沙果。

性味 甘、酸，平。

功 用

1. 生津止渴　用於消渴，煩熱口乾等。
2. 化滯　用於瀉痢，冷積痞塊。
3. 澀精　用於腎虛遺精，腰膝酸軟，四肢乏力。

趣 話

林檎始載於《千金·食治》。林檎果味甘甜，能招來眾禽於林，故名林禽，亦名林檎。林檎也叫花紅，是一種小蘋果，也稱為文林果。據史書記載，唐高宗時，紀王李謹得五色林檎，似朱奈而以上貢，高宗大悅，賜李謹為文林郎，故後人又呼林檎為文林郎果。古代還載，林檎實佳美。

林檎果味頗似蘋果，作為水果生吃，其作用與蘋果相似，但不如蘋果著名。林檎的澀精作用很好，主要用治男子遺精，滑精，其對水樣腹瀉效果亦非常好，尤以未熟花紅加水空腹食用為佳。

應用注意

有實熱便秘者忌用。

食療方

1. 暑熱煩渴　林檎 30g，搗爛，加冷開水 1 杯拌勻，濾取汁液服，每日 2 次。

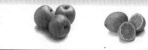
2. 水瀉不止　林檎半熟者 10 枚，加適量水，煎，並林檎食之。

3. 小兒閃癖頭髮豎黃，瘰癧瘦弱者　乾林檎脯研末，和醋敷之。

4. 遺精　林檎乾品 30g，炒黃，加水煎服，每晚 1 次。

5. 小兒腹瀉　林檎鮮果，搗爛，榨取汁液，餵服。每日 3 次。

枇　杷

為薔薇科植物枇杷的果實。常綠小喬木，果球形或長圓形，熟的果皮黃色至橙黃色，有毛，皮較薄，果肉橙黃色，多汁液。

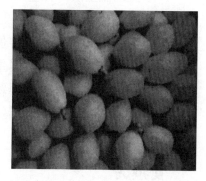

別名　蘆橘、枇杷果。

性味　甘、酸，涼。

功　用

1. 潤肺止咳　用於肺熱咳嗽，肺痿咳嗽，咯血及暑熱聲嘶啞。

2. 生津止渴　用於胃熱胃燥津傷口渴。

3. 和胃降逆止嘔　用於胃氣上逆之嘔吐、呃逆等證。

趣　話

據說張騫出使西域，把西域琵琶帶入了中國，人們發現枇杷葉片似琵琶，故有枇杷之名。枇杷古時也稱蘆橘。

枇杷有白沙、紅沙兩大類，白沙是指果肉呈白色或黃色的

枇杷。紅沙枇杷質量次於白沙枇杷。中國最為有名的枇杷是洞庭東山的白沙。

枇杷生長的特點是秋天開花授粉，冬天孕育幼果，春天果實成長，夏天果實成熟，是繼春果第一枝櫻桃上市之後搶先來到市上的鮮果品。其色黃如杏，果熟後甜酸，食來味無窮，甘液勝瓊漿，但未熟之果味酸，不可食，傷脾胃。

應用注意

1. 多食助濕生痰，脾虛滑泄者忌用。

2. 不熟之果不宜食用。

3. 不宜與海味食物及富含蛋白質的食物同時食用，因枇杷中的果酸與海味中的鈣結合發生沉澱，使蛋白質凝固，影響營養成分的消化吸收，也不宜與蘿蔔、黃瓜等食物同時食用，其所含維生素 C 將被黃瓜中的維生素 C 分解酶或蘿蔔中的抗壞血酸酵酶破壞。

食療方

1. 急慢性咽喉炎　鮮枇杷果 90g（去皮核），冰糖 15g，燉半小時後吃果肉及喝水，每天早晚各 1 次。

2. 煩渴、咽乾，小便短赤　熟透鮮枇杷果 250g，去皮核吃，早晚各 1 次。

3. 咳嗽咯痰　枇杷核 10～15g，甘草、橘皮各 6g，水煎，1日 2 次。

4. 肺熱咳嗽，咳逆嘔吐　新鮮枇杷葉 50g，洗淨，竹茹 15g，陳皮 6g，水煎，加蜂蜜調服。

5. 老年性便秘或喘咳不止　枇杷核 10～15g，搗爛後水煎，

濾取煎液，加蜂蜜 30g，調勻服。

6. 氣管炎　嫩枇杷葉 30g，款冬花 10g，生甘草 6g，水煎服。

7. 暑熱　鮮枇杷葉、鮮竹葉各 15g，煎湯代茶飲。

8. 妊娠嘔吐　枇杷葉 30g，生薑 3 片，水煎服。

9. 酒糟鼻　枇杷葉去毛，焙乾，研末，用茶葉調服。

10. 夏令痱、疹、熱癤、顏面粉刺、面瘡等　枇杷葉煎湯，洗擦患處，每日 2～3 次。

附　枇杷葉　苦，微寒。能清肺下氣，清胃止嘔。凡風熱燥火等引起的咳嗽，呃逆都可應用。李時珍認為「治胃病以薑汁塗炙，治肺病以蜜水塗炙，乃良。」枇杷葉的背面絨毛很多，用時應刷去，或用水洗，或者水洗後用蜂蜜炙，使毛不致混於水中，如去毛不淨，可引發咳嗽不已。

枇杷花　又名土冬花，主治傷風感冒，咳嗽痰血，鼻流清涕不止，或與辛夷花等分研末用，酒送服。民間有用枇杷花加蜂蜜一起蒸食，治療傷風感冒者。

枇杷核　祛痰鎮咳，作用較弱，也可用其治療疝氣，但因枇杷核含有毒性成分氫氰酸，不可亂用。

奇 異 果

為奇異果科植物奇異果的果實。木質藤本。果橢圓形或近球形。果皮薄，黃綠色外披黃棕色細茸毛，果肉細嫩，淡黃色，半透明，富含汁液，氣香，味酸甜可口。

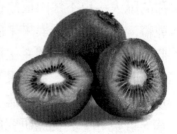

別名　彌猴桃、毛梨、羊桃、陽

桃、楊桃、洋桃、藤梨、猴子梨、狐狸桃、奇異果梨。

性味 甘、酸，寒。

功 用

1. **清熱生津** 用於煩熱、消渴等證，可生食或以奇異果內瓤和蜜煎服。

2. **和胃消食** 用於食慾不振，消化不良，嘔吐，痢疾，痔瘡等證。

3. **通淋** 用於石淋及黃疸等證，本品長於清利膀胱熱邪而通淋，可生食和絞汁服。

趣 話

李時珍說：「奇異果其形如梨，其色如桃，而獼猴喜食，故有諸名。」奇異果是一種山區野生果實，個大，多汁，味甜美，有香蕉味為佳。奇異果為營養豐富，具有多種經濟用途的果實，但過去始終處於野生的地位，一直未受到重視，直到近幾十年來才真正得到了發展。奇異果既可作成高級飲料，又可作為水果食用，能消除疲勞，增加體力，增進食慾，特別適於野外高原工作者、運動員及病人服用。

生食奇異果口感很好，甜酸可口，清香多汁，既不像柿子甜的膩人，也不像山楂酸得粘牙，不像梨子水分多，不像棗子乾糯。剝皮後的奇異果果肉綠似翡翠很可愛，且容易消化，多吃一些也不會對身體產生危害，同時若吃用後，可使皮膚細嫩光滑，富於彈性。奇異果被稱為「青春果」、「皮膚果」。可用其防治各種老年性疾病，如高血壓、癌症、動脈硬化、冠心病、肝炎等。其抗癌研究已出現可喜的苗頭，尤其是奇異果根

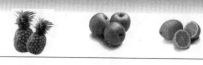

對消化道癌有治療作用。

奇異果有良好的清熱生津，緩解煩渴的作用，當人們口乾舌燥之時，吃幾顆奇異果頓感滋潤心肺，涼爽無比，同時還略能健胃，降逆止嘔，下行還能清利膀胱濕熱，通利小便，味道甜美，風味獨特。

現代研究

奇異果鮮果富含維生素 C。可防止致癌物亞硝胺在人體內生成，並可降低膽固醇和甘油三酯水平，對心血管疾患，癌症有一定防治和輔助治療作用。有利於增加機體免疫功能，增加對癌的抵抗力。

應用注意

1. 有滑腸之性，脾胃虛寒者慎服。《本草衍義》「太過則令人臟寒作泄。」

2. 富含維生素 C，不宜與動物肝臟、黃瓜等食物一起食用。

食療方

1. 維生素 C 缺乏證　鮮奇異果果 60g，去皮吃，每日早晚各 1 次。

2. 食慾不振　奇異果乾果 100g，水煎服。

3. 嘔吐納差　奇異果絞汁，加生薑汁服。

4. 虛熱咽乾或傷暑消渴　鮮奇異果 30～60g，去皮吃，每日3 次。

5. 胃熱口乾　鮮奇異果 180g，生薑 30g，榨汁服。早晚各 1次。

6. 消化不良，食慾不振　未成熟鮮奇異果用沸水浸燙後曬乾或烘乾（又稱藤梨乾）60g，水煎服，早晚各 1 次。

7. 煩熱口渴　奇異果 60～120g，除去外皮搗爛，加蜂蜜適量，煎熟食，亦可加水煎湯服用。

8. 消化道癌痛　奇異果根 250g，鮮品加倍，用白酒浸泡 1 週，每天服 3 次，每次服 15～30ml。

9. 急性肝炎　奇異果根 15g，紅棗 20g，水煎當茶飲。

10. 尿道結石　食奇異果有益，若以藤煮汁亦有好處。

附　奇異果根　既治癌，亦可催乳，若取其催乳，可用其根水煎，加白糖服下。奇異果根加紅棗水煎又能治療肺結核。

金　橘

為芸香科植物金橘、金彈的果實。果皮光滑，有光澤，成熟時金黃色，果皮厚，油腺密生，瓤囊4～5瓣，汁多味酸。

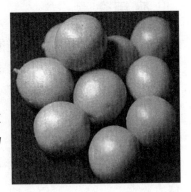

別名　山橘、盧橘、金棗、金彈、金柑、金橙、公孫橘、牛奶橘、金彈橘。

性味　辛、甘、酸，溫。

功　用

1. 化痰理氣　用於胸脘痞悶作痛，痰多。

2. 消食化積　用於酒傷口渴，食滯納少，消化不良，大便溏泄，腹脹。

3. 祛風止咳　用於風寒襲肺，咳嗽吐痰，尤善治百日咳。

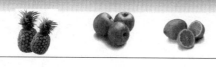

趣　話

在柑橘家族中，柑、橘、橙等果實大，而另有一種玲瓏小巧的品種，就是名氣頗大的金橘，屬芸香科金橘屬。

金橘的果皮和果肉可以一起吃，而且果皮更是別有異常的香甜，而果肉有些酸，以金橘做成的金橘餅，更以其酸、甜、美的特殊風味和開胃順氣，消食化痰的卓越功能而為人垂愛。

金橘除作鮮果外，亦可作藥用，作金橘餅食用。金橘餅既是一種很好的消閑食品，又是一種滋養補品，對急性肝炎、膽囊炎、膽結石、胃痛、疝氣、慢性氣管炎、脫肛及子宮脫垂均有療效。對老年人可以興奮精神，增進食慾，提高身體的抗寒能力。

現代研究

含豐富的維生素 C 及一定量的維生素 P，對維護血管功能具有明顯的藥理作用，為高血壓、血管硬化及冠心病患者的有益果品。

應用注意

1. 凡口舌痛，齒齦腫痛等陰虛火旺者慎食。
2. 有些人對金橘皮中某些成分有過敏反應，應避免食用。

食療方

1. 胃痛　醃金橘 2～3 枚，開水沖泡代茶飲。
2. 咳嗽氣喘　將金橘以刀劃開，擠出核，放水中加適量冰糖，文火煮熟，食金橘餅飲湯。
3. 消化不良，胃腹脹痛　金橘 2～3 個，洗淨吃，早晚各 1

次。

4.疝氣疼痛　金橘乾 10 個，搗爛，水、酒各半煎服，早晚各 1 次。

5.小兒百日咳　金橘乾或鮮果 2～3 個，鴨氣管 1 條，生薑 5 片，水煎，喝湯吃果。

6.乘車船後不思飲食，或感冒引起胃口不開　糖金橘 30 g，慢慢嚼服。

柑　子

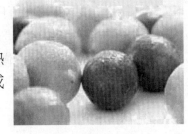

為芸香科植物多種柑類的成熟果實。汁液豐富，氣香，味甜或酸，種子卵圓形，一端為短嘴狀，冬季果實成熟時採摘。

別名　柑果、金實、扁柑、木奴、瑞金奴柑。

性味　甘、酸，涼。

功　用

1.生津止渴，醒酒利尿　用於熱病後津液不足之口渴，舌燥，或傷酒後煩渴等證。

2.潤肺健脾，化痰止咳　用於咳嗽痰多，咽喉不適，食慾不振，尤以熱痰病證多用。

趣　話

柑原產中國，中國中部和南部各地均有栽培。

柑橘是一個龐大的家族，橘子、柑子、柚子、橙子、檸檬都是這個家族的成員。由於柑味最甜，故名。

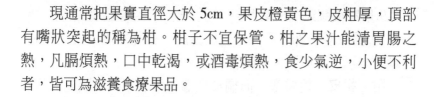

現通常把果實直徑大於 5cm，果皮橙黃色，皮粗厚，頂部有嘴狀突起的稱為柑。柑子不宜保管。柑之果汁能清胃腸之熱，凡膈煩熱，口中乾渴，或酒毒煩熱，食少氣逆，小便不利者，皆可為滋養食療果品。

應用注意

1. 性涼，凡脾胃虛寒者宜少吃。
2. 不宜與蛤同時食用，因易致痰凝而氣滯。

食療方

1. **各種疾病治療期間或癒後作營養補助劑**　鮮柑果 1～2 個，生吃，每日 2～3 次。

2. **熱病咽乾煩渴或小便澀痛**　鮮柑果 3～4 個，去皮，1 次吃完。

3. **老年性或慢性咳嗽，痰多**　鮮柑果 1 個（連皮），冰糖 15g，生薑 2 片，隔水燉 1 個小時後連果皮服。

4. **消化不良引起的胸腹脹痛**　新鮮柑果皮洗淨嚼吃，或用乾柑皮研粉，每次 2g。

5. **肺氣腫**　鮮柑果 1 個（連皮），紅棗 5 個，隔水燉 30 分鐘後吃果肉及紅棗。

6. **解酒**　鮮柑果 2 個，去皮，果肉榨汁，加開水 1 杯，拌勻服。

7. **急性乳腺炎**　鮮柑葉搗爛外敷。

8. **支氣管哮喘**　鮮柑葉 1500 g，洗淨放鍋內，加水 1500 ml，煮沸，過濾，加入紅糖 500 g，製成糖漿 1000 g，每次 20 ml，每日 3 次。

9. 麻疹後喘氣　柑葉 50g，炒焦研末，米酒調敷肚臍。

10. 婦女產後乳汁不通，乳房硬結，紅腫熱痛　柑核 15g，打爛，米酒、水煎服，早晚各 1 次。

附　柑皮　性偏寒，而橘皮性溫，兩者不同，因此久病痰白，中醫辨證屬寒咳者，不宜用柑皮，而適用橘皮。目前將柑皮和橘皮混為一談，是不甚妥帖的。柑皮也有醒酒作用，可用其泡水代茶飲。

柚　子

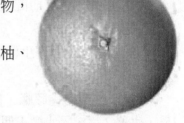

為芸香科植物柚的成熟果實。果肉白色或淡紅色，為多數圓錐形囊狀物，內含汁液，每瓣內包含種子數枚。

別名　壺柑、臭橙、文旦、雷柚、朱欒、沙田柚。

性味　甘、酸，寒。

功　用

1. 行氣寬中，開胃消食　用於胃病胃腸氣脹，消化不良，飲食減少證，還能除口中惡氣。

2. 解酒，化痰止咳　用於傷酒，慢性咳嗽，痰多氣喘等證。對酒醉、口臭或乘車、船昏眩嘔吐，慢慢嚼服柚肉可以緩解症狀。

趣　話

柚是柑橘類最大的水果，秋日佳色，萬類竟霜，正是柚子採摘的日子，因其果大色艷，又耐貯藏，素有天然水果罐頭之

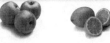
美名。很多人將其稱為文旦，相傳是姓文的戲劇小旦首先種植而得名。

在民間每於中秋佳節，家家必備柚子。因柚子是象徵親人團圓，生活美好的果實。合家歡聚時，口嘗香柚，共賞明月，別有一番溫馨與詩意。柚子是高血壓、冠心病、動脈硬化患者以及發育兒童的最佳食品。

全柚的性能包含柚皮和瓤囊在內，能化痰止咳，理氣健胃，助消化，多用治咳嗽咯痰，喘息，中焦脾胃氣滯病變。

現代研究

新鮮果汁中含有胰島素樣成分，能降低血糖，故特別適合於糖尿病人食用；多吃柚子對心血管病人有益。

應用注意

1. 脾胃虛寒，泄瀉者少食。

2. 柚子中的檸檬醛是一種和維生素 A 相拮抗的醛類物質，因此，若食用大量柚子時，要確保膳食中有足夠的維生素 A 才好。

食療方

1. 老年咳喘　柚子 1 個，去皮，削去內層白髓，切碎，放於有蓋碗中，加適量飴糖（或蜂蜜），隔水蒸至爛熟，每日早晚各 1 小匙，沖入少許熱黃酒內服。

2. 哮喘　柚子（重 500～1000g），去瓤加百合 200g，白糖 200g，加水煎 2～3 小時，去渣後，分次服完，連服 9 天。

3. 痰氣咳嗽　柚，去核，切，浸酒，封固 1 夜，煮爛蜜拌

匀，時時含咽。

4. 咳嗽痰多　柚果肉 90g，米酒 15g，蜜糖 30g，隔水燉爛服，每日 1 次。

5. 肺燥咳嗽　柚肉 4 瓣，黃芪10g，煮豬瘦肉，吃肉喝湯。

6. 寒凝胃痛，腹痛　柚子 1 個（留在樹上，用紙包好經霜後摘下）切碎，塞入子雞 1 隻（去內臟）放入鍋內加入黃酒，紅糖適量，蒸至爛熟，1 天 2 次吃完。

7. 高血脂、冠心病　每日吃柚子果肉 4～6 瓣，堅持數月，有一定輔助作用。

8. 急慢性中耳炎　鮮柚皮共搗爛取汁，滴入耳內。

9. 消化不良，噯氣或孕婦口流涎　柚果肉 60g，1 次吃完，每日 3 次。

10. 斑禿　柚核水煎後外搽，或與生薑煎水搽。

附　柚皮　化痰作用好，適用於喉癢痰多，風寒咳嗽，咯吐白痰，亦能消食寬中。柚子的外皮現作化橘紅使用，更長於行氣化痰。

柿　子

為柿科植物柿的果實。熟果果肉內黃色至紅黃色，味甜，未熟透果有澀味，種子扁腎形。採收後，經脫澀紅熟後用。

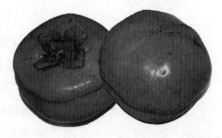

別名　柿、鮮柿、綠柿、柿果、朱果。

性味　甘、澀，寒。

功　用

1. 清熱潤燥　用於燥熱咳嗽或咯血，咽喉熱痛咳嗽痰多，或痔瘡出血。

2. 生津止渴　用於胃熱傷陰，煩渴口乾，心中煩熱。本品豐腴多汁，味甜可口。

3. 固腸止瀉　用於慢性腹瀉，痢疾。

趣　話

柿在古代稱「柹」。柿子以皮薄、肉細、個大、汁甜如蜜者為佳。柿有七大特點：一多壽，二多陰，三無鳥巢，四無蟲蛀，五霜葉可觀，六嘉實，七落葉肥滑，可以臨書也。

生柿味澀性寒，容易引起腹痛，故人們日常食用的是經過加工的烘柿、柿餅、柿糕等。李時珍評價：「柿乃脾、肺血分之果也。其味甘而氣平，性澀而能收，故有健脾澀腸，治嗽止血之功。蓋大腸者，肺之合而胃之子也，乃其精液，入肺病上焦藥尤佳。」

《本草綱目》記載：有人病臟毒下血，凡半月，自以為必死，後偶然得到一方，只用乾柿燒灰，飲服二錢，病就好了。可見柿止後陰出血有卓效。又有曾通判之子患下血病10年，也是用此方一服就好了。將柿餅研末，做成散劑、丸劑均可。

在《經驗方》中還有這樣記載：有一家人三代皆死於反胃病（即食道癌），到了孫子這一代，得到一方，方法是用乾柿餅同乾飯每日食，絕不用水飲，這樣食病居然好了。根據古書的記載，現人們常將柿餅在飯上蒸軟，食用，可增進小兒食慾，健脾胃，止瀉效果亦很好。

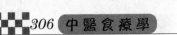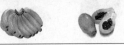

柿還是優良的降壓止血藥,可治高血壓或有中風傾向的病人。將發澀的柿子榨出汁液,名為柿漆,內含鞣質具有降壓成分。若買到了發澀的柿子,是柿子還未熟透,可將柿子放入米中埋幾天,讓其熟透,再食用就沒有澀味了。

現代研究

柿含碘量高,因而以柿為原料製成不同劑型食品,為治療甲狀腺疾患的良方。食用柿子也有同樣的作用,未成熟柿搗取汁,沖服,也可治地方性甲狀腺腫。

應用注意

1. 不宜過食柿子,尤其不要空腹或與酸性食物同吃。

2. 柿子會造成腸液分泌減少,導致便秘。

3. 柿子含有鞣質,易與鐵結合而妨礙人體食物中鐵的吸收,故缺鐵性貧血患者不宜食柿。

4. 凡食柿子不可與螃蟹同吃,令人腹痛大瀉,嘔血,少數人還會昏迷,凡是遇上此種情況,可用木香磨粉燒湯灌腸。

5. 脾胃虛寒,水腫及瘧疾患者忌服。

6. 因其具澀性,風寒感冒,胸悶痰多者不宜食用。

7. 食柿應忌酒 《本草拾遺》:「飲酒食紅柿,令人易醉或心痛欲死。」

食療方

1. 口乾 鮮柿,切片搗爛,後取汁液,用開水分 3 次沖服。

2. 老年性喘咳,痰稠咳嗽 柿餅 2 個,蜜糖 30g,隔水燉爛吃,早晚各 1 次。

3. 咽喉痛，咽乾咳嗽　柿霜 3～10g，搗爛後水煎，慢慢含咽，每日多次。

4. 慢性腸炎，瀉痢　柿餅 2 個，糯米 60g，陳皮 5g，共煮粥，連吃 3 天。

5. 吐血、咳血　未成熟青柿子 3 個，用水煮沸，食柿。

6. 反胃嘔吐　柿餅 1～2 個，搗爛成泥狀，每次 10g，開水送服，或蒸熟連食數日。

7. 呃逆不止　柿蒂 10g，生薑 3g，水煎服，或柿蒂 3g，炒香研末，米酒調服，1 次服完。

8. 高血壓或地方性甲狀腺腫　未成熟柿果 1～2 個，搗爛取汁，溫開水沖服，每日 1 次。或用生柿榨汁（名柿漆）以牛奶或米湯調服，每次半杯。或用柿餅 10 個，用水煎服。

9. 蝴蝶斑　乾柿每日食之。

10. 痔瘡出血　柿餅 1～2 個，加水煮爛吃，每天 2 次。

　　附　柿蒂　苦、澀，平。具降逆止呃作用。呃逆不止的現象頗為多見，有時常導致病人食寢不安，此時將柿蒂燒成性，研末，黃酒調服，或配生薑、砂糖和勻，燉熟徐徐服有效。柿蒂末在空腹時用米湯送下，還能治血尿。據介紹，將帶柄柿蒂研末內服，有避孕的效果。

　　柿霜　是柿餅上的一層白色粉末物，李時珍認為其「清上焦心肺熱，生津止渴，化痰寧嗽，治咽喉口舌瘡痛。」柿霜尤對咽喉腫痛效果好。近代醫家張錫純認為：柿霜色白，入肺為甘涼潤滑，其甘也能益肺氣，其涼也能清肺熱，其滑也能利肺痰，其潤也能滋肺燥。若因肺熱咳嗽喉部不適，咽乾，口舌生瘡等證，可以用柿霜，具有顯著療效。

　　柿葉　含大量維生素 C，具有顯著的降血壓、軟化血管的

作用，將其代茶飲可治療冠心病和防治動脈硬化症，還能止血，患有肺、胃、腸及子宮出血以及尿血等證，飲柿葉茶有輔助療效，對雀斑及黃褐斑（蝴蝶斑）有治療作用，且無過敏反應，可保持皮膚嫩潤，多認為其延年益壽，防病抗衰。

荔　枝

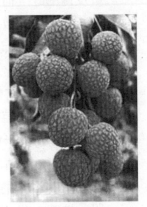

　　為無患子科植物荔枝的成熟果實。果色紅，果皮有皺紋，肉色淡白如玉，味甘多津。

　　別名　離支、丹荔、火山荔、麗枝、勒荔、荔支。

　　性味　甘、酸，溫。

功　用

　　1.補脾益氣　用於脾虛久瀉。可用乾荔枝果肉煎水服，亦可與大棗同用。

　　2.補益肝血　用於血虛心悸，頭暈，身體虛弱，血虛崩漏等。

　　3.理氣止痛　用於氣虛胃寒腹痛及氣滯呃逆不止。

　　4.補心安神　用於思慮過度，勞傷心脾之心悸、怔忡、失眠、健忘等證。

趣　話

　　荔枝因其結果時，其枝弱反蒂固，不可摘取，只能劙取，故名。是色香味形均好的果中珍品。漢時就被視為「草絕類而無儔（ㄔㄡˊ），超眾果而獨貴」的珍品。

荔枝以新鮮者味最美，因它十分嬌貴，不耐貯藏，除產地外，遠方人很難吃到新鮮荔枝，白居易在《荔枝圖序》云：果實若離本枝，「一日而色變，二日而香變，三日而味變，四五日外，色香味盡去矣。」唐代《海藥本草》亦有類似記載。此說雖有些誇張，但仍不失為客觀事實。

荔枝的滋味獨特，甘甜，清香，可口，其瓤肉瑩白如冰雪，漿液甘酸如醴酪，所以歷史上喜吃荔枝的人很多。早在西漢初，荔枝就作為上貢帝王的禮品。

歷史上最出名的啖荔枝者是唐玄宗的貴妃楊玉環，唐代詩人杜牧有首「過華清宮」的詩，詩中描寫了楊貴妃因愛吃荔枝給人民帶來的苦難。「長安回首繡成堆，山頂千門次第開，一騎紅塵妃子笑，無人知是荔枝來。」此詩意指楊貴妃嗜啖鮮荔枝，「乃置騎傳送，走數千里，味未變已至京師。」「妃子笑」從此成為荔枝的化名。在運送荔枝途中，各驛站乘馬一刻不停的從千里之外把新鮮荔枝運送到長安，為此累死了許多差官和驛馬。

荔枝色澤鮮艷，氣香味美，而治療疾病方面亦不遜色，歷來作為扶虛補弱的佳品。

荔枝和龍眼有所不同，一般血寒宜荔枝，血虛宜龍眼，但龍眼的補益力更強，所以龍眼可多吃，荔枝不能多吃，否則易上火。

應用注意

1. 不可多食。鮮品少量食用生津止渴，多食反而令人煩渴發熱，因其性溫，故陰虛火旺者慎用。過食荔枝可致「荔枝病」，是由於低血糖引起的一種急性熱病，輕則噁心，四肢無

力，重則頭暈，心悸，出冷汗，昏迷。主要是吃荔枝過多，荔枝裡含的豐富果糖進入人體後，很快進入血液，這時必須靠肝臟中的轉化酶，使它轉化為葡萄糖，才能被身體利用，若荔枝吃多了，轉化酶一時轉變不及，會使果糖充盈於血液之中，再加上荔枝果肉積於胃腸，又損害了正常食慾，從其他食物得到的營養相對減少，特別是兒童體內的轉化酶本來就少，故吃荔枝過多，就可能得「荔枝病」。解救方法：用荔枝殼煎水飲服，或大量注射葡萄糖溶液，可取得顯著療效。

2. 皮膚易生瘡癬者及胃熱口苦者忌用，《海藥本草》：「食之多則發瘡毒。」

3. 牙病的人不宜多吃荔枝，因容易上火。

食療方

1. 脾虛腹瀉，五更瀉　荔枝 5 枚，粳米 1 把，洗淨煮粥食，連服 3 次，或加山藥、蓮子更佳。

2. 呃逆不止　荔枝 7 枚，連皮核燒存性，為末，調服。或荔枝核 15 枚，生薑 3 片，煮 10 分鐘，兌入少量紅糖服用。

3. 胃寒腹痛　荔枝核 30g，打碎，加生薑或陳皮 6g，水煎服。

4. 氣虛胃寒疼痛　荔枝肉 5 枚，煮酒 1 小杯，常服。

5. 瘰癧　乾荔枝 30g，海帶 3g，黃酒 500g，浸泡 3 天後分10 份，每次 1 份，食飲，每日 1 次。

6. 婦女墮胎後下血不止及產後出血　荔枝乾 7～9 枚，連核和殼一起打破，以 2 碗水煎至 1 碗水服下。

7. 產後子宮收縮不良　荔枝乾 8～10 枚，加水燉服。

8. 疔瘡惡腫　荔枝肉、白梅各 3 枚，搗作餅子，貼於瘡上。

9.陰囊水腫或鞘膜積液　乾荔枝 10 枚，小茴香 15g，黃酒 500g，浸泡 3 天後，每日 1 次，分 10 次食飲。

附　荔枝殼　可用治痢疾，血崩，濕疹。

荔枝核　辛、微苦，溫。能溫中行氣止痛，用於肝經寒凝氣滯所致疝痛，睪丸腫痛，亦用於肝氣鬱滯，胃脘久痛及婦人氣滯血瘀致經前腹痛或產後腹痛等。李時珍說：「荔枝核入厥陰，行散滯氣，其實雙結而核肖睪丸，故其治疝卵腫，有述類象形之義。」

草　莓

為薔薇科草莓屬植物的果實。漿果狀體圓形或心臟形，深紅色，肉白色。

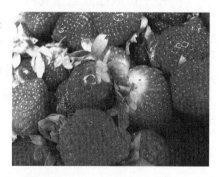

別名　洋莓、紅莓。

性味　甘、酸，寒。

功　用

1.潤肺止咳　用於肺熱咳嗽咽喉腫痛。

2.益氣養血　用於氣虛貧血，精神不佳，食慾不振。

3.清熱生津　用於暑熱煩渴，口乾舌燥。

4.解毒通淋　用於瘡癤、毒蛇咬傷，便秘，瀉痢，尿頻，尿痛，小便短赤，以及飲酒過度。

趣　話

草莓如今已遍布全世界。本世紀初，中國始栽培草莓，近 20 年，得到飛躍的發展，草莓很容易腐爛。草莓是一種沒有果

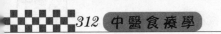

皮的肉質漿果，形如雞心，紅似瑪瑙，色澤鮮艷，漿液豐腴，柔嫩多汁，甜中孕酸，酸裡寓甜，芳香撲鼻，濃郁爽口，風味獨特。草莓鮮紅艷麗，美人眼目，撩人品嘗，色味俱佳，誘人食慾，營養價值很高，頗受人們喜愛。

草莓經加工後可製成多種食品，如草莓醬、草莓原汁、草莓酒等，風味各異，吊人胃口。

草莓點綴冷盤，紅盤綠帶，極其好看。

現代研究

草莓中抗壞血酸含量比蘋果、葡萄高，加熱易被破壞，癌症患者可多食。常吃草莓及其製品有很好的保健作用。又可防治皮膚黑色素沉著，對痣和雀斑有較好的效果。草莓對胃腸和貧血具有一定的滋補作用，對防治動脈硬化、冠心病、高血壓、便秘、體虛等有作用。草莓汁和牛奶混合後塗於皮膚能清除油膩，使皮膚潔白。

應用注意

1. 因性寒，一次性不宜食之過多。

2. 不耐保存，易腐敗變質，易藏污納垢，食用時最好用高錳酸鉀或其他消毒液消毒並用清水洗淨再吃。

3. 患尿路結石、腎功能不全者不宜多食草莓，因為草莓含草酸較多，過食會加重病情。

食療方

1. 維生素 C 缺乏症　鮮草莓 60g，生吃，早晚各 1 次。

2. 解酒　鮮草莓 150g，1 次吃完。

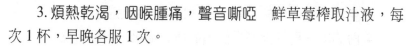

3.煩熱乾渴，咽喉腫痛，聲音嘶啞 鮮草莓榨取汁液，每次1杯，早晚各服1次。

4.瘡癤，毒蛇咬傷 鮮草莓適量，搗爛加紅糖外敷患處。

5.肺熱咳嗽 鮮草莓汁、生梨汁、檸檬汁各50ml，蜂蜜15ml，混勻，飲服，每日1次。

6.氣血虧虛，精神不佳 草莓100g，先將紅棗50g，荔枝乾30g，糯米150g，煮粥，再加入草莓略煮，常食。

7.暑熱泄瀉 鮮草莓200g，水煎服。

8.營養不良或病後體虛，消瘦 草莓酒60g，早晚飲1次。製法：鮮草莓洗淨，包在潔淨紗布中榨取汁液，再加入等量米酒拌勻即成。

9.消化不良 草莓80g，山楂30g，水煎服。

10.口腔潰瘍，舌體生瘡 鮮草莓100g，搗爛含服，每日數次。

香　蕉

為芭蕉科植物甘蕉的果實。

別名 蕉子、蕉果、牙蕉、甘蕉、弓蕉。

性味 甘，寒。

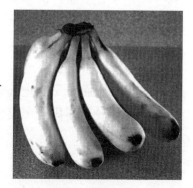

功　用

1.清熱潤腸 用於痔瘡出血，大便乾結。若便血或痔瘡出血，可取香蕉不去皮燉熟食。

2.潤肺止咳 用於肺燥咳嗽，其甘寒質潤，上可潤肺而治咳嗽，下可潤腸燥而通大便。

3. 生津止渴　用於溫熱病傷津口渴，煩渴喜飲。

4. 解酒毒　用於因輕微飲酒過多致煩躁，口乾舌燥。

趣　話

香蕉果肉甜如蜜，氣味清香芬芳，味甜爽口，肉軟滑膩，是水果中最為人們喜愛者之一。以色黃，味甜，香氣濃郁者為佳。

香蕉又稱「智慧之果」。香蕉既是香糯可口的水果，又可充作糧食，還能做菜或釀酒。

未成熟的青綠色香蕉能治療胃潰瘍。青綠香蕉能防止潰瘍的形成，促進胃黏膜細胞的生長，促進潰瘍癒合，因而防止胃酸侵蝕胃壁。也對脂肪痢及中毒性消化不良極為合適。有趣的是黃熟的甜香蕉就沒有上述的功效。

多食香蕉可降低血壓。若因心情不好，煩躁抑鬱有一定療效，能促使心情變得快活安定，甚至可以減輕痛苦，調節、降低人的不佳情緒，因此，常吃香蕉對狂躁、抑鬱症患者尤為適宜。也可使皮膚嫩柔光滑，眼睛明亮，心情愉快。有「心情不好，吃只香蕉」的說法。

香蕉既能通便又能止瀉，可以吸收水分使大便成形，增加腸蠕動，利於糞便排泄，又能吸附腸道細菌和毒素，所以又能止瀉。

現代研究

香蕉含鉀量高，若人體缺鉀可出現全身乏力，以四肢最為突出，食慾不振，噁心嘔吐，腹脹，煩躁不安，倦怠，反應遲鈍，鉀對鈉的平衡有重要影響，鉀少就會鈉多，而鈉過多，又會使體內水液瀦留，血壓升高，因此食入香蕉可以防止低鉀高鈉。

抑制胃酸。能使胃酸分泌減少，對胃潰瘍有緩解作用，青綠香蕉作用更好，有刺激胃黏膜生長的作用，使胃壁得到保護。

應用注意

1. 性寒滑腸通便，脾虛便溏者不宜多食。

2. 不宜空腹食用，香蕉中含有大量的鎂元素，空腹時，可使血液中含鎂量驟然升高，造成人體血液中鎂、鈣的比例失調，對心臟的功能產生抑制作用，不利於身心的健康，故空腹時不應多食。

食療方

1. 大便秘結　成人每次食用香蕉 150～200g，不宜過量，以免損傷脾陽，導致腹痛腹瀉。

2. 燙傷　香蕉去皮，將果肉搗爛，擠汁，塗患處，1日2次。

3. 肺燥咳嗽　香蕉 1～2 根，冰糖燉服，每日 1～2 次，連服數日，或熟透香蕉 2 根，連皮燉爛吃香蕉，早晚各 1 次。

4. 酒毒　生食香蕉，或香蕉果皮 60g，煎服。

5. 肺燥久咳　香蕉 1～2 根，川貝粉 5g，冰糖適量燉服。

6. 高血壓病　香蕉 500g，黑芝麻 25g，用香蕉蘸炒半生的黑芝麻嚼吃，1 天分 3 次吃完。

7. 冠心病　香蕉 50g，搗爛，加入等量茶水，再放少量蜜糖，製成香蕉茶，頻飲。

8. 烏髮　用香蕉汁梳頭，可使萎黃的頭髮變黑。

9. 各種癤腫，瘡癰　未熟香蕉 1 根，連皮搗爛敷患處。

10. 手足皸裂　取香蕉 1 根捏熟，皮色發黑之爛香蕉更佳，

放置陰涼處,將香蕉開 1 小洞,擠出肉泥,搽皸裂處,至癒為止。

附　香蕉皮　有抑制真菌、細菌的作用,煎水外洗,可治皮膚瘙癢症。香蕉皮曬乾,煅成性,加少許鹽,研末,將其搓搽疣體,每天 2 次,連用 5 天,可使疣體脫落。

香蕉花　燒存性,研末,鹽水送服,可治胃、腹痛。香蕉葉研末和生薑汁塗腫毒,有消炎止痛的功效。

桃　子

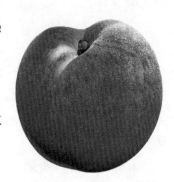

為薔薇科植物桃的成熟果實。熟果常帶粉紅色,肉厚,多汁,氣香,味甜或微酸甜。產於全國各地。

別名　桃、甜桃、毛桃、山桃、仙桃、桃實、蟠桃、壽桃、壽果、水蜜桃。

性味　甘、酸,溫。

功　用

潤燥生津　用於胃陰不足,口中乾渴,腸道燥熱,大便乾結不行。因其味甘微酸,長於養胃陰而生津液,質多液而潤腸燥。也用於肺陰傷者。

趣　話

古人將桃列為五果之首,這五果是桃、李、杏、栗、棗。都是中國原生的果品。李時珍說「桃樹因桃性早花,易植而子繁,故字從木,兆,十億為兆,言其多也。」中國人愛桃,贊

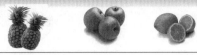
美之詞溢於言表。陽春三月，處處鮮艷的桃花含苞待放，和風吹拂，春燕呢喃，生機盎然，好一派春色，真是夭夭灼灼花盈時，棵棵珠珠果壓枝。人們賞其花，食其果，藥其仁，蔭其葉，數千年痴心不改。桃子形態萬千，先於百果成熟，所以有「寧吃仙桃一口，不吃爛杏一筐」的說法。吃桃很容易有飽脹感，故有「桃飽人，杏傷人」的說法。諺云：「王母甘桃，食之解勞」，就是說食桃可以用來解乏。白居易有：「人間四月芳菲盡，山寺桃花始盛開。長恨春歸無覓處，不知轉入此中來」的詩。

有關桃的故事，歷代有不少美妙的傳說。壽桃是頗受人青睞的，連傳說年畫中主宰人間壽算的南極仙翁，手中也是捧定一個大大的仙桃。因此，桃標誌著有長壽的意思。

據說晉代陶淵明設計的世外仙景，是以桃花作為背景的。他在《桃花源記》描述有漁人從桃花源入一山洞，一個與世隔絕，沒有遭受禍亂的地方，即所謂「世外桃源」。

唐代大醫學家孫思邈稱桃為「肺之果，肺病宜食之。」鮮桃洗盡生食，生津作用好，是老年體虛、津傷、腸燥的理想滋補果品，同時桃子能活血化瘀，消除積塊，鮮食或作脯食，對內有瘀血腫塊、肝脾腫大，可為輔助醫療食品。桃色美麗，果肉淡黃，其味香甜，果汁特多。但「生桃多食，令人膨脹及生癰癤，有損無益，五果列桃為下以此。」（《本草綱目》29 卷）所以桃多列為水果中的下品。

未成熟的桃子是很硬的，有明顯的綠底色，採下來後不能自己熟透，而過熟的桃子非常軟，不適合加工，只能生吃。受傷害的桃子，果肉很快就變色腐爛，不能食用。

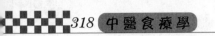

現代研究

桃子含較多的有機酸和纖維素，能促進消化液的分泌，其鐵的含量較多，對小兒和婦女的缺鐵性貧血有輔助治療作用。所含苦杏仁貳，可分解產生氫氰酸，有鎮咳作用。

應用注意

1. 不可多食。中醫認為桃是發物，多食易使人腹脹，並生癰癤，胃脘膨脹。

2. 吃桃不宜飲冷水，否則宜引起腹痛，腹瀉。

3. 桃與龜、鱉肉相反，不可同食。

食療方

1. 虛勞喘咳　鮮桃子 3 個，削去外皮，加冰糖 30g，隔水燉爛，去核吃，每日 1 次。

2. 美容　鮮桃 2 個，去皮核，搗爛取汁，與適量淘米水混合，擦洗面部，達到增加皮膚光澤，消除皺紋的作用。

3. 半身不遂　桃仁去皮尖，以好酒浸泡 21 日，取出曬乾，作丸，每次 5g，用原酒吞服。

4. 大便艱難　桃花研末，每次 1g，溫開水送服，亦可每次 2g，水泡服。

5. 浮腫腹水、腳氣足腫、大便乾結、小便不利　白桃花焙乾，研細末，每次 1～3g，用蜂蜜沖水調服，以大便水瀉為度。桃花對腸壁無刺激性，且無腹痛，能排出多量水分。

6. 多年痢疾　桃花 10g，水泡服。

7. 白髮　桃仁放水中浸泡 3 晝夜，取出去皮尖，將白糖適

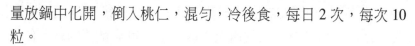

量放鍋中化開，倒入桃仁，混勻，冷後食，每日 2 次，每次 10
粒。

8.跌打損傷腫痛　桃仁酒 30g，臨時內服並取適量外搽局
部。

9.哮喘　桃仁、杏仁、白胡椒各 6g，生糯米 10 粒，上藥共
為細末，用雞蛋清調勻，外敷雙腳心和雙手心。

10.大便秘結　桃仁 15g，打爛，水煎，加蜜糖 30g，調勻
服。亦可生食鮮桃數枚。

附　桃花　美在色，其色艷，怒放之時，極明亮，顯得生
機蓬勃，光彩逼人，用桃李爭妍來形容春色美麗，故人們常形
容面部嬌美為「粉面桃花」、「艷如桃李」。年輕而漂亮的新
婦為「桃夭新婦」。人們愛桃，也特別愛桃花。但桃花的花期
短，故對女人壽命不長者，有「桃花薄命」之說。桃花無華貴
氣，亦無淒涼、孤獨感，單植也耐看，密植成林更是動人，花
時極可觀，如火如荼，尤其青年人把它當作愛情的象徵，希望
自己能交上「桃花運」。

桃花有利尿活血的作用。主治腹水、水腫、痰飲、經閉、
便秘。陰乾研末外敷，可治瘡癬、粉刺。古代本草書中記載
「令人好顏色」，「悅澤人面」。現常將桃花作為美顏藥用。
《本草綱目》記載一個桃花治狂的故事：「范純佑女喪夫發
狂，閉之家中，夜斷窗欞，登桃樹上食桃花幾盡。及旦，家人接
下，自是遂癒也。」李時珍認為因為桃花有「利痰飲，散滯血之
功」。現在看來，這是桃花用治精神病的實例。

《儒門事親》記載：一婦人患瀉下多年，用了很多方法治
療無效，有人介紹，這是傷飲有積滯，桃花落時，用針拾取數
十蕚桃花，勿犯人手，用麵和成，製成餅，煨熟食之，用米湯

送下，不到一二個時辰，瀉下如傾，六七日後，瀉下達數百次，瀉後身體疲乏，只飲用涼水就癒了。可見桃花的峻利作用很強。入藥一般以白桃花為好。

「桃花癬」因在桃花開放季節易患，故名。其實它並不是癬，而是單純性糠疹，脂溢性皮炎及春季皮炎一類皮膚病的總稱。桃花癬這種病以青少年女性多見。多表現為臉上，四肢。在身上可出現細小的脫皮，有癢癢或乾痛的感覺，有礙美觀。中醫認為還可能與過食油膩和甜味飲食有關，使濕熱內蘊，風濕熱邪，聚結於皮膚。外因多為肌熱當風所致。

桃仁 苦、甘，平。具有活血化瘀，潤腸通便的作用。可祛除血管栓塞，故可用治半身不遂。臨床上常用治經閉不通，痛經，慢性闌尾炎和跌打損傷引起的瘀血腫痛，腸燥便秘等。

碧桃乾 未成熟的桃子在樹上經冬不落即是。碧桃乾為治療小兒虛汗的要藥，碧桃乾能生津止汗，養陰除煩。

桃葉 可用治頭風、頭痛、風痺。能祛風濕，有很好的發汗、殺蟲作用。《本草綱目》載有一傳奇色彩的醫案：梁武帝時有一屬臣叫范雲，得了時疫熱病，請當時名醫徐文伯診治，范雲說武帝有重要使命交給我，而且限期臨近，請先生給我治好。徐文伯說：這很容易，但是恐怕兩年後再病就無法救治了。范雲說，只要完成這次使命後再死，也就可以了。何況兩年呢？文伯乃以火煅地，布桃、柏葉於上，令雲臥之。少頃汗出粉之，翌日遂癒。後兩年雲果卒。這一方面說明桃葉有發汗作用，另一方面也說明發汗應顧及表裡虛實，以免顧此失彼。

荸薺

為莎草科植物荸薺的球莖。濕生本草。球莖肥大成扁球

形，為食用部分。

別名　烏芋、地栗、馬蹄、馬
薺、尾梨、水芋。

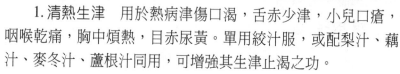

性味　甘，寒。

功　用

1.清熱生津　用於熱病津傷口渴，舌赤少津，小兒口瘡，
咽喉乾痛，胸中煩熱，目赤尿黃。單用絞汁服，或配梨汁、藕
汁、麥冬汁、蘆根汁同用，可增強其生津止渴之功。

2.消積化痰　用於陰虛肺熱咳嗽痰多不利，食積不消，大
便秘結，痞塊積聚等。鮮荸薺生吃即可，或以其浸酒，每日7
枚細嚼。

3.止血　用於血痢，崩漏下血，血熱便血，痔瘡。

4.解銅毒　用於誤吞銅物和服金石藥引起的熱性反應等。

趣　話

荸薺古名烏芋，在中國分布很廣，以長江以南各省的產量為
多，尤以江浙兩省所產者最佳。其可食，可蔬，可藥，尤以個大，
皮薄，肉質嫩脆為好，具有一般水果的清熱生津作用，生吃、熟
吃皆可，有「冬春佳果」之稱。尤以生食為佳，味甘多汁。

荸薺在化痰消積方面作用很好，前人尤其強調消積，據民間
經驗，荸薺能解銅毒，如誤吞銅錢或銅物，可用荸薺絞汁灌腸。

生食荸薺可以清熱利咽，上火時，嗓子乾痛，取鮮荸薺數
枚，搗取汁液，加白糖頻飲，能消火氣。荸薺汁還是麻疹病孩
的最好飲料。又因其性寒滑，含有纖維素，適用於大便秘結乾
燥者。

鮮荸薺、生石膏適量煮湯代茶，可用以預防流行性腦膜炎。鮮者塗擦外用治疣，亦可消減皺紋和色斑。燒研摻用治口瘡。有文獻說，常吃荸薺可以預防鉛中毒，從事冶煉、鑄造、印刷、蓄電、顏料、製藥等人員，常吃荸薺有益。

　　在食用方面可洗淨削皮生食，亦可煮熟後吃、煎湯服、搗汁服、浸酒服。或配菜，如烹、炒、焯、燒、煨、炸等。

應用注意

　　1. 性寒而滑，脾胃虛寒及肺寒咳嗽慎用《隨息居飲食譜》：「中氣虛寒者忌之。」

　　2. 生吃荸薺務必洗淨去皮，食前最好用開水燙過，以免受薑片蟲之苦。

食療方

　　1. 熱病傷津煩渴　生荸薺搗爛，榨汁喝，每次 1 杯。每日 3 次，或以荸薺 250g，與甘蔗適量共煎代茶飲。

　　2. 陰虛肺熱，咳嗽痰多　鮮荸薺 120g，鮮蘿蔔 250g，搗爛，絞取汁，加麥冬 15g，煎湯服。或肺熱咳嗽，痰濃難咳：荸薺汁 1 杯，川貝粉 1.5g，拌勻服，每日 2～3 次。

　　3. 咽喉腫痛，口舌生瘡，痔瘡出血，高血壓，頭暈目赤，視物不清　荸薺 60～100g，去皮慢慢嚼吃，每日早晚各 1 次。

　　4. 小便短赤，排尿有澀痛感　荸薺洗淨不去皮 250g，白茅根 30g，共搗爛，加冷開水 250g，拌勻，用潔淨紗布包住，濾取汁液，1 次喝完，每日早晚各 1 次。

　　5. 尿路結石，小便不暢，尿道刺痛　荸薺 500g，芥菜 100g，煎水代茶。

6.高血壓、慢性咳嗽，吐濃痰　荸薺、海蜇頭（洗去鹽分）各 100～200g，煮湯，1 日 2～3 次分服。

7.婦女乳頭裂痛　荸薺搗汁外擦，亦可加冰片少許外塗。

8.皮癬　荸薺 15g，上好陳醋 90ml，將荸薺洗淨去皮，切片，浸於醋中，慢火熬煎（忌銅、鐵器），10 分鐘後待荸薺將醋吸收，變硬，搗成糊狀，將藥塗於患處，用紗布擦患處，以熱為度。敷藥後患處發癢，微痛為有效。

9.帶狀疱疹　荸薺 5 個，洗淨搗爛，用鮮雞蛋清 1 個調和均勻，塗患處。

10.疣　荸薺肉摩擦皮膚上的疣，每日 3～4 次，每次摩至露出針尖大小狀出血為止。

桑　椹

為桑科植物桑樹的成熟果穗。落葉喬木。熟時轉為果紅色，肉質，多汁，味酸甜。以個大、肉厚、紫紅色，糖度高者為佳。

別名　桑實、桑果、桑棗、桑甚、烏桑、黑椹、桑粒、文武實、桑椹子。

性味　甘，寒。

功　用

1.滋陰補血　用於陰血不足之目昏耳鳴，失眠多夢，眩暈乏力，頭髮早白，腰膝酸軟，神疲健忘等證。本品能滋補肝腎，養育陰血，為性質平和的滋補陰血藥品及食品。

2.生津潤腸　用於津傷口渴，消渴多飲及陰血虧虛的腸燥

便秘，瘰癧等證。

3.利水消腫　用於水腫，小便不利。

趣　話

桑椹是桑樹的果穗，乃桑中之精華，「椹」有「甚」之義，甚者極也，故名桑椹，亦有名桑甚者。以紫黑者為佳品，成熟時飽含漿液，生食可清熱生津，而煎湯或熬膏滋補力強，其味甜而清香，滋味同荔枝、草莓，營養豐富，但在一般果品店中卻見不到，因為人們都將桑椹視為野果。

桑椹具有止消渴，利五臟，補血氣，久服安魂定神，令人聰明，變白不老的功效。將桑椹熬膏服用，補力作用則佳。桑椹不蒸熟很難曬乾，而乾後則味已散，這大概是果品店買不到桑椹的原因之一吧。蒸桑椹時不能用鐵器，因其含有較多的鞣質，能與鐵起反應。桑椹作為強壯補益藥使用，主治肝腎不足病證，亦為補血佳品。對婦女產後出血，體質虛弱者可以使用。若神經衰弱，失眠，氣血不足者，食用大有好處，還可用治貧血，津液缺乏，大便燥結，水腫，心臟病，風濕性關節炎等病證。用桑椹煮粥吃對身體很好。凡中老年人肝腎不足，陰血兩虛時，出現頭暈目眩，耳鳴耳聾，視力減退，鬚髮早白，腰膝酸軟，腸燥便秘可選用。桑椹水浸日曬搽抹外用，可使黑髮再生。桑椹的功效和何首烏的作用很相似。

應用注意

1. 脾胃虛寒及腹瀉者忌服。
2. 本品不宜用鐵製品煎煮。
3. 不成熟的桑椹不能食。

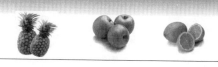
4. 不宜多食。桑椹中含有胰蛋白酶抑制物，能使胰蛋白酶的活性降低，從而影響蛋白質的消化和吸收，並可引起消化道的異常，如噁心，嘔吐，腹瀉、腹痛等。

5. 不宜與魚蝦等海味同時食用，因能降低海味食品的營養價值，引起胃腸不適反應。

食療方

1. 頭昏眼花，耳鳴耳聾，少年白髮，糖尿病，老年性便秘，體虛　黑桑椹 500g，蒸熟曬乾後杵研成細末。用適量蜜拌製成丸或膏，服。也可用桑椹 15g，水煎服，連續服用。

2. 高血壓引起的頭痛，心慌，手麻，頭重腳輕　鮮桑椹 10g，枸杞菜 250g，水煎代茶飲。

3. 神經衰弱、失眠、健忘　桑椹 30g，棗仁 15g，水煎服，每日 1 次。

4. 便秘　桑椹 30g，蜜糖 30g，水煎服。

5. 醉酒　黑桑椹 30g，搗爛，加入涼開水適量，1 次飲服。

6. 鬚髮早白、眼目昏花，遺精　桑椹 30g，枸杞 20g，水煎服，每日 1 劑。

7. 血虛頭暈　桑椹 100g，女貞子 30g，龍眼肉 30g，共煮爛服。

8. 病後體虛，頭暈乏力　桑椹 1000g，芝麻 500g，共研成糊，加入蜂蜜 150g，每次 30g，早晚各 1 次。

9. 肝腎不足之頭暈目花，腰腿酸軟　桑椹 250g，枸杞 90g，胡桃肉 250g，共研成糊，開水送服，每日 30g。

10. 髮白不生　黑桑椹夜浸日曬，搽塗，令黑而復生。

附　**桑葉**　甘、苦，寒。除供蠶食外，其藥用價值高，具

有疏風清熱，清肝明目的作用，常用於外感風熱，視物昏花，目赤腫痛，肺熱咳嗽，古代還有以桑葉長頭髮者，李時珍也說桑葉明目長髮。桑葉入藥以經霜者為好。在古代還有用桑葉止汗者，用治自汗、盜汗病症。桑葉有一定的降血壓和降血脂的作用，現多用其治療高血壓，糖尿病。

桑枝 微苦，平。是夏季剪下的嫩枝，能治療風濕性關節疼痛，四肢麻木，風濕臂痛，具有祛風通絡的作用。藥性平和，藥味適口，久服也沒有副作用。此外還有較弱的利小便作用。宋代蘇頌說：「久服，終身不患偏風。」桑枝對預防腦血管意外有特殊作用。對頸椎病的效果也很好，治療頸椎病，作者常用黃芪30g、桂枝10g或桑枝30g、赤芍12g、當歸15g、延胡索15g、雞血藤30g、威靈仙15g、薑黃10g、羌活10g、葛根15g、三七8g水煎服，效果良好。

桑白皮 桑樹的根皮，簡稱桑皮。具有利尿消腫，瀉肺平喘的作用，適用於肺熱咳嗽，喘息，腳氣水腫，小便不利，近來還用治高血壓等。

梅　子

為薔薇科植物梅的果實。果熟時黃色，果肉變軟味極酸，微澀。

別名 青梅、春梅、烏梅、梅果、梅實、酸梅。

性味 酸，溫。

功　用

1.斂肺止咳　用於肺虛久咳，日

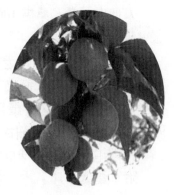

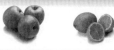

久不癒，可單用梅肉煎湯內服。

2. 生津止渴　用於津傷口渴，虛熱煩渴。

3. 澀腸止瀉　用於久瀉久痢，便血。還用於婦女血崩。

4. 安蛔止痛　用於蛔蟲所致腹痛，嘔吐。

趣　話

　　中國種植梅大約起於商代，春秋戰國時期，愛梅之風很盛，人們把梅花和梅子作為饋贈和祭祀的禮品。因梅主產南方，而杏主產北方，向有南梅北杏之說。

　　中國應用青梅的歷史悠久。古代習俗，每當梅子黃熟時節，青年男女便聚集在梅林選擇對象，談情說愛，如女方摘一枚梅子擲給喜歡的男子，男子也喜歡她，便可交談，互贈禮物，定下終身，因此梅子也是愛的象徵。「青梅竹馬」說的也是愛情的故事。青梅即青色的梅子，竹馬是指小孩將竹子騎在襠下當馬騎，形容男女少年天真無邪，兩小無猜地在一起玩耍，唐代李白《長干行》有「郎騎竹馬來，繞床弄青梅，同居長千里，兩小無嫌猜。」說的就是青梅的事。

　　在《三國演義》中，有一段膾炙人口的青梅煮酒論英雄情節。曹操與劉備對酒當歌，談論天下英雄，此時曹操正飛黃騰達，而劉備尚不得志，寄人籬下，心中怪不好受，曹操借青梅酒抒發豪情壯志，劉備則借酒澆愁，兩種心態，大相徑庭。其實他們飲的青梅酒，心情舒暢者飲之，神清氣爽，愁懷滿腸者飲之更添憂愁，這大概也是曹操的用意吧。不過梅子受到人們的青睞倒可見一斑。

　　青梅酒的製作方法其實很簡單，用未成熟的青梅浸酒即青梅酒，取肥大青梅若干，放瓶內加高粱酒浸泡，酒以浸沒青梅

約 3～5cm 為度，密封 1 個月後即可用。飲用適量青梅酒或酒浸的青梅 1 個，有止嘔、止痛、止瀉、止痢的作用，對夏季痧證，腹痛，嘔吐，腹瀉，痢疾有治療作用，是家庭夏季防治急慢性胃腸炎理想的食品和藥品。用青梅酒局部擦拭患處，可治風濕筋骨痛，坐骨神經痛，扭挫傷，腰肌勞損，腰痛。

在《三國演義》中，還有一段望梅止渴的傳說。曹操率領大軍南下，去攻打張繡，行軍途中，天氣炎熱，沒有水喝，將士們人人口乾舌燥，個個咽喉發乾疼痛，如果不趕快找到水源，將對全軍的戰鬥力是很大的損失。此時曹操心生一計，坐在馬上，用手一指，對眾將士說前邊不遠處有一片梅林，趕到梅林即可摘食梅子，將士們頓時想起了梅子的酸味，口中都流出水來，也就不那麼渴了，待趕到前面一看，根本就沒有什麼梅林，但將士們已通過了無水地帶。曹操騙將士們的這段佳話一直流傳到現在。梅子最大的特點就是生津，對消渴、煩熱口渴效果很好，只要一提到梅，口中的涎水便會不由自主的分泌出來。所以曹操正是利用了梅子生津這一作用，欺騙性地激發了人的唾液腺，暫時緩解了口渴，這與現代科學上的條件反射學說相吻合。

炎夏季節，高溫酷暑，用梅子煎湯作飲料，可生津清熱，消暑解酒，頗有效驗，此即酸梅湯。

烏梅，是梅子的未成熟果實青梅，或已成熟的果實黃梅經煙燻製而成（亦有加少許明礬拌勻烤乾者），因為經過燻烤後的梅肉外皮呈黑褐色，所以叫烏梅。以個大，核小，肉厚，柔潤，外皮烏黑色，不破裂露核，味極酸者為佳品。青梅是指梅子未成熟時呈青色，所以叫青梅。新鮮的青梅，一般可以蘸糖吃，尤其是孕婦喜吃。

古代有一位醫家叫楊起，臂上生一疽，膿潰百日方癒，中有惡肉突起，如蠶豆大，月餘不消，各種方法醫治不效，因閱本草書，偶得一方：用烏梅肉燒存性，研，敷惡肉上，一夜立盡，就試用，一晝夜病去大半，再用藥一日病就癒了。楊起深感奇方功效無比，於是留心搜集各種方治，著《簡便方》一書，正是從烏梅治病而得到啟發的。

　　烏梅清解暑熱是眾所週知的，炎夏酷暑，用烏梅加適量白糖，水，煎成酸梅湯，放冷，飲1杯用烏梅製作的酸梅湯便是十分理想的清涼飲料，確有沁人心脾，爽神怡情，解暑止瀉的作用，因酸梅可以刺激唾液的分泌。

　　烏梅早就用來治療蛔蟲證，東漢末年張仲景的《傷寒論》中記載的烏梅丸治蛔蟲，就已有近2000年歷史。膽絞痛發作，其痛苦不堪言，中醫有酸甘化陰，緩急止痛之說，而梅子酸甘，故取濃味酸梅汁也可止痛，若膽石證，膽囊炎無論在發作或穩定期，屬肝陰虧損，膽失疏泄而以舌紅少苔或光剝為特徵者，可在疏利肝膽，排石方中配入烏梅，輔之以酸甘化陰，尤可助其功效。

　　剛剛熟的青綠色梅子經過糖醃、煮或鹽漬而曬乾製成的梅又稱為話梅。話梅酸甜可口，甜中帶酸，是一種能助消化的居家或旅行的方便食品，因加工方法不同，味道稍有區別。

　　《調疾飲食辨》說：「梅能消肉」，若據此理論，梅似可作為減肥的妙品，有待於研討。

現代研究

梅子含鉀量較一般水果要高。有抗過敏的作用。

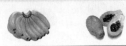

應用注意

1. 胃酸過多、消化道潰瘍病患者慎用。

2. 有實邪者、齒痛不宜用。

3. 不宜與羊肝同食，藥性不合，不宜同食。

4. 梅乾不宜與鰻魚同食，易致毒性反應。

食療方

1. 乾咳無痰，急慢性咽喉炎　烏梅 2 個，洗淨，含服，上下午各 1 次。

2. 肺虛久咳　烏梅、石榴皮等分，研末，每日服 6g，睡前蜜湯調下。

3. 咽部梗塞感（無實質性病變）　綠萼梅 6g，橘餅 2 個，煎服。

4. 暑熱煩渴及胃酸缺乏，不思飲食　鮮烏梅 2 個，或酸梅 1 個，搗爛加白糖及食鹽少許，沖開水服。

5. 腸炎、痢疾等腸道傳染病　烏梅 5～6 個，煎濃湯，飯前空腹飲服，有預防和治療作用。夏季飲用酸梅湯既可做清涼飲料，又可預防腸道傳染病。

6. 瘡口肉芽（胬肉），皮膚表層血管瘤、雞眼、贅疣等　烏梅膏塗於油紙或布上，依患部大小敷貼包紮，能使突起部分收縮平復。

7. 腸炎　烏梅 6～10 個，煎濃湯，飯前空腹飲服，1 日 2 次。

8. 蛔蟲病　烏梅 3 個，川椒 6g，生薑 3 片，水煎服。

9. 魚骨鯁喉　烏梅 10～20 枚，水煎成濃液頻含服。

10.性功能亢進　多飲烏梅湯，有益陰潛陽，收斂相火的作用。

附　梅花　梅花高潔堅貞，傲霜凌雪，頑強雄健，醉人心目。中藥綠萼梅即梅的花萼。李時珍稱白梅花，氣香味淡而澀，入藥以含苞待放，萼綠花白，氣味清香者為佳。花冠紅色者，稱紅梅花，入藥以白梅花為主。綠萼梅主要具有疏肝解鬱，理氣和胃的作用，用治梅核氣、脅肋脹痛，脘悶噯氣，胃脘疼痛，納食不香。《飲片新參》認為：「紅梅花清肝解鬱，治頭目痛，綠萼梅平肝和胃，止脘痛，頭暈，進飲食。」

菠蘿蜜

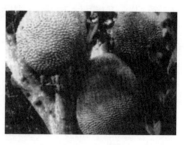

　　為桑科植物木菠蘿的果實。常綠喬木。果實成熟時可達 25～60 公分，大者重達 20kg，橢圓形或球形，夏季成熟，果外皮黃綠色，布滿六角形突起，剝去外皮，取瓤鮮用。

別名　木菠蘿、樹菠蘿、天婆羅、樹婆羅、曩（ㄋㄤˇ）伽結、波羅蜜、牛肚子果。

性味　甘，微酸，平。

功　用

1.益胃生津止渴　用於胃陰不足，口中乾渴，煩熱不退。
2.醒酒　用於飲酒過度，醉酒。

趣　話

菠蘿蜜又名樹菠蘿、木菠蘿，果實巨大，被稱為水果大

王。《本草綱目》稱波羅蜜。菠蘿蜜和菠蘿是兩種不同的水果，二者有根本的不同。菠蘿蜜是一種熱帶水果，氣候越熱，結果越大，據說是鄭和下西洋時帶回中國，首先在華南地區栽培，其不易保存，易腐爛變質。

最早記載菠蘿蜜的是李時珍的《本草綱目》，云：「波羅蜜，梵語也。因此果味甘，故借名之。」菠蘿蜜果肉甜得膩口，香得異常。這種異香，對愛吃的人認為是一種獨有的風味。不愛吃的人，卻是一種難耐的臭味。

菠蘿蜜種仁不僅可食用，也是一味良藥。其主要功能是益氣通乳。取種仁和肉一起燉食，或加水煎服，連種仁一起吃下，可促使乳汁生成，促進排乳。若將種仁炒後磨粉，用米湯送下，還能治療慢性腸炎。

應　用

1. 注意不能多食。過食致人胸悶，煩嘔。

2. 食用時有時也會引起過敏，主要表現為皮膚潮紅，發疹，瘙癢，嘔吐，腹痛，腹瀉，唇甲青紫，面色蒼白，出汗，血壓下降，嚴重者可致過敏性休克死亡。一般認為和某些個體對所食含菠蘿蛋白酶過敏有關。

食療方

1. 高燒，口苦，咽乾　飲菠蘿蜜汁甚佳。

2. 醉酒　飲菠蘿蜜汁。

3. 慢性腸炎　菠蘿蜜核仁炒乾研末，每次 15g，米湯調服，1 日 2～3 次。

4. 下肢潰瘍　菠蘿蜜樹皮汁液塗之，1 日 2 次。

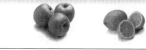

5. 外傷出血　菠蘿蜜樹葉，焙乾研細末敷患處，1日2次。

6. 食積不化，腹脹，腹瀉　菠蘿蜜果肉1包，每日3次。

7. 低血糖　每日早晚各吃果肉2～5包，連服3天。

8. 小兒腹瀉　菠蘿蜜種子炒香，每次3枚，和柿餅半個，共磨爛成糊，煮熟餵服，每天3次。

梨　子

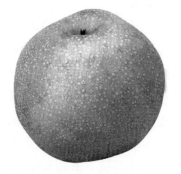

為薔薇科植物白梨、沙梨及秋子梨等栽培品的果實。

別名　快果、果宗、玉乳、蜜父、玉露。

性味　甘、微酸，涼。

功　用

1. 潤肺消痰　用於熱咳或燥咳，聲嘶失音，亦治久咳不止，痰滯不利，痰熱驚狂，陰虛有熱者。

2. 清熱生津　用於熱病津傷口渴，暑熱煩渴，消渴，痢疾。亦治醉酒。還用治噎嗝，便秘等證。

趣　話

梨有「百果之宗」的聲譽。古代視梨為上品，其大如拳，甘如蜜，脆如菱，柔軟多汁，果肉細嫩，濃香撲鼻，沁人肺腑，望之使之生津，食之酸甜適中，脆甜可口，尤勝諸果，深受人們喜愛。一般作藥用雪梨。梨子有「藥中聖醍醐，果中甘露子」的美譽。所謂「生者清六腑之熱，熟者滋五臟之陰。」

梨子和蘿蔔相間收藏，利於保存。

民間歷來認為梨是治療咳嗽的良藥。據說唐朝宰相魏徵之母，咳嗽久不癒，而又畏忌服藥，耽延日久，病情加重，魏徵想到梨能止咳，為增強其療效，再將其他一些止咳中藥研成粉末，和梨汁一起熬成膏糖，魏母吃後，果有效驗。不久魏徵之母就完全康復了。這便是梨膏糖的來由。梨治咳嗽的方法廣為流傳，後來人們又在梨膏中加入一些藥物，便成了各代不同的藥梨膏。

《北夢瑣言》記載：有一朝中士人，患病很久，口乾舌燥，身體日益消瘦，久醫不癒，乃求治於御醫梁新診治。梁新診斷後，說：病已深重，恐無力回天，請趕快回家辦理後事吧。後來患者又見到鄜州馬醫趙鄂，請診治。趙鄂詳細診斷後，所說的病情與梁新所診斷的完全一樣，只是要病人多吃梨子，吃梨來不及，要絞汁不斷的飲，病人懷著悲傷的心情且飲梨汁且返家，誰知到家 10 日，病全消了，再也不口乾舌燥，且身體逐漸強壯起來了。

又據《類編》載：有一讀書人，心胸煩悶，別無所聊，鬱鬱不樂，好像生病了，到楊吉老處求診，楊說：你害熱證已經到了極點，熱盛傷津耗液，氣血受到嚴重耗損，再過三年，會長癰疽而死。讀書人極不高興返回。後來聽說茅山有一道人醫術精湛，想到自己已是快死的人了，又擔心道士不給治療，就裝扮成求道之人，前往茅山道士處，假意說願在道士處作勤雜亦可，於是道士留讀書人和其他弟子一起生活。時間長了，彼此均熟悉了，讀書人就將自己的實情告訴道士，道士由望聞問切，微笑著說：「你馬上下山，只是每日必須吃一個好梨，如果生梨吃完了，就乾梨泡湯，飲湯食渣，日日不斷，疾病就會

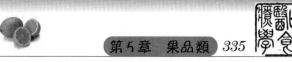

自行消退。」讀書人果真立即下山，按照道士的囑咐，每日吃梨 1 個，過了 1 年，又見到楊吉老，楊大為奇怪，驚問讀書人為何病已消退，且容顏煥發，體態豐腴，色澤光潤。再診讀書人的脈象，三部九候，氣息平和，乃完全健康之人，楊又追問：「你一定是遇到醫術高超之人，原來病得如此之重，不然怎麼會痊癒呢？」讀書人就將求道士每日吃梨告訴了楊吉老。楊吉老佩服得五體投地，想到自己行醫多年，醫術不精，於是穿戴整齊，望著道士所居茅山方面設拜，自責自己學業未達到高超水準，貽害病人。

民間有用梨子治療燥咳的驗方。方法是取一個梨子，在頂端切開一個蓋，用刀將核挖空，放入川貝粉末和冰糖填滿後，蓋上梨蓋，放鍋中隔水蒸熟，將梨和內容物一起吃，能緩解病情。還能緩解肺結核，急慢性氣管炎和上呼吸道感染，用治咽乾、喉痛、聲嘶、痰稠及便秘，尿赤等。

經常吃用生梨和熟梨，能防治口舌生瘡，咽喉腫痛，保護滋潤嗓子，達到生津止渴的作用，尤其是飯後吃些鮮梨，可細嚼慢嚥，像無數排毛刷一樣，洗刷牙面，按摩牙齦，不僅可排除牙縫中的食物殘渣，還可防止牙石引起的牙齦充血，萎縮，改善口腔末梢血液循環，尤其對胃火上炎所引起的牙床紅腫和火牙疼痛有輔助治療作用。囫圇吞棗的故事說的就是吃棗則整個兒吞下去，以利於胃但不損壞牙，吃梨子則只放在口中嚼但不吞下，以利於牙而不損胃。此故事雖然是作笑料傳揚的，但梨對牙齦有好處確實是真實的。民諺說：睡前吃梨除口臭，晨起嚼梨潔白齒。

梨樹堅硬結實，舊時刻書多用梨木、棗木，因此梨棗為書版的代稱，成語「付之棗梨」，指的就是刻書。

現代研究

1. 梨是高鉀低鈉的食物，因此有利於水腫病人食用。

2. 有降血壓，鎮靜作用，高血壓、心臟病患者如有頭暈、目眩、心悸時，可大量食用。

3. 保肝作用，肝炎、肝硬化患者常食，可作輔助治療食品。

4. 促進胃酸分泌，助消化，增進食慾。

應用注意

1. 不宜過食，乃因梨性偏寒，過食會損傷脾胃功能，脾胃功能失於健運就會影響食慾，甚至會導致腸炎腹瀉，這也是稱梨為「快果」的原因。

2. 產婦及脾虛泄瀉者忌之，以其過冷也利也。

3. 寒嗽者忌服。

食療方

1. 久咳不止，陰虛有熱　雪梨 1 個，銀耳 6g，川貝母 3g，水煎服。

2. 熱咳、燥咳　川貝母粉 5g，冰糖 15g，與梨同蒸，吃梨飲汁。

3. 便秘　鮮梨 250～500g，去皮，1 次吃完，若不大便，同時飲冷開水 1 杯。

4. 咯血，痰中帶血　鮮梨 1 個，鮮藕 500g，鮮荷葉 1 張（去蒂），柿餅 1 個，大棗 10 枚，鮮茅根 30g，水煎，代茶飲。

5. 痰火咳嗽，肺陰不足　梨 1 個，銀耳 6g，白果 10g，水

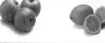

煎取汁，調蜂蜜適量，飲服。

6. 肺熱咳嗽，煩渴，肺結核咯血　生梨汁入蜂蜜製成生梨膏，日服 3 次，每次 1 匙，以溫開水調服。

7. 咽痛，聲啞　飲生梨汁。

8. 醉酒　榨取鮮梨果汁液，連服 1～2 杯。

9. 咽喉發炎，紅腫熱痛，吞嚥困難　梨 2 個，用醋浸 1 小時，取出搗爛，榨取汁，慢慢咽服。早晚各 1 次。

10. 消渴飲水　生梨取汁以蜜湯熬成，瓶收，分次用開水調服，亦可生梨切碎，搗取汁飲服。還可將梨生吃，此法亦解酒毒。

椰　　子

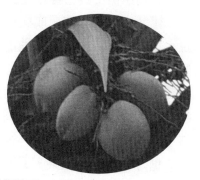

　　為棕櫚科植物椰子的胚乳（椰肉）。果肉味微甜而香，果肉層內為一大空腔，盛藏大量汁液，稱椰汁，味微甜，氣香，可喝。

別名　胥餘、胥耶、椰栗、越頭王。

性味　甘，平。

功　　用

1. 消疳殺蟲　用於小兒疳積，條蟲等證。取椰子半個至 1 個，先服椰汁，再吃椰肉，每日空腹 1 次吃完。3 小時後方可進食。不需另服瀉劑，用其驅蟲安全，無任何毒副作用。

2. 生津止渴　用於胃陰不足，咽乾口渴，或暑熱煩渴，水腫，小便不利。

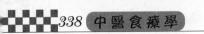

趣　話

　　椰子的果實大如西瓜，接近成熟時，內果皮裡長滿了椰汁，捧起來搖動，汁水撞擊果皮的聲響清晰可聞，成熟的椰果漿汁清如水，甜如蜜，飲之癒渴疾，其清涼解渴，營養豐富。椰汁離開椰殼後很快就會變味道，因此要立即喝掉，不可儲存。椰汁中鎂的含量甚高，是補充人體體液的理想飲料，當腹瀉或其他原因引起體液喪失時可用新鮮椰汁口服補充，極有效果。椰汁還有強心利尿作用。可用治充血性心力衰竭及水腫，其強心利尿作用與它含有豐富的鎂、鉀有關。

　　椰汁中鉀和鎂的組成與細胞內液相似，用以治療胃腸炎、脫水、虛脫等。椰汁能止消渴，消除水腫，消腫止血，並能驅蟲，將椰汁外用能使頭髮發光。

　　椰肉是飲完液汁後，剝開內果皮的胚乳，肉色潔白如雪，味道甘美，芳香滑脆，吃到嘴裡像奶油一樣，久食令人面部潤澤，益人氣力，耐受飢餓，補益強壯。用椰子製成的椰子硬糖和軟糖是很有名的糖果。原料是將椰肉刨絲或刨蓉後，壓榨出椰汁，加糖熬製成濃度高的濃縮液，然後再按照硬糖和軟糖的配方製備。

應用注意

1. 椰子漿多食能令人醉。
2. 椰肉含飽和脂肪很高，不能久食和過食。

食療方

1. 熱病口乾、中暑，發熱煩渴或消渴證　椰子 1 個，破殼

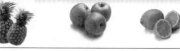

取汁喝，早晚各 1 個。

2.肌膚水腫　椰子 1 個，破殼取汁喝，每日多次。

3.年老體弱或過早衰老　每日早晚椰肉糖 2～3 粒，久之見效。

4.便秘　椰肉半個至 1 個，1 次服完，每日早晚各 1 次。

5.充血性心力衰竭，周圍水腫　鮮椰子汁適量飲服。

6.皮膚病、體癬、足癬　椰子殼提製椰子油，外用搽拭，效果比水楊酸鈉好。

7.體癬、汗斑、神經性皮炎、凍瘡　新鮮椰果或椰肉糖 1 塊，塗搽患處，每天數次。

葡　萄

為葡萄科植物葡萄的成熟果實。木質藤本。果球形或長球形，聚生成串，表面光滑，被蠟粉，未成熟時青綠色，熟時紫黑色或紅青色，呈半透明狀，皮薄，果肉肉質，汁液豐富，味甜或酸甜，內有種子。

別名　蒲萄、蒲桃、山葫蘆、草龍珠、菩提子。

性味　甘、酸，平。

功　用

1.補益氣血　用於氣血不足病體虛弱，疲乏無力，心悸，失眠，盜汗，貧血萎黃，食慾不振。

2.補益肝腎　用於肝腎不足腰膝無力，筋骨無力，風濕疼痛。

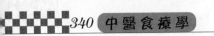

3. 生津止渴　用於熱病煩渴，聲嘶，咽乾等證。

4. 通利小便　用於水腫，小便短赤澀痛。

趣　話

葡萄是一種世界性水果，種植面積和產量都屬首位，其可以鮮食，釀酒，製成飲料，經濟價值很高，被人稱為世界水果的明珠。葡萄以個大，質潤，味甜者為佳。入夏至秋，葡萄掛滿成串，在綠葉掩映下，粒粒像珍珠，串串似翠玉，晶瑩光亮，香氣四溢，色彩紛呈，悅人心目。其甘而不黏，酸而不澀，冷而不寒，味長汁多，除煩解渴，又釀為酒，甘於曲蘗，善醉易醒。其他水果，無以匹之。

葡萄營養豐富，味道甘美，從古到今都認為葡萄能益氣強身，延年益壽。

葡萄又是極佳的果乾，將其製乾後即葡萄乾，其糖、鐵質的含量相對增加，為兒童、母嬰及體虛貧血者的滋補佳品。葡萄乾能健胃益氣，增進食慾，又可補虛。葡萄糖是一種可由人體直接吸收利用，並對人體新陳代謝，生長發育有重要作用，而葡萄所含的一種主要糖分與此完全一樣，故此稱為葡萄糖。

葡萄乾補力較鮮葡萄補力為甚，鮮品偏於生津止渴，乾品偏於滋養補虛。可搗汁服。或浸酒，還可製成葡萄醬、葡萄糖、葡萄罐頭等。

現代研究

1. 葡萄乾能加強胃液分泌，幫助消化，又有補益作用，虛弱者最宜。

2. 葡萄中所含的有機酸，主要是酒石酸。這種酸在身體很

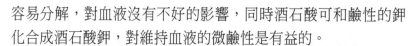

容易分解，對血液沒有不好的影響，同時酒石酸可和鹼性的鉀化合成酒石酸鉀，對維持血液的微鹼性是有益的。

3. 葡萄中所含的鉀很豐富，約佔所有無機鹽總量的一半。

應用注意

1. 脾胃虛弱者不宜多食，多食則令人泄瀉。

2. 由於含糖較多，多食會令人煩悶。

3. 不宜與蘿蔔同時食用，因可產生抑制甲狀腺作用的物質，誘發甲狀腺腫。

4. 不應和海味同時食用，因含果酸較多的葡萄會降低蛋白質的營養價值，且海味中的鈣質和果酸結合成新的不宜消化的物質，刺激胃腸道。

食療方

1. 氣血虧虛，精神疲倦，失眠，心悸　葡萄乾、桂圓肉等分，同煎服。

2. 病後體虛，疲乏無力，頭暈心悸　葡萄乾 30g，早晚嚼食，也可以早晚各飲上好葡萄酒 30ml，連服有效。

3. 貧血，血小板減少　紅葡萄酒，每日早晚各飲 15ml，連續服用。

4. 聲音嘶啞　葡萄汁 1 盅，甘蔗汁 1 盅混合，溫開水送服。

5. 食慾不振　葡萄乾，每次 10g，飯前嚼食，1 日 3 次。

6. 營養不良性水腫　葡萄乾 30g，生薑皮 10g，水煎服。

7. 熱病煩渴，咽乾　葡萄鮮食，或葡萄擠汁，以陶器熬稠，入蜂蜜適量，每服 1 食匙。

8. 聲音嘶啞　葡萄汁、梨汁各 20ml，混合，以開水沖服，

每日 2～3 次。

　　9. 發背潰瘍　野葡萄根 90g（去粗皮），搗爛敷於患處。

　　10. 肺癌　野葡萄根乾品 60g，水煎服，代茶飲。

番 石 榴

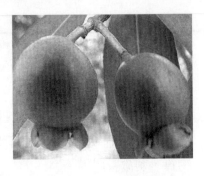

　　為桃金娘科植物番石榴成熟的乾燥果實。常綠小喬木或灌木。果球形或卵圓形，直徑 3～5cm，果肉淡黃色到淡紅色，也有白色和胭脂紅色。果肉微香，味甜。以飽滿、堅實者為佳。原產熱帶美洲。中國廣東、廣西、福建，臺灣等地均有栽培，為中國南方果樹之一。夏秋季採收。

　　別名　秋果、飯桃、番桃、雞矢果。

　　性味　甘、酸，溫。

功　　用

　　1. 收斂止瀉　用於泄瀉，久痢。本品酸溫而澀，能澀腸止瀉，可以鮮果生食。

　　2. 解巴豆毒　可用番石榴、土炒白朮、石榴皮各 10g，清水 1 碗半，煎至 1 碗飲用。

趣　　話

　　番石榴和石榴是兩類不同的植物，石榴屬石榴科落葉灌木或小喬木。番石榴為桃金娘科植物，均能止瀉，收斂，止痛，也止血，但石榴作用強。中藥房所備的石榴皮即石榴（亦稱安

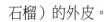
石榴）的外皮。

　　番石榴其營養豐富，食用味道也很鮮美。

現代研究

　　含豐富維生素 C，不宜與黃瓜、豬肝同食。

應用注意

　　1. 不宜大量食用。

　　2. 有實熱便秘者忌用。

　　3. 出血性疾病，服用維生素 K，泌尿道結石、消化道潰瘍不宜用番石榴。

食療方

　　1. 泄瀉、痢疾　番石榴果乾，生食。

　　2. 痢疾、腸炎　番石榴葉水煎，內服。1 日 2～3 次。

　　3. 止血，促進傷口癒合　未成熟的番石榴果實，焙乾，研末，撒布外用，或以蜂蜜調勻後搽。

　　4. 跌打損傷，刀傷出血　鮮番石榴去核後搗爛，或曬乾後研末，外敷患處。

　　5. 胃酸過多胃痛　番石榴焙乾研末，每次 10g，1 日 3 次，飯後半小時服。

　　6. 急性胃腸炎、痢疾、腹瀉　鮮番石榴 250g，搗爛，水煎服，每日 3 次。

　　7. 急慢性咽喉炎，聲音嘶啞　乾品番石榴 90g，水煎代茶飲。

　　8. 痔瘡疼痛，出血及皮膚濕疹，瘙癢，痱子　鮮番石榴

500g，或乾品 250g，加水濃煎外洗，每天 2～3 次。

9. 下肢潰瘍，瘡癤或傷口久不收口，小兒頭瘡，黃水瘡 鮮番石榴或乾果適量，加水濃煎洗，並用乾品少許研細末，敷患處。

10. 燙傷　番石榴乾品炒炭，研細，加香油調成糊狀敷患處。

番　茄

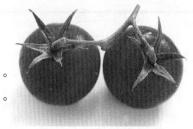

　　為番茄科植物番茄的新鮮果實。未成熟時綠色，熟後紅色或黃紅色。果肉肉質多汁，味微甜或帶酸味。

別名　番柿、西紅柿、六月柿、洋柿子、洋海椒、毛臘果。
性味　甘、酸，微寒。

功　用

1. 清熱生津　用於熱病煩渴，或胃熱口渴，舌乾，肝陰不足目昏或夜盲，陰虛血熱鼻衄，牙齦出血。本品甘酸生津，性寒清熱，可將番茄去皮後，白糖漬，熱天還可將番茄切片熬湯，達到清熱解暑作用。

2. 健胃消食　用於暑天乏味食納減少。本品能幫助消化，夏日生吃尤妙，且老少皆宜。

3. 涼血平肝　用於血熱妄行所致的各部位出血，尤以牙齦出血、眼底出血效果好，還用治眩暈，高血壓病。

趣　話

　　番茄大約在明代萬曆年間傳入中國，當時稱為「西番

柿」、「小金瓜」、「金柿」、「澤柿」，一直到清末，始終
停於觀賞植物的階段，正式進入菜園的歷史才 70 年左右時間。
現在全國普遍栽培，大量食用。

番茄既可當蔬菜，又可代水果，那美麗的顏色，酸甜可口
的味道，肉厚多汁的營養，深受人們的喜愛，價廉而物美。有
較明顯的清熱生津，除煩止渴的作用，同時能養陰清血熱，既
可生食，又可熟食，別具風味。

現代研究

番茄是含維生素 P 最多的食物之一，能降低毛細血管通透
性，防止血管硬化，防治高血壓。可以保護皮膚健康，治療癩
皮病，維生素 C 含量高，可以治療齒齦出血和其他出血性疾
病。對過敏性紫癜、感冒或促進傷口癒合都大有益處。所含維
生素 A 可以防治夜盲症和眼乾燥證。

應用注意

1. 性寒，脾胃虛寒者不宜多吃，否則會導致腹脹腹瀉。

2. 不要吃未成熟的青番茄，有苦澀味，是由多酚和生物鹼
引起，生物鹼主要是龍葵素，食後有不適感，多吃會中毒。

3. 一般不宜空腹吃番茄。

食療方

1. 消化不良，食慾不振　番茄適量，生熟頻食。

2. 口舌乾燥　番茄汁半茶杯，甘蔗汁 1 酒盅，混勻調服。

3. 血管硬化，高血壓，慢性肝炎的調養　番茄 2 個，豬瘦
肉 100g，香菇 30g，加調料適量，煮湯食。

4.暑天消化不良，食慾不振及熱病口渴，牙齦出血　鮮番茄洗淨去皮，加白糖常食。

5.肝血不足，目糊或夜盲　番茄 2 個，豬肝 100g，黃酒、鹽適量，煮湯吃。

6.高血壓、眼底出血　鮮番茄每日早晨空腹時吃 1～2 個，15 天為 1 療程。

7.中暑　鮮番茄 2～3 個，鮮西瓜 1 個，鮮荷葉 15g，先將前 2 物濾取鮮汁，再將荷葉熬 15～20 分鐘，取湯，3 汁兌勻，溫服，每次 20ml。

8.消化不良　番茄 500g，洗淨，去皮，絞汁，山楂 60g，煎取濃汁，二汁混勻，每次溫服 30ml，每日 2 次，連服 1 週。

9.口腔炎　番茄生食，或將番茄汁含口中，每次數分鐘。

10.牙齦出血　鮮番茄 60g，蘸白糖吃，每日 2 次。

鳳　梨

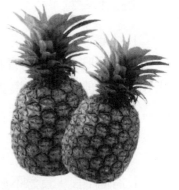

　　為鳳梨科植物鳳梨種的果實。果肉黃白色，香甜多汁。果肉夏秋季成熟。

別名　菠蘿、地菠蘿。

性味　甘、微澀，平。

功　用

1.清熱解渴　用於傷暑，身熱煩渴，凡暑熱酒後煩滿不止，頭昏神倦者，取鳳梨食用。

2.消食止瀉　用於傷食泄瀉，消化不良，不思飲食，小便不利等。

趣　話

鳳梨在古代本草著作中未收載。據認為其原產於南美洲，可能發源於巴西。16世紀傳入中國。分布於中國南方，是華南四大名果（荔枝、香蕉、柑橘、鳳梨）之一，鳳梨外形奇特，是由100多朵小花結合而成的聚合果，小花發育成小果，小果扁平，互相緊靠排列，像魚披甲，因而有「鳳梨結果披魚鱗」的佳句。

鳳梨果實，多汁，味酸甜可口，香氣濃郁，富有營養物質，為人們所喜愛。因為鮮鳳梨削皮很困難，而且發澀，發酸，除供鮮食外，也是製造罐頭的極好原料。還可製作蜜餞、鳳梨乾、果醬、飲料等。

飯後吃一些鳳梨，具有開胃氣，除油膩，幫助消化的作用。特別是吃了一些大葷大油的食品之後，胃中有不適感的時候，吃些鳳梨感到特別舒適。

現代研究

鳳梨所含鳳梨酶已被用於治療各種炎症，水腫及血栓病等。鳳梨是心臟病患者的最佳食物，所含鳳梨蛋白酶，能溶解導致心臟病發作的血栓，能防止血栓的形成。常吃鳳梨可預防心臟病。

應用注意

1. 鳳梨未成熟色青，已熟時色黃，注意選用。

2. 鳳梨鮮吃時要先用稀食鹽水浸泡一下，以防吃時發生口舌微癢的不良反應，亦可增加甜度。

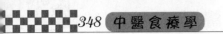

3. 皮膚有濕疹或瘡癤者忌服。

4. 需防吃鳳梨過敏。鳳梨過敏主要表現為劇烈腹痛，噁心，嘔吐，腹瀉，頭痛，頭暈，皮膚出現蕁麻疹，奇癢，潮紅，四肢和口唇發麻，嚴重者呼吸困難，脈搏細弱，血壓下降等休克症狀，一般在吃鳳梨後 10 分鐘至 1 小時後出現。現代醫學稱之為「鳳梨病」。研究發現是鳳梨汁中的生物鹼和鳳梨蛋白酶在作怪，生物鹼刺激心臟黏膜後，可引起皮膚發癢，發麻。鳳梨蛋白酶是一種異性蛋白，如果人體對這種異性蛋白過敏，那麼吃了鳳梨就會出現過敏症狀，臨床觀察過敏體質比較容易致鳳梨過敏。預防方面，一般情況下，可將削去皮的鳳梨切成小塊，浸泡在鹽水中 10 分鐘後，再用涼開水浸泡去鹼味後再食用，因鹽水有破壞鳳梨蛋白酶的作用，也可將鳳梨加熱後再吃，因加熱也能破壞鳳梨蛋白酶，而且保持口味不變。對於小兒在吃鳳梨時，第 1 次不妨少給一些，觀察一下反應，這些都可以避免或減少過敏反應。故體質過敏者不宜食。

5. 高血壓患者宜少食。

6. 因鳳梨能消除血凝塊，故血液凝血機能不全的人，不宜多吃鳳梨。

食療方

1. 中暑發熱煩渴　鳳梨 1 個，削皮搗爛絞汁，每次 1 杯。

2. 虛熱煩渴　鳳梨果肉 250g，搗爛後榨取汁液，加涼開水 1 杯，食鹽少許拌勻服。

3. 消化不良　鳳梨 1 個，擠汁，每次 1 盅。

4. 腸炎、腹瀉　鳳梨搗爛擠汁頻服。

5. 痢疾　鳳梨 60～100g，生吃，1 日 1～2 次。

6. 低血壓眩暈，手足軟弱無力　鳳梨果肉 250g，雞肉 60g，胡椒粉、食油、鹽適量，炒熟吃，每天 1 次或隔天 1 次。

7. 水腫，小便不利　鳳梨 250g，切片吃，1 日 2～3 次。

8. 腎炎　鳳梨肉 100g，茅根 50g，水煎服。

9. 支氣管炎　鳳梨肉 120g，蜂蜜 30g，水煎服。

楊　桃

為酢漿科植物楊桃的果實。漿果呈橢圓形皮肉脆嫩，表面色青，有五棱，如劍脊狀，肉質飽含汁液，分布於亞熱帶。中國東南部及雲南等地有栽培。

別名　羊桃、楊桃、五斂子、五棱子。

性味　甘、酸，寒。

功　用

1. 清熱解毒，生津止渴　用於風熱咳嗽，熱病煩渴，口舌生瘡，咽喉腫痛，風火牙痛，癰疽腫毒，蟲蛇咬傷等。可鮮食，或楊桃搗爛取汁服。

2. 利尿通淋　用於小便短赤澀痛，熱淋，石淋等證。

趣　話

楊桃始載於《本草綱目》，因有五棱，故有五棱子之稱。《本草綱目》以「五斂子」作為正名。

楊桃皮肉脆軟，甘涼清潤，善於清利咽喉，甘酸適口，生津滋潤，為治咽喉不適之常用食品。長期罹患瘧疾的人，會引

起脾臟腫大，這種病中醫稱之為瘧母，可用楊桃治療。取鮮果5枚，洗淨切碎，搗爛絞汁內服。時常內服可縮小脾臟。

應用注意

脾胃虛寒，食少便溏者不宜多食。

食療方

1. 熱病煩渴　楊桃鮮食，亦治風熱咳嗽。

2. 咽喉痛　生食楊桃，1日2～3次，每次1～2個。

3. 瘧母、痞塊　楊桃5～8枚，搗爛絞汁，每服1杯，日服2次。

4. 熱淋、石淋　楊桃3～5枚，和蜜煎湯服。

5. 咽喉炎，口腔潰瘍，口瘡，風火牙痛　楊桃1～2個，搗爛，榨取汁液，慢慢咽服，每天1～2次。

6. 痔瘡出血　楊桃2個，每天早晚各服1次。

7. 傷暑，傷濕或水土不服引起的吐瀉　楊桃60g，慢慢嚼服。

8. 食積不消，胸悶欲吐　醋漬楊桃半個，慢慢嚼服，3小時後再服1次。

9. 解暑　醋漬楊桃1個，水煎服。

10. 皮膚風疹，紅腫成塊，瘙癢　酸楊桃鮮果500g，搗爛，水煎外洗，每天3次，同時內服鹽漬楊桃15g。

　　附　楊桃葉　具有利小便，散熱毒作用，用治小便不利，血熱瘙癢，癰腫，疥癬。

　　楊桃花　可用來治療寒熱往來，還能解鴉片毒。

　　楊桃根　可用治頭風，關節炎。

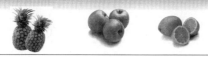

楊　梅

為楊梅科植物楊梅的果實。未成熟
時綠色，成熟後深紅色或白中透紅，汁
液豐富，味甜或酸甜。內有圓形堅硬果
核。

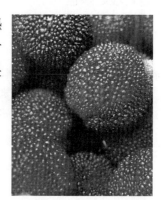

別名　朱紅、楊果、珠紅、機子、
樹梅、白蒂梅、聖生梅、水楊梅。

性味　甘、酸，溫。

功　用

1. 生津止渴　用於津傷口乾，煩渴。生食或糖漬後含食，
亦用於飲酒過度所致口乾渴。

2. 和胃止嘔　用於胃納失運之吐瀉，食少等證。

3. 澀腸止瀉　用於瀉痢不止，或痧氣腹痛吐瀉，痢疾。

趣　話

楊梅始載於唐代《食療本草》。李時珍說：「其形如水楊
子而味似梅，故名。」性較櫻桃稍平和。以江蘇洞庭山等地的
產品著名，以果實肥大，味美，遐邇聞名，為楊梅中的佳品。

楊梅果實飽滿紅艷，酸甜適中，食後回味無窮，且每於春
末夏初之季上市，是一年四季中水果青黃不接的時節，此時楊
梅獨佔鰲頭。每當五月，此時楊梅讓人見了滿口生津，吃上幾
口，滋潤有味，頓覺神爽。

楊梅是一種清腸除穢作用很強的食物，從楊梅的作用來分
析，主要之功在於調理腸胃，同時還是治腹瀉的妙藥。有趣的

是，據《本草綱目》記載，楊梅樹生癩，以甘草釘釘之則無，皆物理之妙也。

現代研究

楊梅所含維生素 C 豐富，能增加胃中酸度，幫助消化。並含有大量的鞣酸，鞣酸與胃腸黏膜蛋白質起作用，可保護胃腸黏膜，使局部血管收縮，減少腸分泌，抑制小腸蠕動，故能止瀉。

應用注意

1. 多食助濕生痰。

2. 損齒，傷筋。

3. 血熱火旺不宜多食　多食發瘡致痰。

食療方

1. 胃腸脹滿不適　鹽醃楊梅，再用開水泡飲服。

2. 預防中暑　鮮楊梅 30g，水煎服，上下午各 1 次。

3. 頭痛　楊梅焙乾為末，以少許吹鼻取嚏。

4. 止嘔噦，消食，口乾口渴　楊梅、食鹽、白糖各適量，醃製備用，每次嚼服 2～3 個。

5. 久瀉不止，體瘦神疲，飲食少進，面色淡黃　乾楊梅 15g，山藥 12g，陳皮 6g，山楂 9g，水煎服。

6. 口乾舌燥、低熱煩渴　鮮楊梅 30～60g，洗淨生吃，早晚各 1 次。

7. 一切損傷，止血生肌，無瘢痕　楊梅連核，鹽搗之如泥，外敷。

8. 消化不良，便溏腹瀉，或痢不止　乾楊梅 30g，炒炭存

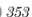

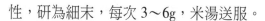

性，研為細末，每次 3～6g，米湯送服。

9. 燙火傷　楊梅燒灰為末，調茶油敷。

10. 牙齦出血等維生素 C 缺乏證　半成熟楊梅鮮果 30～60g，洗淨吃，早晚各 1 次。

酸　棗

為鼠李科植物酸棗的果實。核果近球形，熟時暗紅色，有酸味，秋季果實成熟。主產河北、陝西、遼寧、河南等地。

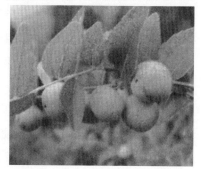

別名　山棗、野棗棘

性味　酸，平。

功　用

1. 養心安神　用於心肝血虛的虛煩不眠，驚悸，健忘，眩暈。

2. 斂汗　用於身體虛弱所致自汗，盜汗，以表虛及陰虛為多用。

趣　話

酸棗原以果實入藥，因果肉味酸而名，在《神農本草經》中列為上品，並有較詳細的記載。酸棗果實較棗小，主產中國北部地區。

酸棗仁是中醫常用的治失眠的要藥，有養心安神，益陰斂汗的作用。早在漢代張仲景的《金匱要略》中即已使用，其所載的酸棗仁湯主治虛勞虛煩不得眠。過去認為酸棗仁生用可催

醒，熟用（即炒用）可催眠。現在研究，不論生用還是熟用，都有催眠作用。可以這樣說，在中藥中，以酸棗仁安神作用最常用，作用也最好，雖然在安神方面，朱砂安神作用好，但因其有毒，並不常用，故酸棗仁最多用。《神農本草經》、《名醫別錄》認為酸棗久服能延年益壽。

據說在唐永淳年間，有位和尚名允惠，患了癲狂病，經常妄哭妄動，狂呼奔走，病程半年，雖服了許多湯藥，但是病情不見好轉，允惠的兄長潘某與名醫孫思邈乃是至交，潘某懇請孫思邈設法治療，孫思邈詳細詢問病情，細察舌脈，隨即安排先取些鹹食給小師父吃，待其口渴再來叫他。到了傍晚，允惠果然口渴欲飲，家人趕緊報知孫思邈，孫乃取出一包藥粉調入半斤白酒中，讓允惠服下，並單獨住一間僻靜的房間，不多時，允惠便昏昏入睡，孫思邈再三囑咐不要吵醒病人，待其自己醒來，直到次日半夜，允惠醒後，神志已完全清楚，癲狂便癒。潘某重謝孫思邈，並問其道理，孫思邈回答：此病是用朱砂、酸棗仁、乳香治之，取朱砂一兩，酸棗仁及乳香各半兩，研末，調酒服下，以微醉為度，服畢令臥睡，須待其自醒，病必能癒，若受驚而醒，則不可能再治了。後來這一治癲狂法，在宋代《和劑局方》也有沿用。

現代研究

酸棗仁有鎮靜、催眠作用，所含黃酮成分是鎮靜、催眠的有效成分之一。

應用注意

1. 出血性疾病服用維生素 K 時，泌尿道結石者，消化道潰

瘍患者不宜食用酸棗或酸棗製的飲料。

2.凡有實邪鬱火，如濕痰，邪熱致心神不安，不宜用。

食療方

1.久咳　酸棗仁適量，焙乾，開水沖服。

2.煩躁失眠　酸棗仁 15g，大棗 50g，加水煮粥，每晚睡前服，或酸棗仁 15g，水煎加白糖適量服。

3.膽虛睡臥不安，驚悸　酸棗仁 50g，炒熟令香，研細末，每次 6g，用竹葉煎湯送下。

4.盜汗　酸棗仁、人參、茯苓各等分，研末每次 2～3g，米湯送服，每日 2 次。

橘　　子

　　為芸香科植物福橘或朱橘等多種橘類的成熟果實。常綠小喬木。果實秋冬季成熟。

　　別名　橘、橘實、黃橘、木奴。

　　性味　甘、酸，涼。

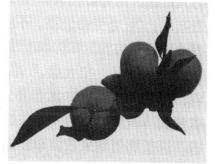

功　用

1.理氣和中　用於脾胃氣滯所致胸悶脹痛，嘔逆，食少等證。

2.化痰止咳　用於肺氣不利咳嗽，痰多，胸中結氣等證。

3.生津止渴　用於胃陰不足，口中乾渴或消渴證，可用橘瓣生食或取汁飲。

趣　話

橘子以浙江、江西等地所產的各種蜜橘最為有名。橘形美質優，氣味芬芳，香味濃郁，甜潤脆嫩，味道鮮美，令人垂涎。若身臨果林，使人心曠神怡，口角生津，其營養豐富，是著名的水果之一，古人稱之「金實玉質」，深受人們的喜愛。人們讚譽橘「味悅人口，色悅人目，氣悅人鼻，譽悅人耳」，色香味形俱全。

春秋戰國時期，楚國大夫屈原寫的贊頌橘子的詩《橘頌》，廣為人知。詩人用擬人的手法對橘子的特性和形象進行了細緻的描繪，借橘來贊頌美好的人格，把橘子樹譽為天地所賜佳樹，以奔放的激情贊頌了橘樹枝茂葉盛，生機蓬勃，剛直不阿，果實純潔的高尚品格，同時，托物寄興，表達了詩人矢志不渝的愛國之心。

據《列仙傳》和葛洪的《神仙傳》中記載，漢文帝時，桂陽人蘇耽，號稱蘇仙公，早年喪父，事母至孝，一日，蘇耽對母親說：「吾當受命仙籙，不能常侍。」母親問：「你走了，叫我怎麼生活下去？」蘇耽取出兩只盤子交給母親說：「欲飲食，扣小盤，要錢帛，扣大盤。」臨行時又告訴母親，明年天下有大疫，我家庭院中的井水和井邊的橘樹可以救治，用井水一升，煎煮橘葉一片，可治病人，飲之立癒。第二年，果然有大疫流行，遠近病者均來求蘇母救治，蘇母皆以井水和橘葉治之，服之者，皆應手而癒，於是橘葉、井泉治病之說不脛而走，從此醫學史上就留下了「橘井」這個典故，並與「杏林」相媲美。「橘井飄香」、「杏林春暖」成為醫林的千古佳話，將橘子壓去水分，即為橘餅，具有寬中、下氣、化痰、止嗽，

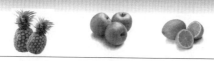

可治療食滯，飲食不佳，氣嗝，咳嗽，咯痰不爽，瀉痢等。如果傷食生冷瓜果而泄瀉不止，可用橘餅 1 個，切薄片，放碗內，沸水浸泡，飲湯食餅。

橘汁是用鮮橘壓碎，擠取汁而成，尤宜於乳幼兒食用，對於噁心，嘔吐等證的妊娠婦女及年老體弱，食慾不振者，猶有效果。愛喝橘子汁是個好習慣，對於那些患高血壓的人或者有高血壓家族病史的人來說，飲用橘子汁有益。橘子汁裡含有豐富的鈣、鉀和維生素 C。

現代研究

橘子可清除動脈血管壁內膽固醇，防止動脈粥樣硬化。每天喝橘子汁可以有效改善高膽固醇血症患者的血脂代謝，有益於心血管健康。柑橘類水果可有效預防心血管疾病的發生。富含鉀元素，有助於調節血壓、維持正常心律。

應用注意

1. 不宜過量食用。

2. 痰飲咳嗽少食。李時珍認為，橘皮祛痰，橘肉生痰。有痰的人應少食。

3. 古代記載同螃蟹食，令人患軟癰。軟癰就是說聚濕生痰而氣滯，氣管炎患者尤忌二物同食。

4. 需防止橘黃病。柑橘雖然營養豐富，但也不能吃的太多，橘黃病的特徵是皮膚發黃，尤其是掌趾、鼻唇溝及鼻孔邊緣的皮膚呈黃色或橙黃色，但鞏膜、黏膜不黃，大小便正常，不伴任何全身症狀，這與急性黃疸性肝炎截然不同。橘黃病是因柑橘中含有大量胡蘿蔔素而一次吃得太多。胡蘿蔔素被大量

吸收入血，肝臟短期內不能將其轉化為維生素 A 加以貯存，使血液中的胡蘿蔔素濃度過高而在皮膚淺層組織中沉積，便出現皮膚黃染現象。此病不需特殊治療，只要多飲水，限制多食胡蘿蔔素含量豐富的食物，如胡蘿蔔、柑橘、番茄、黃花菜、南瓜等。4～6 日後，膚色就會逐漸恢復正常。

食療方

1. 脾胃不調，反覆嘔吐，消化不良，不思飲食　橘皮 6g，生薑 3g，水泡服，每日 2 次，或橘餅 30g，慢慢嚼服。

2. 水瀉，咳嗽　橘餅 2 個，水煎服。

3. 吃生冷瓜果過多引起的腹瀉　橘餅 30g，慢慢嚼服，4 小時後再服 1 次。

4. 傷食生冷，泄瀉不止　鮮橘以蜜糖浸漬，製成橘餅，切成薄片，沸水泡出汁，飲湯食餅，1 餅可食數次。

5. 解酒　鮮橘 250～500g，去皮，1 次吃完，或去皮後榨取汁液服完。

6. 治燙傷　爛橘子搽塗患部有效，壞的爛橘子不要拋棄，把它放在有色玻璃裡，密封貯藏，越陳越好。爛橘子中含有一種橘黴素，有強力抗菌作用，亦可用冒出來的水塗抹。

7. 去腥除膻　陳皮研細，將少許加入鮮魚類食用。做肉湯時，加點橘皮可使湯味鮮美，無油膩的感覺。

8. 痰熱咳嗽　鮮橘子 60g，冰糖 30g，隔水燉爛服，每晚睡前服 1 次。

9. 驅殺蒼蠅、跳蚤　在室內放置陳皮，也使室內幽香陣陣。

10. 除肉臭　將鮮橘放冰箱內 1～2 個。

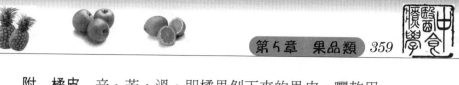

附 橘皮 辛、苦，溫。即橘果剝下來的果皮，曬乾用，因陳久者其辛辣氣味稍減，藥用效果好，所以又叫陳皮。李時珍說：「他藥貴新，惟此貴陳。」入藥以皮薄、片大、色紅、油潤、香氣濃郁者為佳。陳皮以廣東、廣西、福建所產者為佳，尤以廣東新會、化州為最優，所以又叫新會皮，廣陳皮。陳皮理氣調中，燥濕化痰。用於胸腹脹滿，不思飲食，嘔吐噦逆，咳嗽痰多，亦解魚蟹毒。李時珍說：「療嘔噦反胃嘈雜，時吐清水，痰痞痎癖，大腸閟塞，婦人乳癰。入食料，解魚腥毒。」「其治百病，總是取其理氣燥濕之功。同補藥則補，同瀉藥則瀉，同升藥則升，同降藥則降。」橘皮所含的揮發性芳香油，對消化道有刺激作用，可促進胃液分泌，加快胃腸蠕動，增加呼吸道黏膜的分泌，故有健胃、祛痰的功效。橘皮是治療高血壓、心肌梗塞、脂肪肝的有效藥。

點燃乾橘皮，可代衛生香消除室內異味，並可驅蚊蠅。用少量鮮橘皮放在臉盆或浴盆中，浸泡，浸過的水用來洗臉或洗澡，可滋潤皮膚防止皮膚粗糙。陳皮提取物作殺蟲試驗，證明能殺死蟻、蒼蠅等。對蚊子有顯著的觸殺和燻殺作用。

橘核 苦，平。為橘子的果核，功能理氣化痰，止痛，主要用治疝氣，睪丸腫痛，乳痛，腰痛，膀胱氣痛。宋代寇宗奭《本草衍義》記載：將橘核微炒，為末，與胡桃肉一起用酒送服，可治酒糟鼻。

橘葉 辛、苦，平。功能疏肝理氣，化痰消腫，常用於胸脅脹痛，痞滿，乳痛，乳房包塊，疝氣等證。民間經驗，橘葉上塗上蜜，置火上焙乾，水煎服，治咳嗽極驗。青綠橘葉，搗汁服下，可治肺癰。橘葉泡飲代茶可治慢性肝病、肝氣鬱結、婦女乳房疾患、梅核氣。

橘紅 辛、苦，溫。即橘皮剖開，去果皮內層者，也即橘皮外層紅色薄皮。化州橘的乾燥外層果皮又稱為化橘紅，其理氣寬中，燥濕化痰，對濕重，食慾不振者療效尤佳。真正的化州橘紅，味苦平，入口芳香，取其汁一點，入痰盂內，痰變為水，這種橘紅，紋細色紅，皮薄，多有筋脈。（按《本草綱目》記載：橘紅應是橘的外果皮，但現在臨床所用橘紅是柚的外果皮。）

橘絡 甘，苦，平。即橘的果皮與果皮之間的白色網狀絡絲，俗稱筋絡，曬乾即可用，以色白、條細、蒂少為佳。具有宣通經絡，行氣化痰的作用，用於咳嗽，咯痰，脅肋疼痛等。含有維生素 P，能防治高血壓病，對老年人有益。橘絡若色黃、絡粗者稍次。

青皮 苦、辛，溫。即未成熟而自行落地的橘子的果皮，疏肝破氣，散結消滯，用於脅肋脹痛，乳房脹痛，疝氣疼痛，食積不化，腹內包塊等，現常用其治療肝硬化，肝腫大、肝癌等。

橙　子

為芸香科植物香橙的果實。常綠小喬木。果皮較厚而不易剝離，外表橙黃色，布滿明顯油點，果瓣約 10瓣，不易分離，多汁液，味甜或帶酸味，種子卵形。

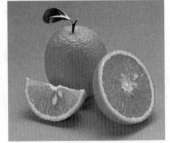

別名 甜橙、廣柑、黃橙、金球。
性味 甘、酸，平。

功　用

1.健胃止嘔　用於噁心嘔吐，食慾不振，胸腹滿脹作痛，

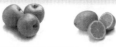
痔瘡出血，腹中雷鳴或大便溏泄。

2.生津止渴　用於胃陰不足口渴心煩。

3.解酒　用於飲酒過多致口乾舌燥，嘔吐。

此外，還能解魚蟹毒。

趣　話

橙有甜橙、酸橙、代代花之分。甜橙品質優良，果甜汁多，圓大橙黃，11 月成熟，以廣東新會橙、潮州甜橙最受人歡迎，耐貯存，供生食或加工。酸橙味甚酸，黃色略呈扁圓形，10 月成熟，主要用作蜜漬。

代代花也稱回青橙，是酸橙的變種，花供燻茶，製香料和藥用。宋代《開寶本草》說：「橙樹似橘而葉大，其形圓，大於橘而香，皮厚而皺，八月熟。」

橙子味甜可口，多汁。中醫認為橙子具有健胃止嘔，醒酒的作用。橙子也可製成橙餅，可以久貯，功效與作用和橘子相同。將橙用小刀劃滿小口，入清水浸兩天，去除酸澀味，待軟，取出擠去核，再浸 1～2 天，取出後入鍋煮至七八成爛，出鍋後拌入白糖，日下曝曬，待糖溶和，再摻再曬，使吃足糖，最後將乾糖塞入橙肚內略壓扁，入瓶或罐貯藏備用。

橙子經霜早熟，圓大色黃，香氣馥郁，近年來甜橙品種不斷改良，果實向個大，味甜而多汁發展，很受人喜愛。橙有黃橙、金橙、蟹橙，品種較多，以臍橙最為有名。食用時橘子可用手剝開，而橙子要用刀切開分瓣吃，或用擠橙器取汁液吃。橙子皮較厚，比橘子更耐貯存，味道也更甜多汁。鮮吃橙子及壓榨的鮮汁有一種強烈的香氣。

在中醫看來，橘子和橙子治病的原理不一樣，吃橙子能清

火，吃橘子則上火，故橙子適宜於體質偏熱或熱性病的人食用。在《奇效良方》載一「香橙湯」，其製法是：橙皮2斤切片，生薑5兩，焙，擂爛，入炙甘草末1兩，檀香末半兩，和作小餅，每嚼1餅，沸湯入鹽送下，可寬中快氣，消酒毒，解渴。

現代研究

甜橙中的橙皮貳含量比橘要高。橙皮貳有類似維生素P的功效，可降低毛細血管的脆性，以防止微血管的出血。

應用注意

1. 不可多食，以防傷肝氣。
2. 痞瘕寒熱禁食。
3. 氣虛瘰癧者勿食。
4. 禁食未成熟橙子。橙子未成熟時含有較多的草酸，安息香酸等酸性成分，食用後在體內很難被氧化，容易和食物中所含的蛋白質結合生成不容易消化的沉澱物，代謝過程中還會和鈣結合形成泌尿道結石。

食療方

1. **胃痛**　橙子1個，切下帽頂蓋，挖去肉質心，把豬瘦肉或羊肉切成丸狀，裝入剜空了的橙殼中，蓋上蓋子，放在籠中蒸2～3小時，取出丸子，蘸上醬油吃。

2. **多種疾病治療期或癒後作營養補助劑**　鮮橙1～2個，去皮吃，每日2～3次。

3. **維生素C缺乏症**　鮮橙2～3個，去皮吃，每天早晚各1次。

4. 胃氣不和，嘔惡少食，口乾津少　橙子 2 個，取瓣囊，撕碎，加適量鹽，蜂蜜，煎熟食。

5. 急性咽喉炎，久咳聲嘶或失音　鮮橙汁半杯，慢慢咽服，每日 3 次。

6. 急性氣管炎　鮮橙 1 個，連皮切成瓣，加冰糖 15g，隔水燉半小時後連皮吃，早晚各 1 次。

7. 產後乳汁不通，乳房紅腫，硬結疼痛，惡寒發熱　橙核 12g，搗爛後用開水，米酒各 30g 拌勻，一半內服，一半用藥棉吸飽後敷腫痛處。

8. 痔瘡腫痛　陳年風乾橙子，放置桶內燒煙燻肛門。

9. 閃挫腰痛　橙核 10g，炒黃研末，黃酒送服，1 日 2 次。

龍　眼

　　為無患子科植物龍眼的成熟果肉。常綠喬木。果肉球形，粗糙。肉質，半透明，含豐富的汁液，味甜美，果肉內包藏一顆棕黑色種子。

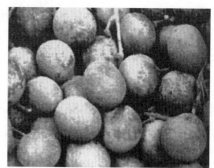

別名　桂圓肉、荔奴。

性味　甘，溫。

功　用

1. 補益心脾　用於心脾兩虛，疲乏無力，頭昏，食少，贏瘦，健忘以及浮腫，泄瀉。本品既不滋膩，又不壅氣，為滋補良藥和食品。

2. 養血安神　用於氣血兩虛，失眠健忘，驚悸怔忡。現常用

於貧血，神經衰弱，產後身體虛弱，以思慮過度，勞傷心脾多用。

趣　話

龍眼因在陰曆八月（桂月）成熟，其果實極圓，故名桂圓，而狀似龍眼，因食用時，棄殼去核而食肉，故又名龍眼肉。

中醫認為龍眼肉具有補益心脾、養血安神的作用。乃補血益心之佳果，益脾長壽長智之要藥。主治因心脾虛損，氣血不足所致心悸、失眠、多夢、健忘。是一味性質平和的滋補良藥，單用就有效。

龍眼以福建莆田產者最良，果實呈赤色或紫紅色，有圓球形的果殼，果肉如絳丸大，內含果漿，果肉在鮮時是乳白色，半透明飽含水分的肉質，味甜如蜜，果肉乾後變成暗褐色，質柔韌，形狀如荔枝，肉富於荔枝，滋補作用好。龍眼色澤晶瑩，鮮嫩爽口，味甜如蜜。

歷史上啖龍眼最有名者當屬楊貴妃。唐玄宗李隆基為了取得楊貴妃的歡心，不惜勞民傷財，從遠隔千里之外的南方調荔枝和龍眼到長安，供楊貴妃解饞。

龍眼肉以片大、肉厚、質細軟，色棕黃、半透明、味濃甜者為佳。

龍眼可生食。鮮龍眼肉能生津液，潤五臟，凡陰虛津少，口燥咽乾，咳嗽痰少，皆可作食療果品食用。還可熬膏、浸酒、入丸散。乾龍眼肉嚼食，煎水或入藥用，偏於補心安神，益氣養血。若取龍眼肉補氣血可這樣食用：取去殼龍眼 500g，放入瓷碗中加白糖 50g，蓋好，放飯上面蒸，放涼，於下次蒸飯時再蒸，如此反覆蒸，達 100 次，致使色澤變黑，即可瓶裝

備用，服用時可稍加白糖，每次 10g，每日 1 次。本品力勝人參、黃芪，俗稱代參膏，用於因氣血虧虛，衰羸老弱患者，此方對產婦臨盆，服之尤妙。

現代研究

1. 所含菸酸對人體有特殊功效，能增強血管彈力，強度，張力，收縮力，使血管完整，保持良好功能。

2. 有一定的鎮靜和健胃作用。

3. 具延壽作用。龍眼肉能抑制使人衰老的一種酶的活性。有認為龍眼肉會成為抗衰老的重要食品。

應用注意

1. 濕阻中滿，或有停飲，痰火者忌服。《本草匯言》：「甘溫而潤，恐有滯氣，如胃熱有痰有火者，肺受風熱，咳嗽有痰有血者，又非所宜。」

2. 外感初起，表證慎用。

3. 鮮品不宜多食，多食易生濕熱及引起口乾。

食療方

1. 神經衰弱、自汗、盜汗、貧血　龍眼肉 30g，蓮子 10g，芡實 20g，加水燉服。

2. 心悸怔忡　龍眼肉每天嚼食 50g。

3. 久病體虛，病後消瘦，頭暈目眩　桂圓 15g，豬瘦肉 30g，生薑 2 片，米酒適量，燉服，每天 1 次或每天吃鮮果 100 g。

4. 心慌，易受驚嚇，精神不振，失眠，多夢及思慮過度，心煩不安，自汗　桂圓肉 15g，酸棗仁 6g，水煎服，每日 1 次。

5.貧血、心悸、虛勞、失眠、頭髮早白　桂圓肉補血酒，每天早晚各服 1 次。（桂圓肉補血酒：桂圓肉、何首烏、雞血藤各 250g，加米酒 1500g，浸 10 天後使用，浸泡時每天振搖 1～2 次，促使藥味浸出。）

6.頭暈眼花，肝腎不足　龍眼肉 60g，枸杞子 15g，桑椹子 30g，加入白糖 30g，煎服。

7.助精神、解疲乏　桂圓肉不拘多少，上好燒酒浸 100 天，每次飲 50g，每日 2 次。

8.血虛月經不調，產後虛弱調養　龍眼肉 30g，鴿子 2 隻，燉熟食用。

9.產婦貧血浮腫，氣血虛弱者　龍眼肉 30g，紅糖 10g，黃酒 15g，每日於飯鍋上蒸，服用。

10.功能性子宮出血　桂圓肉 30g，紅棗 15g，加入水 500 ml，煮沸後投入砂鍋慢火煨熟，分 2～3 次服用。每日 1 料，7 天 1 療程。

檸　　檬

為芸香科植物檸檬或洋檸檬的成熟果實。常綠喬木，果近圓球形，表面黃綠色，黃色或朱紅色，不太平整，味極酸。

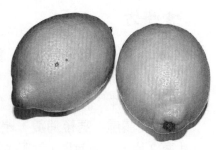

別名　藥果、夢子、檸果、黎檬子、宜母子、里木子、宜母果。

性味　酸、甘，平。

功　用

1. 生津止渴，袪暑　用於胃熱傷津，暑熱口渴喜飲，咽痛，以及胃氣不和，嘔噦少食。

2. 化痰止咳　用於痰熱咳嗽。

3. 安胎　用於孕婦食少，胎動不安。

趣　話

檸檬又名宜母子，似橙而小，初夏熟，黃色，味極酸，孕婦嗜吃，故曰宜母，又因孕婦食之安胎，所以稱作宜母子或夢子。

檸檬類是世界柑橘屬的主要品種，多用作飲料，果實汁多，聞之有芳香之氣，食之味酸而苦，所以一般不能同其他水果生吃鮮食，而多用來製作飲料或蜜煎成其他食品，如檸檬餅、檸檬片、檸檬果醬等。檸檬味道雖欠佳美，但其營養和藥用價值卻並不遜色。檸檬酸是水果中所含有機酸的一種，以檸檬中含量最多而命名。檸檬酸具有防止和消除皮膚色素沉著的作用，長期以來成為製作檸檬香脂，潤膚霜和洗髮劑的重要原料，能使皮膚保持光潔細膩，如果面部痤瘡（粉刺），搽上一些從檸檬中榨取的油汁，便能消除討厭的粉刺，使面容姣美，不會留下痕跡。方法是將檸檬洗淨，取皮擠出汁水，略加糖拌勻即成。如果將 1 個雞蛋清加半個檸檬的汁水調勻搽在倦怠、憔悴的臉上後，大約 15 分鐘，即變得容光煥發，神采奕奕。所以檸檬有「美容水果」的稱謂。

檸檬還含有大量的維生素 C，也可使人的皮膚白皙柔嫩，對防止血管老化起一定作用，是健身美容的佳品。用檸檬水洗浴，也可使皮膚柔滑細嫩，並且洗浴時令飄散出檸檬的馨香，這

對解除疲勞和精神緊張，效果甚佳。

若將檸檬片在睡前固定在手上的老繭上，2～3天後老繭便會自行脫落。這是因為檸檬含有大量有機酸，而老繭是皮膚增厚的角質層，其在酸的作用下可被溶解脫落，而有的人指甲鬆脆，容易折裂，經常搽以檸檬汁，便會變得堅韌牢固。

現代研究

1. 高血壓、心肌梗塞患者，常飲檸檬飲料，對改善症狀大有好處。

2. 檸檬能促進胃分泌消化液，增加胃腸蠕動，有助於消化吸收。

3. 檸檬能防治腎結石，並可使部分慢性腎結石患者排出結石，防止結石形成。

應用注意

1. 胃、十二指腸球部潰瘍或胃酸過多者忌用。

2. 不宜與牛奶同時食用，因牛奶含有豐富的蛋白質，檸檬含有豐富的果酸，同時食用，果酸會使蛋白質凝固，影響消化吸收。

3. 不宜與胡蘿蔔、黃瓜、動物肝臟同時食用。因這些食物均含有破壞維生素C的物質，可使檸檬的營養價值降低。

4. 不宜與海味同時食用。

食療方

1. 勞累過度，全身酸痛無力　檸檬果核研粉，每次3g，用米酒30g送服，每晚睡前服。

2. 消化不良　醃檸檬適量，送稀米粥吃，早晚各 1 次，連服 2 天。

3. 飲酒過度，積熱傷津，心煩口渴，嘔噦少食　檸檬 10 g，甘蔗 250g，切碎略搗，絞取汁液，徐徐服用。

4. 咳嗽痰多，小兒百日咳　鮮檸檬果 1 個，冰糖適量，隔水燉爛服，每天早晚各 1 次。

5. 暑熱消渴，咽喉腫痛　鮮檸檬果 1 個，去皮後搗爛，連服 2 天。

6. 泌尿道結石　檸檬汁適量，開水泡飲，常服有效。

7. 高血壓　檸檬 2 個，荸薺 10 個，山楂、海帶各 30g，水煎服，每日 1～2 次。

8. 眼力昏花，暗適應力差　檸檬果核 15g，研成粉，沖開水服，每晚 10g，連服 5 次。

9. 體癬、腳癬　鮮檸檬果 1 個，連皮搗爛，用潔淨紗布包裹榨取汁液，外塗患處，每日 3～4 次。

10. 痤瘡　將檸檬洗淨，取皮擠出汁水，加糖拌勻即可，外搽。

蘋　果

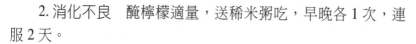

為薔薇科植物蘋果的成熟果實。落葉喬木。果實圓球形，外表光滑，紅色，黃色或白綠色，有蠟樣光澤，肉厚，多汁，爽脆或較粉軟，氣香味甜。

別名　奈、奈子、頻婆、平波、超凡子、天然子、文林郎。

性味　甘、酸，涼。

功　用

1. 生津潤肺　用於熱病津傷，咽乾口渴或肺燥乾咳，盜汗等證。

2. 除煩解暑　用於熱病心煩及夏季暑濕外感發熱，生食或搗汁服之。

3. 開胃醒酒　用於病後胃納不佳，或食後腹部脹氣不舒及醉酒，無論是開胃或是醉酒，均可於飯後生食之，故對消化不良，氣壅不通可消食順氣。

4. 益脾止瀉　用於脾虛慢性腹瀉，可用蘋果粉，空腹溫水調服。

趣　話

古代稱蘋果為「柰」。《本草綱目》以柰作為正名。蘋果外形美觀，色澤誘人，芳香馥郁，質脆汁多，滋味甘潤，削皮後晶瑩細膩，食之令人神清氣爽，滿口生香，久久不散，是營養豐富的大眾化水果。蘋果最關「心」，能降低心臟病的患病率。蘋果很有益於脾胃，能助消化和益脾，止腹瀉，又能通便。

蘋果有預防和消除疲勞的作用，這是因蘋果中的鉀能與體內過剩的鈉結合，使之排出體外的結果。婦女妊娠反應者應吃蘋果，不僅能補充熱量，維生素等，還能調節水鹽及電解質的平衡，防止頻繁嘔吐所致的酸中毒。

兒童如果缺鋅，會導致身體矮小，性發育障礙，而且智力低下，思維遲鈍，蘋果中含的鋅，對兒童的智力發育有好處，故蘋果有智慧之果的說法。

蘋果中的大量蘋果酸，可使體內的脂肪分解，防止體胖。

在飯前吃蘋果，有飽脹感，因而達到減肥的目的。蘋果酸還是一種有助於美容的成分，是保持青春的食品。所以常吃蘋果可使皮膚細嫩紅潤。

據報導，用蘋果可以治療濕疹，以蘋果配絲瓜煎成藥汁後，塗擦局部，同時每日服3個蘋果，連續應用。亦可削皮搗成泥，濕敷於病變部位。

此外，蘋果還能促使香蕉成熟，如果未成熟的青香蕉乾澀不能入口，這時可拿一個蘋果放入香蕉箱內，過幾天，香蕉就成熟了，這是因為熟蘋果能釋放乙烯，乙烯可促使香蕉成熟，但貯存蘋果時，一個熟透的蘋果變成爛蘋果，也可因為乙烯把1箱蘋果都腐爛掉，應加以注意。

多聞蘋果的香味，可以解除憂鬱感和壓抑感。

現代研究

1. 蘋果能促進胃液的分泌，加強消化能力和調整腸胃功能。

2. 蘋果能促進腎臟功能，蘋果中的鉀，能與體內過剩的鈉結合，並使之排除體外，所以當食入鹽分過多時，可以吃蘋果幫助排除，據此，高血壓病患者食之亦有益。

3. 蘋果有防止皮膚乾燥，皸裂和瘙癢的作用。

4. 消除疲勞、促進腸蠕動、降低血中膽固醇、血脂，十分適合高血壓、冠心病、動脈硬化病人食用。

5. 蘋果所含維生素C可以滋養皮膚，使其保持光潤彈性，並能增加人體的抵抗能力，保護微血管，預防壞血病，促進傷口癒合。

6. 具解毒、保護肝臟，增強免疫功能，故對肝臟有輔助作用。

應用注意

1. 不宜多食，多食令人腹脹。

2. 蘋果含有發酵糖類，這是一種較強的腐蝕劑，容易引起齲齒，若睡前吃蘋果後，應當刷牙或漱口。

3. 不宜與蘿蔔同時食用，因二者可產生抑制甲狀腺作用的物質，誘發甲狀腺腫。

食療方

1. 胃陰不足，咽乾口渴　鮮蘋果切碎搗爛，取汁，熬成稠膏，加蜂蜜適量混勻，每次 1 湯匙，溫開水送服。

2. 消化不良，少食腹瀉，或肺陰不足者　蘋果、山藥各等量，加適量白糖，燉水服。

3. 消化不良　半成熟鮮蘋果去皮搗爛，用潔淨紗布包裹榨汁，每日半杯，每隔 4 小時服 1 次，連服 3 次。

4. 多種疾病治療期間及癒後作營養補助劑　鮮蘋果 1～2 個，去皮吃，每天 2～3 次。

5. 嬰幼兒單純性消化不良引起的腹瀉，口渴　蘋果削皮切片，置鍋中隔水蒸熟搗成泥狀，適量食用。

6. 輕度醉酒　蘋果鮮吃。

7. 妊娠嘔吐，胃口不佳　鮮蘋果皮 30～60g，大米 30g，水煎代茶飲。

8. 口乾舌燥，肺熱咳嗽，氣管炎，多痰，胸悶氣塞　飯後食蘋果 1～2 個。

9. 哮喘　取大蘋果 1 個，巴豆（去皮）1 粒，將蘋果挖 1 洞，放入巴豆，蒸半小時後去掉巴豆，吃蘋果，並飲湯汁，每

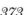

日 1 劑。巴豆有毒，不可多用。

10.高血壓　每日吃蘋果，每次 200g，亦可將蘋果洗淨，擠汁，每次 100ml，每日 3 次，10 天 1 療程。

櫻　　桃

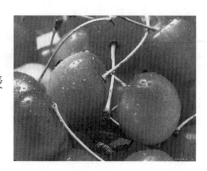

為薔薇科植物櫻桃的果實。灌木或小喬木。果近球形，外表紅色至紫紅色，氣香味甜多汁。

性味　甘，溫。

功　用

1.補脾益氣　用於病後體虛氣弱，脾失健運氣短心悸，倦怠食少，咽乾口燥，可作為補氣食品食用。

2.祛風除濕　用於風濕腰腿疼痛，四肢不仁，關節屈伸不利，癱瘓等。多浸酒服。

3.解毒　用於水火燙傷，蟲蛇咬傷，將其汁塗敷患處，每日多次。

4.發汗透疹　用於麻疹初起，疹出不暢。

趣　話

李時珍說：「常為鳥雀所含食，故名。」古時亦叫鶯桃，據說是黃鶯喜含食這種果子，所以又名含桃。櫻桃圓得像珍珠，紅得像寶石，體態嬌小玲瓏，紅艷晶瑩光澤，好看極了，賞心悅目，逗人喜愛。《本草綱目》中說它如瓔珠，瓔與櫻同音，所以後人就叫櫻桃了。形色頗似美女的朱唇，所以古人形容美女的嘴為「櫻桃小嘴」、「櫻桃小口」。桃花開花雖早，

果實成熟卻晚於櫻桃，當其他水果還在開花時節，櫻桃便上市了。櫻桃被稱為春果第一枝。「櫻桃開眼」就是說水果開始上市了。櫻桃成熟早，先百果而熟，中國素有「梅花開過年，櫻桃吃在前」的說法。

櫻桃作為藥用，在古代本草還用其補虛，美容，滋潤皮膚。民間還用櫻桃治汗斑，是將櫻桃擠汁，裝入潔淨瓶中，塗患處。

現代研究

櫻桃雖不大，但營養價值十分可觀，特別是鐵質含量高，可以與楊梅的含鐵量相媲美。據研究，櫻桃鐵含量要比同量的蘋果、橘子、梨要高，而鐵質是人體血液中不可缺少的成分，所以有用櫻桃來防治貧血病者。作為補鐵食品，櫻桃為首選。

應用注意

1. 一次性不能食之過多，食多發虛熱，托癰瘡，傷筋骨，吐血氣。張子和《儒門事親》記載：舞陽一富家有二子，好食紫櫻，每日啖一二斤，每歲須食半月，後一二年，長者發肺痿，幼者發肺癰，相繼而死。李時珍對此評價「嗚呼，百果之生，所以養人，非欲害人，富貴之家，縱其嗜欲，取死是何？」

2. 食之過多，可用蔗漿解。王維詩云「飽食不須愁內熱，大官還有蔗漿寒。」

食療方

1. 身體虛弱，面色無華，易疲勞，軟弱無力等　櫻桃 1000g，加水煮爛，撈出果核，加白糖 500g，拌勻而成櫻桃膏，每次 1 湯匙，早晚各 1 次。

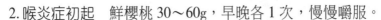

2.喉炎症初起　鮮櫻桃 30～60g，早晚各 1 次，慢慢嚼服。

3.痺證，風濕腰腿痛，關節麻木不利，腰膝酸軟，四肢不仁，癱瘓　櫻桃 500g，米酒 1000ml，浸泡 10 天後即可飲用，每次 50ml，每天早晚各 1 次，亦可用白酒浸泡。

4.血虛頭暈心悸　龍眼肉 10g，枸杞子 10g，加水適量，煮至充分膨脹後加入鮮櫻桃 30g，煮沸，加白糖調味服食。

5.貧血　缺鐵性貧血者食櫻桃，能促使血紅蛋白再生。

6.麻疹透發不暢　櫻桃適量，煎水外洗，亦可用櫻桃核煎水服。

7.燒傷　櫻桃汁塗患處。

8.凍瘡　將近成熟的櫻桃洗淨，晾乾表面水分，放入瓷壇中，加入 75%酒精浸過果面，加蓋密封，埋入土中，至冬季使用。將櫻桃酊塗患處或用泡過酒精的果肉貼敷患處。

9.瘡潰破不收口　櫻桃核 90～150g，搗爛，後加水煎 1 小時，取煎液洗患處，每天數次。

二、乾果類

山　楂

為薔薇科植物山楂的果實。果實肉厚，多汁，味酸澀，後轉微甜，嚼之有大量極難吞咽的粗糙的殘渣。

別名　朹（ㄑㄧˊㄡ）、山梨、山里紅、山里果、山里果子、紅果、鼠楂、羊球、赤瓜、赤棗子、猴梨、酸

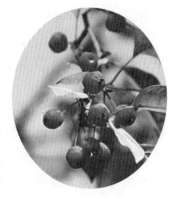

查、酸棗、酸梅子、胭脂紅、胭脂果、檬樑子。

性味 甘、酸，溫。

功 用

1. **消食化積** 用於肉食積滯，胃脘飽滿脹痛，腹脹，泄瀉，小兒疳積。本品能健運脾胃而助消化，且尤善消除油膩肉食積滯。

2. **活血化瘀** 用於血瘀經閉，痛經，產後惡露不盡，腹痛，疝氣痛等證。

趣 話

山楂入藥，歷史悠久，古名「朹」。古代本草書籍中均記載，認為山楂是消食導滯，治療進食肉類油膩之物引起消化不良的佳品。山楂自元代以後才廣為應用。

山楂分北山楂、南山楂。北山楂多為栽培，南山楂多為野生。北山楂果實較大，氣香，味酸，多切片入藥。以個大、皮紅、肉厚者為佳，主要是健胃消積。南山楂果實較小，氣微，味酸澀，多原粒入藥。以個大、色紅、質堅者為佳。主要用治瀉痢證。無論南北山楂均以核小肉厚者為佳。

山楂是重要的消食藥。尤其是對消除油膩肉積有特別的效果。當食用油膩食物過多而引起消化不良時，就可用鮮山楂或乾品煮水喝。

李時珍說：「凡脾弱食物不克化，胸腹酸刺脹悶者，於每食後嚼二三枚，絕佳。但不可多用，恐反克伐也。按《物類相感志》言，煮老雞、硬肉，入山楂數顆即易爛，則其消肉積之功，益可推矣。珍鄰家一小兒，因食積黃腫，腹脹如鼓，偶往

羊杌樹下，取食之至飽，歸而大吐痰水，其病遂癒。羊杌乃山楂同類，醫家不用而有此效，則其功應相同矣。」

山楂消食化積的作用是人所共知的。從山楂所含的成分來分析，山楂入胃後能增強酶的作用，從而促進肉食的消化。山楂含有大量的丙種維生素和酸性物質，消化酶能促進胃液分泌，增加胃內酵素的作用，因此當食物油膩過多而引起消化不良時，山楂即可消積導滯。山楂現作為減肥要藥，使用時可將山楂和荷葉泡水代茶飲。

山楂還能治療潰瘍病出血，尤其是夏季飲冷過多及食積而造成的腹痛、腹瀉，服食焦山楂有止瀉的作用。使用簡便，效果良好。山楂治痢的效果也非常之好。中醫有「無積不成痢」的說法。由於其消積，故痢疾亦常用。一般多炒焦用，中藥房裡的「焦三仙」（焦神曲、焦麥芽、焦山楂）同用則效果更好。現還有用山楂來治療各種原因引起的頑固性呃逆。

近代名醫張錫純認為：山楂是化瘀血之要藥。「其化瘀之力，更能蠲除腸中瘀滯，下痢膿血，且兼入氣分以開氣鬱痰結，療心腹疼痛。若以甘藥佐之，化瘀血而不傷新血，開鬱氣而不傷正氣。」山楂的化瘀止痛作用，尤對因瘀血所致月經不通，單用山楂煎水服就有效驗。張錫純喜用山楂煎劑沖蔗糖治療青春期閉經，並說「屢試屢驗」。山楂還能使子宮收縮，可使宮腔血塊易於排出，故能促進子宮的復原而有止痛的作用。

山楂化瘀血而不傷新血，開鬱氣而不傷正氣，消積食而寬腸胃，但是食用山楂也必須有所節制，不能過量食用。若經常吃些山楂對健康有好處。

若脫髮，白髮，可用山楂、側柏葉、天麻、三七、紅參、當歸、骨碎補、製首烏泡酒後，以酒外搽，效果良好。

食用方面生用多用於減肥，焦山楂多用於消肉食積滯，山楂炭多用於痢疾，腸炎。炒焦用能增強消導之力。

現代研究

1. 山楂的營養價值很高，含大量維生素 C，入胃後能增強酶的作用，促進胃液分泌，促進肉類消化。尤宜於老年人各組織器官逐漸趨於老化，食慾欠佳，消化力差的老年人。

2. 山楂能擴張冠狀動脈，改善心肌營養血流，增強心肌收縮力，減慢心率，降低心肌耗氧量的作用。

3. 降低血壓。

4. 山楂有抗衰老作用，在益壽藥中佔有重要一席。

應用注意

1. 胃中無積滯者應少用。

2. 氣虛者不宜食。多食耗氣，空腹及羸弱人或虛弱後忌之。

3. 牙齒有病者不宜食用，因生食多令人嘈煩易飢，損齒，齒齲人尤不宜。

4. 不宜與豬肝同時，降低營養價值。

5. 不宜與黃瓜、南瓜、胡蘿蔔、筍瓜同食，會引起便秘、噁心、嘔吐、腹痛等症狀。

6. 因味酸，患胃及十二指腸球部潰瘍和胃酸過多慎用，以免因酸多加重病情。

7. 因能活血，妊娠婦女，習慣性流產和先兆流產的人，不應食山楂，以免傷胎。

8. 山楂不可用鐵鍋熬煮，因果酸溶解鐵鍋中的鐵後，生成

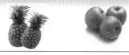

低鐵化合物，吃後引起中毒，煮酸性大的果品，忌用鐵器。

食療方

1. 食肉不消，胸悶腹脹，呃逆嘔吐 山楂 12g，水煎食之，並飲其汁。或食生山楂數枚。

2. 消化不良 生山楂、炒麥芽各 10g，水煎服。亦可用山楂 3 份，神曲、麥芽各 1 份，共為細末，加白糖 6 份，混合均勻，煉蜜為丸，溫開水送下。

3. 急慢性胃炎、腸炎及痢疾引起的腹痛、腹瀉 山楂炭 6～10g，開水送服。若痢疾，亦可用焦山楂煎湯，沖糖與茶葉，加蓋浸片刻飲之。

4. 小兒腹瀉 山楂炭 3g，山楂片 6g，水煎餵服，或用鮮山楂 5 個搗爛取汁，加山楂炭 1g（研末），拌勻餵服。或用山楂、烏梅等分共煎，內服。

5. 脫力勞傷 鮮山楂果，洗淨破碎，裝瓶加入白糖適量，加蓋，以後常搖動，使之均勻，經 1～2 月後，以紗布絞榨，過濾去渣即可飲用，每次 1 小杯。

6. 高血壓、高血脂、冠心病、脂肪肝、肥胖者 山楂、荷葉適量，煎水代茶飲。亦可用山楂 30g，決明子 60g，加水煎湯服。也可每日食 5～7 枚山楂。

7. 閉經，月經量少，下腹墜，產後瘀血作痛 山楂30g，紅糖適量，煎服，連服 7 天。

8. 產後瘀血腹痛 山楂研末，用黃酒沖服。

9. 凍瘡 將山楂烤熱，搗爛塗患處，用紗布和膠布固定，每天換 1 次，或將山楂煎水，製成膏，外塗。

10. 勞累過度引起的全身酸軟無力或肌肉關節疼痛，頭暈眼

花，老人腰酸腿軟　山楂酒 30～60g，每晚睡前服。（山楂酒：山楂片、桂圓肉 250g，大棗、紅糖各 30g，用米酒 1000g，浸泡 10 天即成，每天搖動 1 次，以利藥味浸出）

木　瓜

為薔薇科落葉灌木貼梗海棠和木瓜的成熟果實。前者稱「皺皮木瓜」，後者稱「光皮木瓜」。夏季果實綠黃時採摘，主產安徽、四川、湖北等地。

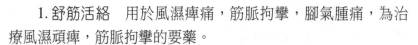

別名　木瓜實、宣木瓜、川木瓜、鐵腳梨、海棠梨、皺皮木瓜、貼梗海棠。

性味　酸，溫。

功　用

1.舒筋活絡　用於風濕痺痛，筋脈拘攣，腳氣腫痛，為治療風濕頑痺，筋脈拘攣的要藥。

2.除濕和中　用於吐瀉轉筋。對濕阻中焦，升降失常所致嘔吐，泄瀉，腹痛轉筋效果好。

3.消食　用於消化不良。

趣　話

木瓜，亦名木瓜實，鐵腳梨。其果實形如小瓜，熟時外皮黃色或黃綠色，味酸可食，質堅硬，口嚼有木渣感，故有木瓜之名。由於形狀有點像梨，所以有海棠梨，鐵腳梨之稱。

木瓜一般在春季夏初開花，秋季結果，其小者若拳，大者

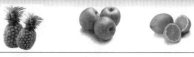

如瓜，果皮光亮鮮黃，大小中花紋相同，如雲如斑，煞是好看，成熟後散發出一種特殊的濃郁氣味，嚼之酸而糯，是集觀賞、藥用、食用三者兼備的著名花卉。木瓜果芳香馥郁，若將剛剛從樹枝摘下來的成熟木瓜藏於大衣櫃中，木箱底中，只要一開啟，一股清香撲鼻而來。也有將它置於房中案幾床頭旁，既可供觀賞玩味，又能吸嗅，其馥香之味，沁人心脾，舒心健身。

中國最好的木瓜出於安徽宣城，稱宣木瓜。宣木瓜曾作為貢品送入朝廷而聞名天下。

《三國典略》記載一則用木瓜毒魚的故事。齊國人征伐庫莫奚人，行至天池時，以木瓜灰毒魚，魚皆死而浮出，迷信的庫莫奚人看到池中魚皆莫名其妙的死去，甚是驚恐，認為是不祥之兆，於是紛紛退去。後來李時珍也說「木瓜燒灰散池中，可以毒魚。」其實木瓜果肉部分並無毒性，但木瓜的種子含有毒性很強的氫氰酸，如果將木瓜種子研成末，達一定量時，可以致魚於死地。

木瓜作為果品食用量小，但藥用量大，是傳統中藥，藥材以個大，皮皺，紫紅色，質堅實，味酸者為佳。宋代著名醫家許叔微在《本事方》中，曾記載一則用木瓜治風濕痹痛的故事。安徽廣德顧安中患腳氣筋急腿腫，不能行走，只好乘船回家，在船上，他無意中將兩腳擱在一包裝貨物的麻袋上，下船時，發現自己腫脹的腿已減輕，疼痛已消失，他十分驚奇，就問船家，麻袋中裝的是何物，船家回答說是木瓜，顧安中回家後，即買來木瓜切片裝入袋中，每日將腳擱在上面，不久，他患的腳氣腫痛就痊癒了。

中國著名的木瓜酒就是用木瓜為原料製備的，此外還有風濕木瓜酒，木瓜丸等。

木瓜中含有一種消化酶，能消化蛋白質，可以助消化，對消化不良和患胃病的人，吃木瓜有益。木瓜還有催乳作用，產婦可以食之，用木瓜汁擦在皮膚的潰瘍上，可以使潰瘍加速癒合。木瓜有緩和胃腸平滑肌和四肢肌肉痙攣的功效，尤對腓腸肌作用明顯。木瓜煎湯洗發，可增加頭髮的光澤。

治療腰椎間盤突出症作者常用杜仲 15g、續斷 15g、當歸 15g、川芎 10g、雞血藤 30g、牛膝 15g、延胡索 15g、徐長卿 15g、五加皮 15g、威靈仙 15g、千年健 15g、伸筋草 30g，若下肢痙攣加木瓜 10g，水煎服，效果良好。

現代研究

木瓜中含有一種消化酶，能消化蛋白質，可以助消化，利吸收，對消化不良和患胃病的人，吃木瓜有益。促進肝細胞修復，並能降低血清穀丙轉氨酶活性。

應用注意

1. 不可多食，有損齒、骨及伐肝之害。
2. 胃酸過多者不宜食。

食療方

1. 腳筋攣痛　木瓜數枚，以酒、水各半煮爛，搗成膏，趁熱敷於痛處，冷即換。
2. 急性黃疸性肝炎　木瓜製成沖劑服用，每次 1～2 包，每包含生藥 5g，每日 3 次。
3. 小兒尿頻證　木瓜切片，泡酒 1 星期，每次用約合生藥 9g，水煎服，每日 1 劑。

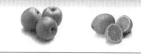

4. 風痰入絡，筋急攣痛　鮮木瓜 30g，水煎去渣，沖入紅糖、黃酒，每日早晚各服 1 次。

5. 產後乳汁缺少　鮮木瓜、魚各適量，煮湯調味服食。

6. 吐瀉　木瓜 30g，扁豆 15g，陳皮 10g，生薑 15g，水煎服。

7. 小腿轉筋　木瓜 1～2 枚，以陳黃酒煎，每晚睡前溫飲 1 小杯，連飲即癒。

8. 扭挫傷　宣木瓜烤熟，搗爛乘溫敷於患處，1 日 2 次。

9. 腳氣病腿腫，足軟無力　木瓜 15g，研末，與粳米 30g 煮粥，臨熟時調入蜂蜜、薑汁各少許，常吃。

10. 消化不良（肉食積滯）　木瓜、茯苓、山楂、神曲各等分，水煎服。

白　果

為銀杏科植物銀杏的種子。種子內有一膜角層將種仁包住，種仁為可食的部分，中間有空隙，有微弱之腥氣。

別名　銀杏、公孫果、鴨腳子。

性味　甘、苦、澀，平。有毒。

功　用

1. 斂肺平喘　用於肺虛咳喘之證。本品苦澀收斂，長於斂肺氣，定喘嗽，為治療虛喘常用食品及藥品。

2. 收斂止帶　用於腎氣不固白帶過多，遺尿，尿頻，小便白濁。

3. 殺蟲　外塗治疥癬、陰虱。

趣　話

據歷史記載，宋朝初年，把白果作為貢品，因「白」字不吉利，故又名銀杏。因其生長十分緩慢，祖輩栽樹，到孫子方能收穫果實，60 年後才能大量結果，故又稱「公孫樹」。亦有說古代中華民族的祖先軒轅氏姓公孫，而銀杏樹的樹齡又極長，可以與中國有文字記載的歷史相提並論，所以才有公孫樹的名稱。白果樹是樹木中的老壽星，一般能活 1 千多年，不過隨著科學的進步，白果結果已不需過去幾十年的時間了。

浙江省的天目山區的臨安、淳安、富陽等地的白果樹是古代銀杏的子遺，現代銀杏樹的發源地。世界上植物學家稱它為「活化石」。銀杏樹高壽，雄偉，挺拔，肅穆，壯麗，古雅別致，為國家保護樹種。

銀杏樹繁衍後代很特別，《本草綱目》載：「一枝結子百十，狀如楝實，經霜乃熟爛，去肉取核為果，其核兩頭尖。三棱為雄，二棱為雌，其仁嫩時綠色，久則黃，須雌雄同種，其樹相望乃結核，或雌樹臨水亦可，或鑿一孔，內雄木一塊泥之亦結，陰陽相感之妙如此，其樹耐久，肌理白膩。」故各地名山古刹，寺院廟宇和園林景區，一般多同時種植數棵銀杏樹以利結子。

白果以粒大，殼色黃白，種仁飽滿，斷面色淡黃者為佳。白果作為藥用有補虛扶弱，止咳平喘，收澀固精的作用，自古就將其作為養生延年的上品。現主要用治哮喘，痰嗽，白帶，白濁，遺精，小便頻數，遺尿，但以治喘、治帶下為多用。李時珍有一治帶方，用白果、蓮子、糯米各 15g，胡椒 4g，以烏

骨雞 1 隻，去腸，將藥物裝入雞腹內，用瓦罐煮爛，空腹食，有補氣固澀之力，頗有效果。

中醫認為，白果上斂肺氣而平喘咳，下能祛濕濁而降痰濕。白果既有藥用價值，又有經濟價值。

現代研究

銀杏所含銀杏酸能抑制結核桿菌的生長，對其有很強的作用，以油浸應用，故可用治肺結核；收縮膀胱括約肌，故能縮小便，止白帶，尤長治療兒童的遺尿證。

應用注意

1. 少生食，熟食亦不可過量，以防中毒　白果以色綠的胚最毒。小兒因食熟白果 7 粒，成人食 40 粒而有中毒者，嚴重者可致死。白果中毒多在食用 1～2 小時出現症狀，主要表現為嘔吐，昏迷，嗜睡，恐懼，驚厥，神志呆鈍，體溫升高，呼吸困難，面色青紫，少數病人還可出現癱瘓，年齡越小，中毒可能性越大。若發現白果中毒，倉促間可用蛋清內服，或用生甘草 100g 煎水服，亦可用麝香 0.3g 溫開水調服。

2. 本品的毒性成分能溶於水，加熱可使其毒性減弱。

3. 白果忌魚，不可同食。

食療方

1. 咳喘　白果 30g，冰糖 15g，水煮至種仁熟透，連渣服，每日 1～2 次。

2. 支氣管哮喘，肺結核咳嗽　白果仁 10～12g，加水煮熟，加入砂糖或蜂蜜，連湯服食。

3.**肺結核** 在中秋節前後，將半青半黃的銀杏摘下，不用水洗，亦不去柄，隨即投入生菜油內，100 天後即可使用，每次 1 粒，日服 3 次，飯前服用，連用 1～3 個月，對緩解症狀有效。服藥期間如身上出現紅點，說明有毒性副作用，應停止服用。

4.**小便頻數，白帶過多** 每日食煮白果 10 枚，若加蓮鬚 10 g，同煮，尤佳。

5.**遺精、遺尿** 白果仁 2～3 個，研末，另取 1 個雞蛋打 1 小孔，將藥塞入蛋內，飯上蒸熟，日服 1～2 個，或用酒煮白果仁亦可。

6.**鼻面黑斑** 用生白果仁搽患處。

7.**帶下過多** 白果研末，和雞蛋清混勻，蒸熟，食用。

8.**凍瘡初起** 白果樹葉，煎濃湯，洗患處。

9.**雞眼** 先將雞眼挑出血後，生白果仁搗爛敷患處。

10.**各種體癬，陰部疳瘡** 生白果仁適量，搗爛後外敷患處，每日早晚各換 1 次。

附　銀杏葉 即白果樹葉。有降低血清膽固醇，擴張冠狀動脈，改善血管末梢和腦血管作用，促進循環，抑制心臟缺血性損害和血栓的形成；能解痙和抗過敏，對喘息性支氣管炎有效，可能與其所含銀杏內酯有關；治療老年痴呆症和智力低下症。近來用於治療高血壓，冠心病，心絞痛，腦血管痙攣，血清膽固醇過高等症，都有一定效果。銀杏葉的保健功用日益受到重視。

花　生

為豆科植物落花生的種子。果皮厚，革質，具突起網狀。

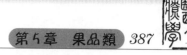

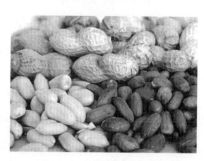

外表為棕紅色種皮（花生衣），種仁白色，油性足，氣微香，味微甜。

別名　地豆、地果、番豆、番果、長生果、長壽果、落花生、落地生。

性味　甘，平。

功　　用

1. 潤肺止咳　用於肺燥咳嗽或久咳，秋燥咳嗽，小兒百日咳以及腸燥便秘，多以鹽水煮食，也可生食。

2. 健脾和胃　用於脾胃健運失常之食少，反胃，脘腹悶滿，營養不良，貧血，腳氣，兩脛腫大，步履沉重，多炒熟食用。其清香舒脾，調中開胃。

3. 發奶　用於婦女奶少，氣血不足者，可用花生、豬前腳燉服。

趣　　話

「麻屋子，紅帳子，裡面躺個白胖子」，這個謎底說的就是花生。花生的生長很特殊，先在地面上開花，花落時花莖下垂，而後鑽入地下育果，故得名「落花生」。

花生是高級營養品，被譽為「植物肉」。其營養易於被人體消化和吸收，吸收率高達 90% 左右，可乾炒、煮，加工成糕點、醬料、糖果等多種食品。花生仁榨取的花生油含有多種脂肪酸植物油，是高質量的食用油，它只在高溫下冒煙，而且不容易吸收氣味。花生油的特殊香味主要來自它的油和油溶性成

分。有降低血清膽固醇的作用，動脈硬化、冠心病患者、兒童、老人、孕婦、運動員、腦力勞動者食之很有益，可長期食用，所以有長生果、長壽果的稱謂。

花生不僅是營養豐富的食品，而且是能治療多種疾病，祛病強身，延年益壽的良藥。花生煮湯食用有利尿、通乳、潤膚的作用。清代趙學敏的《本草綱目拾遺》載：人云服花生生痰，有一婦咳嗽痰多，醫束手不治，（人）勸服花生，每日食二、三兩，漸覺稀少，不半年服花生二十餘斤，咳嗽與痰喘皆除，想亦從治之法也。它還是一味潤澤肌膚的良藥，是男女老幼，人人皆宜的健康食品，在中國北方，民間有在男女結婚時必須吃花生、栗子、棗子、核桃的習俗，吃花生有「生男生女換著花樣生」，吃栗子有「早立子」，吃紅棗有「早日得子」的吉祥。

民間用花生葉代茶煎湯飲，治肝風頭痛有效。

現代研究

1. 花生中的維生素 E，是一種長壽因子，它不但能防治動脈硬化的發生，而且還有延緩人體細胞衰老的作用。

2. 有健腦益智作用，同時也可防止膽固醇沉積到血管壁上，對心血管病患者有一定輔助治療作用，但一次性不宜多吃。

3. 含有多種維生素和微量元素，尤其是鈣和鋅的含量很高。

4. 能使胰島素分泌量增多，故於糖尿病患者可能有所幫助。

花生衣能抑制纖維蛋白溶解，促進骨髓生成血小板，縮短出血時間，改善血小板的質，加強毛細血管收縮功能，改善凝血因子的缺陷，因此，不僅有單純的止血效果，且對引起出血的疾病本身也有治療作用。

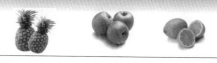

應用注意

1. 體寒濕滯及腸滑便泄者不宜食用，因花生質潤多脂，尤以生食過多易致病。

2. 霉花生不能食。因其易產生黃麴黴素，可誘發肝癌，吃陳年花生最好在浸泡後加入少量鹼，能破壞並除去大部分的黃麴黴素。

3. 一次性食用不宜過多，易動火生痰。

4. 火旺之人不宜吃炒或油炸花生，因性燥，使眼、口、鼻乾燥。

5. 古人有花生不能與黃熟瓜同食的記載。據《本草綱目拾遺》記載：「按《劉啟棠經驗方》，長生果不可與黃熟瓜同食，黃熟瓜即香瓜。非長而白可以醃吃之黃瓜也。」

6. 炒熟後，止血作用大減。

7. 肥胖、癌症、胃潰瘍、慢性胃炎、慢性腸炎、膽囊切除、血脂高、痛風患者不宜吃花生。

8. 不宜食用長芽的花生。花生長芽以後，外皮遭到破壞，黃麴黴菌、寄生麴黴菌等容易侵入，強致癌物黃麴黴素是黃麴黴菌和寄生麴黴菌的代謝產物，故長芽的花生不宜食用。

食療方

1. 肺燥乾咳或痰多咳嗽，小兒百日咳　花生仁 50g，用水煮爛，喝湯吃花生，每日早晚 1 次。

2. 久咳、乾咳　花生 15g，甜杏仁 15g，共搗爛成泥狀，每次 10g，蜂蜜適量，開水沖服。

3. 肺燥久咳兼補益脾胃，滋養補虛　花生 15g，甜杏仁

15g，黃豆 15g，加水共研成漿，濾取漿液，清晨或早晚煮熟飲用。

4.各種出血　連衣花生 200g，水煎服。

5.營養不良性浮腫　花生 100g，鯽魚 1 條（150g），同燉爛，加黃酒少許服用。

6.聲音嘶啞　花生仁 30g，蜂蜜 30g，水煎服。

7.產後氣血不足，乳汁減少　花生 200g，豬前腳 1 隻，黃芪30g，共燉服。

8.貧血、血小板減少性紫癜　花生 120g，大棗 30g，加水煎服，亦可嚼爛花生，用大棗煎湯送服。

9.通乳　花生仁 60g，黃酒 30g，紅糖 30g，先煎花生至熟，再入黃酒，紅糖略煎一下，吃花生飲湯。

10.高血壓　花生米浸醋中，5 日後食用，每天早上吃 10粒。

附　花生衣　即花生仁外面的紅皮，有良好的止血作用，對多種出血均有較好的效果，如對血小板減少性紫癜，再生障礙性貧血的出血，血友病，類白血病，先天性遺傳性毛細血管擴張出血症，血小板無力出血證，消化道出血，肺結核及支氣管擴張咯血，泌尿道出血，齒齦滲血及過敏性紫癜等症，不但有止血作用，而且對原發性疾病有一定的治療作用，故在食用花生時，其紅色外皮不要丟棄，花生衣的止血效果比花生仁大50 倍。

芡　實

為睡蓮科植物芡的種仁。水生草本，果球形，紫紅色，密生尖刺，形似雞頭，內有圓形種子，種子有黑色外殼（假種

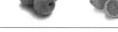

皮），種仁為芡實。

別名　雞頭米、雞頭子、雞
頭果、雞頭苞、雞頭實。

性味　甘、澀，平。

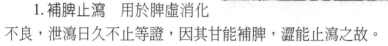

功　用

1. 補脾止瀉　用於脾虛消化
不良，泄瀉日久不止等證，因其甘能補脾，澀能止瀉之故。

2. 固腎澀精　用於腎虛遺精，早洩，小便頻數。芡實收澀
作用較好，故對下元虛損病證較多用。

3. 祛濕止帶　用於婦女腎虛帶下，脾腎兩虛帶下以及濕熱
帶下。

趣　話

芡屬於睡蓮科植物，生於池沼湖泊中，梗端開紫花，結
實，如雞頭狀。李時珍在《本草綱目》載：芡可濟儉歉，故謂
之芡。芡實是補中，延年益壽佳品，歷來是很受人們喜愛的健
脾益腎良藥。

芡實有南北之別，一般認為，南芡實以蘇州葑門外黃天蕩
所產最負盛名，其子色白肉糯。芡實具補脾補腎的作用，功與
蓮子、山藥相似，從使用方面來看，芡實的收斂作用強於蓮
子，尤多適用於慢性泄瀉和小便頻數，夢遺滑精，婦女白帶
多，腰酸等。

用芡實煮粥，古代醫書記載很多，如《本草綱目》稱「芡
實粉粥固精氣，明耳目。」（見 25 卷）凡脾腎不足的中老年
人，經常吃些芡實粥，確實能收到補脾腎抗衰老的效果。

應用注意

1. 大小便不利者勿用。

2. 嬰兒慎用。雖能健脾，因收澀，難於消化，故易致壅氣及傷嬰兒胃氣。

食療方

1. **脾虛日久泄瀉** 芡實 500g，蓮子 500g，分別炒黃，研為細末，入藕粉 250g，拌勻成散劑，每次 30g，入白糖調勻，煮成糊狀，每日 3 次，連服 10 天。

2. **慢性泄瀉** 芡實、蓮肉、山藥、白扁豆等分，研成細粉，每次 50～100g，加白糖蒸熟作點心吃。

3. **腰酸，神經衰弱，夢遺滑精** 芡實、蓮子、豬瘦肉加水煮湯食用。

4. **氣虛自汗、脾虛泄瀉、腎虛遺精** 芡實、糯米各 120g，先將芡實搗碎，與淘淨的糯米同煮為粥，食用。

5. **腎虛遺精** 芡實，炒黃研成粉，加牡蠣 30g，煎湯送服，早晚各 1 次。

6. **小便頻數** 芡實 30g，米酒 30g，加水煎，睡前服，每晚 1 次。

7. **尿頻、遺精、白濁帶下** 芡實研粉，常食有益。

8. **婦女白帶清稀，淋漓不止，男子遺精滑精** 黃芪40g，水煎，去黃芪，再加入芡實煮熟食用。

9. **婦女白帶過多** 芡實 30g（炒黃），墨魚骨 12g，白果 6g，水煎服，每日 1 次。

10. **體虛，產後貧血** 芡實、紅棗、花生入紅糖適量，煮食。

松　子

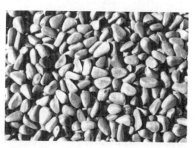

　　為石松科植物紅松的種子。種子長卵形，種仁為食用部分，淡棕色，富油性，以粒大、飽滿、皮光澤，無雜質者為佳。

別名　松子仁、海松子、新羅松子。

性味　甘，溫。

功　用

　　1. 潤肺止咳　用於肺陰不足燥咳或乾咳無痰，咽乾。

　　2. 補虛，潤腸通便　用於年老體虛，羸瘦少氣，體弱早衰，大便無力及婦女產後大便秘結。其滋潤大腸通大便，緩瀉而不傷正氣，尤其適用於虛秘之人，可以和粳米煮粥食用。

　　3. 祛風通絡　用於肌膚麻木不仁，關節疼痛。

趣　話

　　松不畏嚴寒，在冰雪霜雹的冬日仍生機勃勃，蒼翠青青，其品格高雅，受到人們的廣泛稱贊。歷來頌松者亦不少。

　　自古以來，松子被人們稱為「長生果」，作為一種滋養強壯食品，最早為道家多用。松子富含油脂，具有良好的潤腸通便的作用，特別是老年人容易患腸燥便秘，經常吃松子有利於排便。同時還是止咳良藥，對於咳嗽者來說，吃松子也很有益。由於松子飽含高級油脂，所以有良好的抗老防衰，益壽延年的作用。因其富含油脂，又能補養陰血，若皮膚及毛髮枯槁無光澤，吃松子也有好處。

現代研究

松子含不飽和脂肪酸,有降低膽固醇、甘油三酯的作用,現亦有用其防治動脈硬化、高血壓、高血脂、冠心病等心腦血管疾病。可降低血脂水平,有利於防治動脈粥樣硬化,可減少缺血性腦血管疾病,冠心病的發病率,所以有防衰抗老,益壽延年的作用。有補腦強身的作用,能增加記憶力,對骨骼、牙齒的發育有促進作用,對患有佝僂病的兒童有輔助治療作用。

應用注意

1. 因富含油脂,大便溏薄者不宜食。
2. 脾胃虛弱者忌用。
3. 痰濕盛者忌用。

食療方

1. 肺虛久咳痰少,動則氣喘,腸燥便秘　松子仁 50g,胡桃仁 50g,杏仁 30g,桃仁 30g,共搗爛,加白蜜調和,每服10g,米湯調服。

2. 肺燥咳嗽　松子仁 30g,胡桃仁 60g,川貝 10g,研細攪勻,每服 9g,飯後用開水沖蜂蜜送服。

3. 老人陰虛腸燥便秘　松子仁 15g,柏子仁 15g,麻仁10g,空腹用開水沖蜂蜜送服。

4. 潤腸通便　松子仁和米煮粥食。

5. 身體虛弱,頭暈眼花　松子、黑芝麻、枸杞子、杭菊花各 10g,水煎服,每日 1 次。

6. 痔瘡出血,疼痛　松子仁 6g,嚼服。每日 2～3 次。

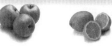

7. 凍瘡　松子仁 30g，搗爛加菜油適量，調成糊狀，敷患處，每日 1 次。

8. 神經性皮炎　松香、豬油各適量，煮成糊狀，塗患處，日數次。

9. 乳頭皸裂　松子適量，焙乾研末，香油調塗患處，每日 1 次。

10. 跌打損傷，扭傷，皮膚瘙癢症，漆瘡，濕疹　鮮松葉煎湯薰洗，連洗數次。

附　松葉　亦稱松針，能祛風燥濕，殺蟲止癢，可治療流行性感冒，風濕性關節炎痛，跌打損傷，失眠，浮腫，外用可治濕瘡，疥癬，凍瘡等。

松香　是松樹的樹脂，能祛風燥濕，排膿，拔毒，生肌。用治癰疽，痔瘻，疥癬，風濕痺痛，多外用。

松節　是松樹的枝乾結節，能祛風燥濕，舒筋通絡，用治風濕痺痛，跌打損傷。

金 櫻 子

為薔薇科植物金櫻子的成熟果實。初夏開白花，味芳香。果實梨形，略似花瓶，全身被有突起的刺狀小點。

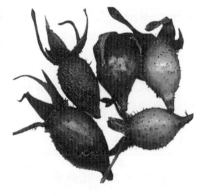

別名　金罌、刺頭、糖果、刺梨子、刺榆子、山石榴、野石榴、金壺瓶、糖刺果、糖罐子、黃刺果、山雞頭子。

性味　酸、澀、甘，平。

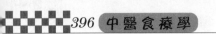

功　用

1.固精縮尿止帶　用於腎虛遺精、滑精、遺尿、尿頻、帶下等，取其收斂固澀之功。

2.澀腸止瀉　用於脾虛久瀉久痢。

趣　話

金櫻子亦名金罌，其子形如黃罌，故名。李時珍說：「金櫻當作金罌，謂其子形如黃罌也。」金櫻子以個大、肉厚、色紅、有光澤，去淨刺者為佳。古人很講究其採摘時機，宋代沈括認為：當取半黃者，乾搗末用之。但現在多在 10～11 月果實紅熟時採摘。

金櫻子是收斂藥，中醫用其治療前後二陰病變，如遺精、遺尿、久瀉、久痢、帶下等。成熟的金櫻子酸甜可食，前人也有認為金櫻子有強壯作用者，如《蜀本草》就有「令人耐寒輕身」的記載。用得最多的還是將金櫻子與芡實同用來治療腎虛不固，小便渾濁、遺精、帶下，此方名水陸二仙丹。若作果品使用，需待其熟透，其酸澀味減輕。

現代研究

含鞣質使腸黏膜分泌減少達到止瀉作用，故有收斂作用。促進胃液分泌，幫助消化。能恢復腎功能和消除蛋白尿。

應用注意

1.有實火、邪熱者忌用，因其有收斂特性。

2.食用金櫻子不宜食黃瓜和豬肝。

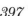

食療方

1. 腎虛遺精、尿頻、遺尿、帶下、神經衰弱　金櫻子不拘多少，煎煮 2 次，合並煎液，過濾，加糖適量，熬膏，每次服 2 匙，每天 2 次。

2. 腎虛遺精、白濁、白帶　金櫻子、芡實各等分，以金櫻子熬膏和芡實末。為丸，每次 10g。

3. 子宮脫垂　金櫻子 120g，水煎 2 次，濃縮至 120ml，早晚 2 次分服，3 日 1 療程。間隔 3 日，再服第 2 療程。

4. 高血脂症　金櫻子、山楂、草決明各等分，泡水服。

5. 盜汗　金櫻子 60g，豬瘦肉 50～100g，燉熟，每晚睡前飲湯食肉，連服 3～4 天。

6. 小兒暑癤　將金櫻子去核烘乾，和芡實粉等量為散，每次 6g，每日 3 次。

枸　　杞

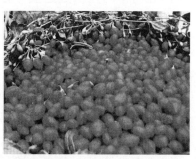

為茄科植物枸杞或寧夏枸杞的成熟果實。漿果卵形或長圓形，紅色或橘紅色，種子多枚，腎形而扁。以寧夏產者最好。

別名　杞子、枸杞子、血杞子、地骨子、枸杞果、枸杞豆、狗奶子。

性味　甘，平。

功　用

1. 滋補肝腎　用於肝腎陰虛，耳鳴如蟬，腰膝酸軟，遺

精，滑泄，消渴，房事衰弱，男子不育，女子不孕，盜汗等證。本品為滋補強壯之品，久服可堅筋骨，耐寒暑。

2.**養血明目**　用於陰血不足頭暈眼花，目眩目澀，視力減退，迎風流淚，早衰髮白，長期服用，還可益顏色，肥健人。

趣　話

枸杞以寧夏中寧、中衛、靈武等地產者最著名，稱西枸杞，以其粒大、肉厚、子少、色紅、柔潤五大特點名甲天下；二是甘肅的張掖（古稱甘州）所產者稱甘枸杞，李時珍謂「以甘州者為絕品」；三是津枸杞，主產河北。

枸杞最早記載於《神農本草經》，被列為上品，並稱「久服，輕身不老，耐寒暑」，《名醫別錄》首先把枸杞子、枸杞葉分開介紹，此後歷代均把枸杞作為滋補益壽之品介紹於世。少林寺的和尚在練武之後，喜用枸杞子煨狗肉吃，認為有大補作用。

清末民初的名醫張錫純，以其切身體會，說明該藥具有養陰生津，止消渴的良好效果。枸杞子的藥用價值，不但為醫藥學家所熟悉，而且為廣大群眾所了解。枸杞子的滋補作用，尤以滋補肝腎為優，當出現頭暈、目眩、腰酸腿軟、耳鳴、視物昏花，枸杞是重要的食品。

《本草匯言》對枸杞的評價尤高，認為其兼有人參、黃芪、當歸、熟地、肉桂、附子、知母、黃柏、黃芩、黃連、蒼朮、厚朴、羌活、獨活、防風等藥的特點。前人認為：「使氣可充，血可補，陽可生，陰可長，火可降，風濕可去。」中藥裡面，唯有枸杞子可以補益氣、血、陰、陽。

枸杞子是古代養生學家十分重視的一味滋補強壯藥，在很

多延年益壽名方中，幾乎都用到它。長壽之人多喜愛喝枸杞子釀製的補酒。此酒的製法是：「枸杞子逐日摘紅熟者，不拘多少，以無灰酒浸之，蠟紙封固，勿令泄氣。兩月足，取入沙盆中擂爛，濾取汁，同浸酒入銀鍋內，慢火熬之，不住手攪，恐粘住不勻。候成膏如餳（ㄒㄧㄥˊ），淨瓶密收。每早溫服二大匙，夜臥再服。百日身輕氣壯，積年不輟（可以羽化也。」（見《本草綱目》36卷·枸杞·金髓煎）當然「身輕氣壯」是可能的，但「可以羽化」則純屬誇張之辭。

枸杞子能降血糖，降膽固醇，延緩並阻止動脈硬化，因而可用於治療糖尿病，高膽固醇，經歷代醫家實踐證明，枸杞子確有抗衰的特殊功用，在古代的一些長壽方中，如龜齡集、延年廣嗣丸、還少丹、七寶美髯丹等方劑中都配有枸杞子。

枸杞子的助陽力不強，但堅持服用，確有療效，能促進性功能，梁代陶弘景《本草經集注》載「去家千里，勿食蘿摩，枸杞」，說的就是枸杞補陽。

現代研究

枸杞有影響脂質代謝和抗脂肪肝的作用，對防治心血管疾病如高血壓、動脈硬化有重要意義。能降低血糖。枸杞的重要成分之一胡蘿蔔素是維生素A的原料，故能明目，具保護視力作用。能延緩衰老，對造血功能有促進作用。

應用注意

1. 外感邪氣不宜服。
2. 脾虛便溏不宜服。

食療方

1. 腰膝酸軟，肝虛目澀，視力模糊　枸杞浸泡白酒，密固，半月後飲用，酒以浸過藥面 2cm 為好。

作者自創一首抗衰老藥酒方，效果特好，經常少量飲用，可增強抗病能力，延緩衰老，組方為：三七 50g、枸杞子 100g、紅參 50g、海馬 30g、當歸 50g、五加皮 10g。關於泡酒法，參看「白酒」。

2. 肝腎虛弱致頭昏眼花，視力減退，腰膝酸軟，多汗，自汗，體虛乏力等　枸杞 30g，鴿子 1 隻，放入燉器中，隔水燉熟，吃肉喝湯。

3. 頭昏眼花，耳鳴遺精，壯腰膝　枸杞子 50g，粳米 1000g，白糖適量，煮粥食用。

4. 視力減退，夜盲　枸杞、白菊花泡水代茶。

5. 高血壓、糖尿病　每日用枸杞 15g，煎水代茶，常服有效。

6. 安神養血，滋陰壯陽，益智，強筋骨，澤肌膚，駐顏色　枸杞子、桂圓肉等分，以砂鍋桑柴火慢慢熬之，漸漸加水煮至二物無味，去渣，熬成膏，瓷罐收貯，不拘時頻服。

7. 出血性紫癜　枸杞子 30g，大棗 10 枚，水煎服。

8. 頭昏、眼花、耳鳴、乏力以及慢性肝炎，早期肝硬化，貧血　母雞 1 隻，將枸杞子 50g，裝入雞腹內，隔水燉 2 小時，服食。

9. 消渴　枸杞子、麥冬、玉米鬚各 30g，水煎服。

10. 年老體弱，陽痿，早洩，月經不調，性欲減退　羊腿肉 2 斤，枸杞 50g，先將整塊羊肉煮透，用冷水洗去血沫，切塊，

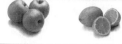

和生薑一道下鍋，加入料酒，炒透後將羊肉和生薑片倒進大鍋內，加入枸杞，清湯、鹽、蔥，燒開後除盡浮沫，加上味精食用。

附　地骨皮　即枸杞的根皮，有千年枸杞，其根形如犬狀的說法。地骨皮具有清退虛熱，涼血，清瀉肺熱的作用。

枳椇子

為落葉喬木鼠李科植物枳椇的帶有肉質果柄的果實和種子。乾燥帶果柄的果實果柄膨大，肉質肥厚，成熟後味甘可食。

別名　木蜜、枳棗、拐棗、枳椇子、萬壽果、萬字果、雞爪子、雞距子。

性味　甘，平。

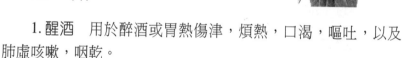

功　用

1. **醒酒**　用於醉酒或胃熱傷津，煩熱，口渴，嘔吐，以及肺虛咳嗽，咽乾。

2. **利水消腫**　用於水濕停蓄水腫，小便不利。

趣　話

枳椇子最早記載於唐代《新修本草》。作果實使用稱為萬壽果。枳椇子亦是中藥，收集果實碾碎果殼，取種子曬乾，即為中藥枳椇子，以果柄肉質肥大，果實灰褐色，種子紅褐色，無雜質者為佳。主治飲酒過度所致的病症。枳椇子解酒作用很好。

唐代食物學家孟詵介紹，說是有人建房用枳椇木，因為不

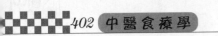
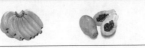

小心，誤將枳椇木掉落酒瓮中，酒化為水，酒就完全沒有酒味了，可見其解酒作用之強。

蘇東坡曾記載這樣一件事：眉山揭穎臣患消渴病，每天飲水數斗，飯亦成倍增多，小便頻數，服了治消渴病的藥達 1 年，結果病反而加重，自己猜度也必死，讓他請蜀醫張肱診治，張肱診後笑道：「先生您幾乎被誤治死啊。」於是就拿出麝香，用酒化開，做了 10 多顆丸子，用棘枸子（即枳椇子）煎湯服下，結果病就癒了。探問他的緣故，張肱說：消渴、消中皆脾弱腎敗，脾土不製腎水而患病，現在穎臣的脈象是脾脈極熱，但腎氣不衰，應該是由果實、酒物過度，積熱在脾，所以吃得多而又飲水多，水飲既然多，小便又不可能不多，非消非渴，麝香能製約酒果花木對人體之害，棘枸亦能除酒毒，例如房子外面種有此樹，屋內釀酒多不佳，故麝香、枳椇子這二味藥，能解除酒果的毒。所以民間有「千杯不醉枳椇子，葛花能解萬盅酒」的說法。

食療方

1.胸腹脹痛，食積不化　鮮萬壽果 30g，陳皮 5g，水煎服。

2.消渴善飢，小便頻數　雞距子（即枳椇子）50～100g，煎湯送服麝香丸（每丸含麝香 0.3g），合飯粒搓成丸藥，每天 1 粒，連服 10 天。

3.病後或產後體弱　鮮品枳椇子食用，每次 30g，或以萬壽果乾品 1000g，紅棗（去核），隔水燉爛，加白糖 100g，拌勻使溶即成。隨用。

4.熱病煩渴，小便不利　枳椇子 12g，甘蔗 250g，水煎服。

5.解酒　枳椇子 15g，菊花 10g，水煎服。

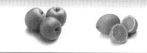

6.酒色過度，成勞吐血　拐棗 120g，甘蔗 1 根，燉豬心肺服。

7.小兒驚風　枳椇子果實 100g，水煎服。

8.酒醉嘔吐　枳椇子、葛根不拘量，水煎服。

9.小兒黃瘦　枳椇子果實 50g，水煎服。

南 瓜 子

為葫蘆科植物南瓜的種子。

別名　南瓜仁、白瓜米、金瓜米、窩瓜子、倭瓜子。

性味　甘，平。

功　用

殺蟲　用於腸道寄生蟲，如絛蟲、蛔蟲，但以驅殺絛蟲為主。還可用治血吸蟲病，但須長期大量使用。

趣　話

南瓜子為較好的驅殺絛蟲食品，且甘平不傷正氣。在體內對牛、豬肉絛蟲能使之麻痺，南瓜子中的南瓜子氨酸可抑制血吸蟲幼蟲的生長發育，治絛蟲病常以南瓜子與檳榔同用以增強療效，南瓜子可使蟲體中後段麻痺，變薄變寬，檳榔能讓蟲體頭部和未成熟節片完全癱瘓。兩者功效相同，作用部位稍異，同時使用，增強效果。應用時加服玄明粉，能促使蟲體排出。將南瓜子研末服還用於治療蛔蟲證及血吸蟲病。

南瓜子無論生的或熟的均能治療前列腺肥大證，每天吃

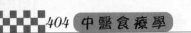

50g，連續吃 3 個月，能使前列腺肥大引起的小腹痛，尿頻和排尿困難等症狀消失或明顯好轉。

南瓜子以乾燥、粒飽滿，外表黃白色為佳。是含鈣豐富的食物。在民間亦有用南瓜子催乳者，以生用為好。用南瓜子煎水坐浴或薰洗可治痔瘡。此外還可用於營養不良，面色萎黃及小兒疳積。

現代研究

驅蟲作用　與檳榔有協同作用。對血吸蟲幼蟲有抑制和殺滅作用。

應用注意

多食壅氣滯膈。

食療方

1.驅除條蟲　新鮮南瓜子 50～100g，研爛，加水製成乳劑，加冰糖或蜂蜜空腹頓服，或以種子壓油取服 10～30 滴。

2.蛔蟲病　南瓜子 50～100g，研碎，加開水，蜜或糖成為糊狀，空腹服。

3.血吸蟲病　南瓜子炒炭，碾細末，每服 100g，加白糖沖服，以 15 日為 1 療程。

4.百日咳　南瓜子，炒焦，研細粉，紅糖少許調服。

5.營養不良，面色萎黃　南瓜子、花生仁、胡桃仁同服。

6.缺乳　生南瓜子 15～20g，去殼取仁，用紗布包裹搗成泥狀，加開水適量和服，早晚空腹 1 次，連服 3～5 天。

7.產後手腳浮腫，糖尿病　南瓜子 50g，炒熟，水煎服。

8. 鉤蟲病　南瓜子榨油，每次 1 茶匙，內服 4 小時後服瀉下劑。

9. 產後缺乳　南瓜子 60g，研末，加紅糖適量，開水沖服。

核　　桃

為胡桃科植物胡桃的種仁。果近圓球形。果核大而堅硬，骨質，表面棕褐，布滿凹凸不平的皺褶，內有形狀極不規則的核仁，為可食部分，核仁被一木質隔層分為兩瓣。味微甜而香，富油性。

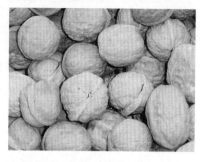

別名　胡桃、羌桃、合桃、胡桃仁、核桃仁。

性味　甘，溫。

功　用

1. 補腎強腰　用於腎虛腰痛，男子陽痿，遺精，女子崩帶，以及尿頻，兩腳痿弱，筋骨疼痛等。

2. 溫肺定喘　用於肺腎不足之虛喘，短氣，本品既能溫肺定喘，又善補腎納氣，為治喘息的常用品，多配人參同用。

3. 潤腸通便　用於病後津虧腸燥便秘，尤宜於老年人大便燥者。本品甘溫質潤，富含油脂，故潤通而促使排便。

趣　話

核桃是世界上著名的乾果之一，與杏仁、腰果、榛子並稱為世界四大乾果。胡桃香脆可口，據說是漢代張騫出使西域，

得胡桃種，因果實形似桃，故稱胡桃。據宋代蘇頌記載：「此果木出羌胡，漢時張騫使西域始得種還，植之秦中，漸及東土，故名之。」其實中國也是胡桃的原產地之一。公元 319 年，晉朝大將石勒佔據中原，建立後趙，不准叫「胡桃」（因「胡」字帶蔑稱），從此改名為核桃。

　　核桃果肉營養豐富，於人有強堅補腦之功，所以也有稱核桃為「長壽果」者。胡桃仁的外觀形狀，很像人腦的兩半球，上面的皺褶像大腦的溝回，人的大腦是乳白色的，而核桃仁也是灰白色的，按中醫「似形治形」的說法，對大腦神經有益，能補腦健腦，是神經衰弱的輔助治療劑，用核桃治腦的疾病是非常適宜的。若每天早晚各吃 1～2 個核桃就很好，既不費事，又可保健治病，可用治頭暈、失眠、健忘、心悸。

　　據《本草綱目》記載：南宋文學家洪邁患痰病，用胡桃三枚，生薑三片，睡臥時嚼服，同時飲湯兩三口，再慢慢嚼核桃、生薑，嚼完後即靜臥，到了第二天早晨痰就消失了，咳嗽也止住了。又有溧陽洪輯幼子患痰喘病，五晝夜不能食乳，延醫診治，醫生告之危急，其妻夜夢觀音傳授方治，令服人參胡桃湯，洪輯趕緊備新羅人參約 1 寸，胡桃肉 1 枚，煎成湯藥，約 1 蜆殼左右，灌服幼子，喘即平息了。第二天煎湯剝去胡桃皮用，結果喘息又發作了，於是連皮用，過了二夜病就好了。並認為這方法其他方書沒有記載，因為人參定喘，胡桃連皮用能補肺氣的緣故。據此看來，胡桃仁如果不連皮用，止喘的作用就差些。

　　營養學家對核桃的評價很高，認為比牛奶、雞蛋更好。核桃的主要作用是滋補肺腎。中醫認為它是一種滋養強壯食品，性偏溫補，若與補品同食，有增強滋補的作用。唐代醫家孟詵

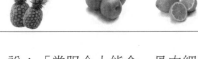

說：「常服令人能食，骨肉細膩光潤，鬚髮黑澤，血脈通潤，養一切老痔。」宋代《開寶本草》亦認為：「食之令人肥健，潤肌，黑鬚髮。」以後如明代李時珍、近代張錫純等均有精闢論述。

常服核桃可壯筋骨，治血脈，烏鬚髮，益顏色。核桃的潤腸作用是很好的，因為它富含油脂，尤其適用於老年習慣性便秘，久服亦無不良反應，且通便不致滑泄，柔潤而不滋膩。

核桃除食用、藥用外，還可榨油，核桃油有很高的醫藥價值，除作緩下劑外，並能驅殺條蟲，外用於皮膚病，如凍瘡、癤、癬、腋臭。

核桃仁煮粥吃對身體很有好處，唐代崔元亮所著《海上集驗方》中有用核桃粥治石淋痛楚，小便中有石子者，是用胡桃肉 1 升，細米煮漿粥 1 升，食用。現代就常用核桃來治療泌尿道結石，一般服用核桃粥以後，可使結石較前縮小變軟或分解於尿液中而呈乳白色尿，凡身體虛弱，腰腿酸痛的中老年人，經常吃一些核桃粥，能補腎強壯，抗老防衰。

核桃殼裡面的果隔，又叫核桃牆、分新木，也有補腎澀精的作用，可治噎膈、遺精、遺尿等證。用其煮水當茶喝，能安定神志，促進睡眠。

核桃一般以色黃、皮薄、紋細、個大、飽滿、油多、口味香甜，出仁率，出油率高為佳品。

現代研究

核桃營養極為豐富，有降低膽固醇的作用，適用於動脈硬化，冠心病患者食用。對抗組織胺致支氣管平滑肌痙攣的作用，還能鎮咳，故對患有老年慢性氣管炎的患者很有裨益。其

含有維生素 E，祛除老年斑，延緩機體的衰老過程，稱為「長壽之果」。

應用注意

1. 陰虛火旺者應少食。
2. 痰熱咳嗽者應少食。
3. 便溏、腹瀉不宜服。
4. 多食令人噁心嘔吐，因核桃肉含油脂較多。

食療方

1. 腎虛遺精，或精隨小便出　核桃仁 30g，豬腎 2 個切片，豬油少許，同置鍋中炒熱，趁熱吃，每天睡前服，連服 3 天。或用分心木 30g，水煎服，每天 2 次。

2. 腎虛引起的小便頻數　核桃連殼數個，煨熟，打碎外殼，取仁 30g，溫熱米酒 30g，睡前趁熱送服，連服 5 晚。

3. 腎炎　核桃仁 10g，蛇蛻 1 條，共焙乾，研細，黃酒沖服。

4. 尿路結石　核桃仁 20g，用食油炸酥，加白糖適量，共研成糊狀，1 日 2 次服完，連服。或用核桃仁、大米等量，煮粥食用。

5. 喘嗽氣促，睡臥不得　核桃仁去皮，杏仁去皮尖，生薑各等分，研膏，入煉蜜少許，每臥時服一彈子大小，薑湯送下。

6. 久嗽不止　核桃仁 100g，杏仁 100g，人參 20g，研勻，入煉蜜，如桐子大，空腹細嚼 1 丸，亦可用人參湯送下，臨臥再服。

7. 慢性咳喘　核桃仁 30g，冰糖 15g，蘿蔔子 6g，燉半小時服，每日早晚各 1 次。

8. 咽喉腫痛，或發音嘶啞，咽炎　每天用胡桃仁 30g，慢慢嚼服。連服半個月。

9. 大便乾燥　核桃仁、芝麻各等量，共搗爛，開水沖服。

10. 腋臭　洗淨患處，以核桃油（核桃油製法　將核桃仁搗碎，炒至仁全焦黑出油為度，起油，備用）塗之，塗後用手按摩一會。

栗　　子

為殼斗科植物栗的種仁。果肉黃白色，粉質，味甜而香。

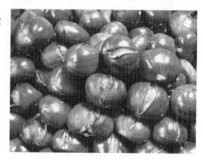

別名　板栗、栗果、栗楔、大栗、毛栗、毛栗子、毛板栗、瓦栗子。

性味　甘，溫。

功　用

1. **養胃健脾**　用於脾胃虛弱之反胃，羸瘦無力，氣怯食少，泄瀉等證。

2. **補腎強腰**　用於老年體虛，腎虛腰膝無力，腿腳不便，活動不利，氣喘咳嗽，小便頻數。小兒筋骨不健等。

3. **活血止血**　用於跌打損傷，腫脹，吐血、衄血、便血。

趣　話

栗子亦稱板栗。素有「乾果之王」的美稱，是一種價廉物

美的滋補品。乃中國特產。

中醫把栗子列為食用和藥用上品。到了唐代,大醫學家孫思邈說:「栗,腎之果也。腎病宜食之。」明確指出栗是治療腎虛的主要食品。板栗不僅能生吃,煮吃,炒吃,還能做名菜佳餚。有趣的是,栗樹還是一種十分理想的城市空氣淨化器呢。栗子所含的不飽和酸和多種維生素能防治高血壓、冠心病、動脈硬化、骨質疏鬆等證。從實際生活中來看,吃栗子不會對身體產生不良反應。

板栗是人們喜愛的食品,好吃但不易剝皮。可以將板栗以塑料袋裝好,放入冰箱冷凍室,冷凍 3 天後,取出,解凍,一小時後用刀切開一口,即可剝板栗,這是因為板栗放入冰箱後,蒸發出的水蒸氣聚集在板栗硬殼和肉之間,隨著冷凍時間增加,聚集的水就在硬殼和板栗果肉間凝結成冰,當把板栗取出後,溫度陡然升高,由於硬殼、毛皮、果肉三者的膨脹係數不同,熱脹冷縮的程度不同,它們之間的間隙變大,留出了空擋,板栗皮就自然容易剝離了。

在食用方面,可生食、熟食或炒存性研末服,健脾止瀉宜煮食,補腎強筋,活血止血宜生食。若家中購進較多栗子時,一時又吃不完,可將其用開水煮至七、八成熟,再曬乾,放在乾燥通風的地方,可保存很長時間。

應用注意

1. 生食難於消化,熟食易滯氣膈食,不宜多用。
2. 脾濕者,便秘者少食。
3. 風濕者不宜多食,因其性較滯。
4. 保存栗子要不斷翻動,以免蟲蛀。

食療方

1. 老年腎虛，小便頻數，腰腳無力　每日早晚各食生栗子枚，細嚼慢咽，久之有效，多吃會妨礙消化。

2. 脾胃虛弱，畏食冷物，少食腹瀉，或小兒疳積，消化不良　栗子 30g，大棗 30g，山藥 60g，生薑 6g，大米 100g，加水煮稀粥食，或再加紅糖調味服食。

3. 腰痛遺精，帶下清白　常食風乾的栗子，若用豬腎 1 個，栗果 20 枚同粥煮食或加入 2 枚核桃肉同煮食，其強身補腎的作用尤佳。

4. 腎氣不足，腰酸腿軟，筋骨不利　栗子 30g，大米 30g，白糖 15g，煮粥食用，每日 1 次。

5. 痔瘡出血　栗殼炭 6g，研末，加蜜糖 30g，用開水調勻服。

6. 腸鳴久瀉，大便水樣浮腫，尿少　每日食烤熟栗果 10 枚。

7. 病後體弱，手足酸軟麻痺　栗子或栗子乾 30～60g，紅糖適量，水煮熟，每晚睡前服 1 次。

8. 慢性支氣管炎咳嗽，氣短，痰白，痰少　栗子 30g，豬瘦肉 30g，煮熟後用。

9. 小兒腹瀉　栗子 15g，柿餅半個，共磨成糊狀，煮熟餵吃。

菱　角

為菱科植物菱的果肉。果扁三角形或錨形，有兩個較長而稍彎的尖角。皮紅紫色或紫褐色，厚而堅硬，裡面的肉為可食

部分，白色，粉性，味微甜。

別名 菱、水菱、沙角、菱實、芰（ㄐㄧˋ）、芰實、水栗。

性味 甘，涼。

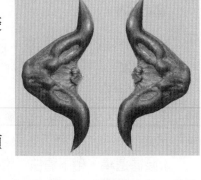

功　用

1. 清熱除煩　用於暑熱煩渴，多生食。

2. 益氣健脾　用於食納不佳，氣短乏力，脾虛泄瀉。多熟食。

趣　話

中國是菱的故鄉。菱角皮厚堅硬，肉為白色，古代野菱有四角，近代演化成兩角，呈元寶形，以前菱多是野生，現在各地普遍進行人工培養，品種逐漸優化。古代將3～4隻角的稱為芰，兩隻角的稱為菱，現通稱為菱。菱角嫩時皮脆肉美，大多剝去殼取肉生食，老熟時則殼黑而硬謂之烏菱，冬天摘取，風乾，生吃或熟食均可。

成熟的菱角肉厚味香，營養豐富，可與栗比美，故又有「水栗」之稱。由於菱多澱粉，古時多代糧食食用。

菱角生吃可泄熱清暑，除煩止瀉，熟食則益氣，強健脾胃，生吃可作水果，熟吃可當點心，也可製成糕點、釀酒、釀醋、製糖、磨澱粉。古代早把菱角列為食療補養佳品。李時珍說：「嫩時剝食，皮脆肉美，蓋佳果也。」現多用菱角加工成菱粉作輔助食品。由於含有較豐富的營養，所以古人還認為平常服之，能補中延年。

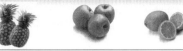

應用注意

1. 痢疾患者不宜食。
2. 不可多食，否則令人腹脹。
3. 鮮菱角生吃易損傷脾胃，宜煮熟吃。

食療方

1. **脾虛泄瀉**　鮮菱角肉 90g，蜜棗 2 個，加水少許磨成糊狀，煮熟當飯吃，每日 3 次。

2. **醉酒**　鮮菱角 250g，連殼搗碎，加白糖 60g，水煎後濾取汁液，1 次服完。

3. **老年支氣管炎**　取鮮菱角 20g，洗淨榨汁與豆腐 100g，飴糖 20g，生蘿蔔汁液，加紅糖適量分 2 次服。

4. **食道癌、胃癌**　菱角、訶子、薏苡仁各 30g，水煎服，1 日 2 次。

5. **頭面黃水瘡**　老菱殼煅成性，研成細末用麻油調和，塗敷患處。

6. **防治各種癌症**　鮮菱角 20 枚，沖洗乾淨，連殼搗碎，與適量粳米和水同煮粥，再加入 1 湯匙蜂蜜調勻，每日早晨 1 餐。

7. **子宮癌、胃癌**　生菱角肉每日 20～30 個，加水適量，文火煮成濃湯，分 3 次飲服，此方亦可加苡米 30g，蘑菇 10g 同煮成粥，入紅糖 1 匙拌食。

8. **輔助治療胃癌、食道癌、腸癌、膀胱癌**　先將粳米 100g，煮粥，待米煮至半熟後，將菱粉 30～60g 及紅糖少許，加水調和，摻入鍋中攪勻，煮至粥成即可。

9.小兒腹瀉　菱角果殼 30g，水煎，濾取煎液與藕粉 30g，調成糊狀，煮熟餵服，每日 3 次。

10.贅疣、青年扁平疣，多發性尋常疣　鮮菱蒂（柄）擦患處，1 日 3～5 次。

開 心 果

為漆樹科植物無名木的果實。夏季結果，核果卵形或長橢圓形，有果柄，淡黃或淡紅色，有皺紋，種子淡綠色或乳黃色。

別名　胡榛子、無名子、阿月渾子。

性味　辛，溫。

功　用

1.溫暖腎陽　用於腎虛腰膝酸軟，乏力，陽痿。

2.溫暖脾陽　用於脾虛冷痢。

趣　話

開心果原產地中海和亞洲中部，始載於唐代陳藏器所著之《本草拾遺》，原名阿月渾子。《本草綱目》收載於卷 30 果部山果類。

《本草綱目》引陳藏器之言曰：「阿月渾子生西國諸番，與胡榛子同樹，一歲胡榛子，二歲阿月渾子也。」又引李珣所著《海藥本草》之言曰：「按徐表《南州記》云：無名木生嶺南山谷，其實狀若榛子，號無名子。波斯家呼為阿月渾子也。」

據謝宗萬先生主編之《本草綱目藥物彩色圖鑑》云：「《飲膳正要》稱必思答，係 pistasia 之譯音。」查《飲膳正要》第 3 卷果品類有必思答。而《本草綱目》第 33 卷另有必思答一名。對此謝宗萬先生說：「必思答原載《飲膳正要》，《綱目》列入卷三十三果部附錄諸果，時珍曰：『忽思慧《飲膳正要》云：味甘，無毒，調中順氣，出回回田地。』今普遍認為必思答即 pista 的譯音，實即阿月渾子 pistaciavera，如今通稱『開心果』」。

食療方

1. 腎虛腰痛　開心果適量吃。
2. 陰部濕癢　無名木皮適量煎水，外洗。

無　花　果

為桑科植物無花果的乾燥花托。落葉灌木或喬木，果實由總花托及其他花器組成，形似洋蔥頭，外表光滑，黃紫色至紅紫色，肉厚多汁，熟透時甚柔軟，氣香，味甜，自夏至秋可收集。

別名　蜜果、天生子、映日果、文仙果、奶漿果、品仙果、隱花果。

性味　甘，平。

功　用

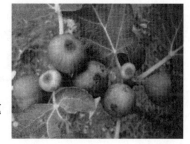

1. 健胃清腸　用於消化不良，久瀉不止，痢疾，或大便秘結，脫肛等。

2.解毒消腫　用於肺熱聲嘶，咽喉腫痛或癰瘡，瘙癢等證。

3.發乳　用於產後乳汁少者，可單用亦可配豬蹄煎水服。

趣　話

無花果是有花的，因雌雄異花，隱於囊狀總花托內，外觀只見果不見花，故名。無花果的頂端有一個孔，能使花與外部相通，內部隱藏著小白花，由小蟲鑽進花托頂端的小孔中去授粉。

中國新疆的阿圖什、喀什產量較高，素有「無花果之鄉」的美稱。無花果繁殖力強，易於栽培，一般第一年插枝或壓條，次年移植，第三年即可結果。有人根據無花果的特點，總結其利有七：一是果實甘甜可食，營養豐富。二是可製乾果。三是常供佳食，採摘供食可達三月之久。四是大枝千插，本年結實。五是葉為醫痔聖藥。六是未成熟的果實可作糖蜜漬果。七是得土即活，隨地而種。無花果雖沒有牡丹的高雅，菊花的高潔，芍藥的俏麗，但那樸實的樹幹，寬大濃密的葉片，以及墨綠甘甜的果實給人留下了淡雅、清幽、恬靜的印象。

無花果一般不被蟲害，且還能吸收空氣中的二氧化硫、苯等有害物質，所以人們常將無花果種植在庭院裡。

無花果肉質柔軟，皮薄肉嫩，香甜可口，清香濃郁，營養豐富，是人們喜愛吃的果品，除供鮮食外，亦有製成果乾、蜜餞、罐頭、果醬等。還可作為藥用，可用治各種疼痛，如咽喉腫痛，胸脇痛，疝痛，尿痛。其性質平和，緩急止痛功效好，故稱止痛良藥，還有很好的健胃清腸作用，常吃無花果，可防治傷風感冒，增強身體的抗病能力。現有一種說法，無花果有預防癌症的作用。

現代研究

對高血壓，冠心病，動脈硬化，便秘等疾患頗有益。所含酶類有助消化，緩瀉的作用。使細胞新陳代謝增強。

應用注意

無花果含糖量高（乾果含糖60％），糖尿病和忌食糖者應避免食用。

食療方

1. 消化不良，不思飲食　鮮無花果1～2個，早晚各吃1次。或將無花果乾果切成小粒，炒至半熟，加適量白糖，開水沖泡代茶飲。

2. 咽喉刺痛　鮮無花果曬乾，研末，吹喉。

3. 老年性便秘　鮮無花果1～2個，每晚睡前吃。

4. 痔瘡出血，脫肛　無花果10枚，豬大腸一段，水煎服。無花果煎湯，坐浴。

5. 陰虛咳嗽，乾咳無痰，咽喉痛　鮮無花果1～2個，蜜棗2個，隔水燉爛吃，每日1～2次。

6. 婦女產後缺乳　鮮無花果1～3個或乾品30g，豬瘦肉60g，紅棗2個，加水煮爛吃，每日1次。

7. 肺熱聲嘶　無花果250g，水煎調冰糖服。

8. 贅疣、腳癢　用未熟的果肉絞汁，或用無花果莖葉搗爛取汁，塗於患部，1日2～3次。

9. 哮喘　無花果汁半杯，開水沖服，每日1次。

10. 病後虛弱，肺結核及肝炎輔助治療　無花果乾品1000g，

加水煮爛，文火熬成膏狀，加白糖 750g，繼續加熱使溶，拌勻即成，每次 1 湯匙，早晚各 1 次。

葵 花 子

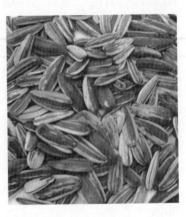

　　為菊科植物向日葵的種子。一年生草本。果實成灰色或黑色，扁長卵形或橢圓形，內含種子 1 枚。種子淡黃白色，富油性，氣香，味微甜，夏末採收。

　　別名　向日葵子、葵子、葵瓜子。

　　性味　甘，平。

　　功　用

　　1. 殺蟲　治蟯蟲病　於臨睡前每次嚼服 150g。

　　2. 平降肝陽　用於眩暈。現用治血壓高。對心血管系統疾病有一定療效。

　　趣　話

　　中國各地均有種植。因為它的花盤總是向著太陽的方向轉動，因此得名。在中國，向日葵也象徵著太陽和光明。

　　葵花子可食用和榨油，也可作藥用。它開花和結實之多，首屈一指。百花在大自然中盛開時，雖然個個嬌艷無比，但卻沒有葵花向陽這種本領，大多數奇花異葩，只供人觀賞，種子只是為了延緩後代，而向日葵子卻為人類做出了巨大貢獻。

　　中國生產的向日葵子主要用來食用，而不是榨油。向日葵

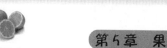

子可以分為兩大類，一類是非油用品種，顆粒大，具有條紋，但含油低；另一類是油用品種，籽粒小，含油量超過40%。葵花子油顏色金黃，清明透亮，帶有芳香，別有風味，是一種營養豐富的食用油，它的熔點低，易為人體所吸收，是高級的烹飪油和色拉油。葵花子油高溫不發煙而適合油炸和煎食品。向日葵子能美容，尤其是能美髮。

葵花子要炒熟了吃才香，連殼的葵花子可以清炒，鹽炒，五香或奶油味炒。剝去殼的向日葵子可以炒或炸成多種風味的食品，製作成甜的、鹹的、椒鹽味的。

現代研究

葵花子對預防高血脂症及血栓形成有益。含鉀量豐富，能預防高血壓、心肌梗塞，糖尿病。能增強記憶力，治療鬱證和失眠以及各種因素引起的病患。

應用注意

1. 炒後性溫燥，多食易引起口乾、口瘡、牙痛、咽痛等上火症狀，故一般有外感，咳嗽，咽痛等熱性病不宜多食。

2. 生食透膿作用強，多食易發癰，宜熟食為佳。

3. 育齡青年不宜多食。葵花子的蛋白質部含有抑制睾丸成分，能引起睾丸萎縮，影響正常的生育功能，故育齡青年不宜多食。

食療方

1. 蟯蟲病　葵花子，每日生食120g，連吃1週。

2. 高血壓病　生吃葵花子，早晚各1把，配服芹菜汁半

杯，更好。

3.高血壓　向日葵蒂盤 1 個，紅糖適量，同煎服。

4.眩暈　向日葵花盤 1 個，烏雞蛋 2 個，共煮，加冰糖，食蛋飲湯。

5.哮喘病　將向日葵花盤連同彎梗一齊取下，放室外風乾，每日切碎 1 個花盤，水煎，當茶飲，連喝數日。

6.體虛便秘　葵花子 30g，搗爛，加開水 1 杯，蜜糖適量，拌勻服，早晚各 1 次。

7.麻疹不透　葵花子 10g，搗爛後加開水沖服。

8.血痢　葵花子 30g，搗爛後加冰糖 30g，水適量，燉 1 小時後服，每日 3 次。

9.耳鳴　葵花子殼 15～30g，冰糖 30g，水煎半小時後服，每日早晚各 1 次。

10.陰虛咳嗽，大便秘結　向日葵子 10g，杏仁 10g，打爛與蜂蜜 150g 同煎，每晚服 1 匙。

附　向日葵花　含有向日葵皂貳，花粉中含有 β—谷甾醇。據研究，花的水提取物有擴張血管、降低血壓和退熱作用。

向日葵花盤　有保肺、化痰、定喘的功效，適用於哮喘痰多，咳嗽等證。藥用向日葵花盤以單頭的為好，多頭的功效不好，並且花盤上要帶彎曲的蒂把藥效才高，將花盤煎沸飲用，對頭痛、胃痛、陰莖澀痛、婦女痛經等均有良好的止痛作用，亦治乳腺炎。

蓮　子

為睡蓮科植物蓮的種仁。蓮子肉呈黃白色，肥厚，粉性。蓮子中央有一青綠色小芽（蓮心），食用時多除去。

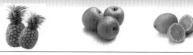

別名　蓮實、蓮米、蓮肉、藕實、水芝丹、蓮蓬子。

性味　甘、澀，平。

功　用

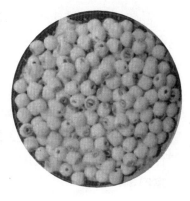

1. 補脾澀腸　用於脾虛食慾減退，泄瀉，久痢不止或噤口痢。蓮子因其味甘澀能益脾，澀能固腸，故止瀉止痢。

2. 益腎固精　用於腎虛遺精、早洩、小便頻數，白濁、帶下、崩漏等證。

3. 養心安神　用於心氣虛或心腎不交以及病後餘熱不盡致心煩口乾，心悸失眠等。

趣　話

蓮子在中國江南各省均有出產，以湖南湘蓮最為著名，顆粒肥大，肉質細嫩，清香味美，屈原《離騷》中曾讚美：「製芙荷以為衣兮，集芙蓉以為裳。」後來湖南被稱為芙蓉國。

在荷的十大藥用部分中（荷葉、荷蒂、荷梗、荷花、蓮子、蓮心、蓮鬚、蓮蓬殼、藕、藕節），以蓮子入藥最早。中國最早的藥學著作《神農本草經》把蓮子列為上品，視為能使人「補中養神，益氣力，除百疾。久服，輕身耐老，不飢延年」的良藥。千百年來，人們對蓮子的認識均一致，久服本品能延年益壽。總結歷代醫家應用蓮子的經驗，可將其功用概括為「養心、補脾、益腎、固澀」八個字，李時珍稱它「稟清芳之氣，得稼穡之味，乃脾之果也。」

品質以白蓮最佳，紅蓮為差。著名的有湖南的湘蓮，浙江的衢蓮，福建的建蓮等。蓮子是治療失眠的常用食品，諺云：若要不失眠，煮粥加白蓮。所以一般常用白蓮子煮粥食，對於神經衰弱有很好的效果。

另有一種石蓮子，是成熟蓮子經風霜後沉沒水中久浸而成的蓮子，色黑，質硬如石，故名。作用與蓮子相似，唯清熱利濕作用更強。適用於久痢、久瀉、口苦、咽乾等，尤為治療熱毒噤口痢之要藥。

應用注意

1. 中滿痞塊，大便燥結者忌服。孟詵云：「生食過多，微動冷氣脹人，蒸食甚良。大便燥澀者，不可食。」

2. 感冒初起慎用。

3. 痔瘡、瘧疾等病忌用。

食療方

1. 脾虛泄瀉，腎虛遺精，健康人常食可增加食慾，袪病強身　蓮子粉、大米適量，先將大米淘淨煮至半熟時，加入蓮子粉，煮熟後即可食用。

2. 食少便溏，面目浮腫　蓮子、山藥、薏苡仁各30g，入水50ml，文火煮爛食用。每日1料，分2次服。

3. 補虛益損　蓮子用好酒浸2宿，入豬肚內，用水煮熟，取出焙乾，研極細末，為丸，每次約10g。

4. 脾虛運化不利之腹瀉，食慾不振　蓮肉12g，懷山藥15g，雞內金10g，糯米30g，共研粉加白糖50g，蒸膏吃。

5. 體虛失眠，口乾咽燥，食少乏力　蓮子150g，銀耳25g，

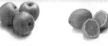

加水燉至將熟時加冰糖，桂花適量即可食用。

6. 久病、產後及年老或勞累過度引起的身體衰弱　蓮米、紅糖、米酒各 30g，雞蛋 1 個，水煎服，每晚 1 次。

7. 心悸失眠　蓮子 30g，百合 30g，麥冬 12g，水煎服。

8. 腎虛遺精過多　蓮子 10g，芡實 10g，山藥 15g，五味子 6g，共煎湯，加入雞蛋 1～2 個，砂糖適量服用。

9. 病後脾胃虛弱，極易腹瀉　蓮肉、粳米各 120g，分別炒黃，茯苓 60g，共研成細末，每次 30～60g，加白糖適量，開水調成糊狀，每日早晚各服 1 次。

10. 脾虛便溏，睡眠不實，心悸怔忡，婦女腰酸白帶多，體質虛弱者　蓮子、芡實各 100g，鮮荷葉如手掌大 1 塊，以適量糯米煮熟，亦可加糖適量服。

附　荷葉　又名蕸（ㄒㄧㄚˊ）。苦、澀，平。具有清熱利濕，升發清陽、減肥、止血的作用。用於暑濕泄瀉，眩暈，浮腫，吐血、衄血、便血。李時珍說：「荷葉能生發陽氣，散瘀血，留好血。」一般以鮮用為好。因其氣清香，善解夏季之暑邪以化穢濁，用荷葉可製炎夏季節理想的飲料。荷葉煮粥，古今常用。可選用新鮮荷葉 1 張，洗淨煎湯，去荷葉同大米煮成稀薄粥，待粥將成時，加入少量冰糖，稍煮即可食用。荷葉粥有解熱，降血壓，降血脂以及減肥的功效。此粥氣味清香可口，乃解暑生津，清熱止渴之佳品。荷葉尤其在減肥方面具有非常明顯的作用。李時珍在《本草綱目》中引用戴原禮《證治要訣》云：「荷葉服之，令人瘦劣。」後人據此而用其治療肥胖病、高血壓有非常明顯的療效。家庭裡用荷葉煎水代茶或直接用荷葉泡水代茶飲，長期應用有效。一般應用半月以後即見效果。現在市面上許多減肥方中均配有荷葉。

荷葉蒂　亦稱荷蒂、荷鼻，是荷葉的基部連同葉柄的部分葉片，有安胎和止瀉的功效，適用於婦女胎漏不安，腹瀉和血痢。

荷梗　能清熱解暑，行氣止瀉，寬中理氣，通乳，主治中暑頭暈、胸悶、痢疾、乳汁不通、婦女子宮炎、腸風下血等。《本草綱目》記載荷梗塞穴鼠自去，用此有驅趕老鼠的作用。

蓮心　亦稱蓮薏，苦薏。是蓮子中青嫩的芽胚，功能清心火，溝通心腎，常用治溫病譫語，心煩口渴，吐血心熱失眠，淋濁，能平靜性慾。

蓮鬚　又稱蓮蕊，是荷花中雄蕊，能清心固腎澀精，主治遺精、滑精、帶下、尿頻。

蓮房　又稱蓮蓬殼，能止血化瘀，主治崩漏、尿血，痔瘡出血，產後瘀血，惡露不盡，宜炒炭用。

其餘藕、藕粉、藕汁、藕節、荷花可參見「蔬菜類」中藕的介紹。

榛　子

為樺木科植物榛的種仁。小灌木或小喬木。果形似栗，卵圓形，一端圓尖，為黃褐色外殼，種仁肥白而圓，氣香，味甜，具油性，果實秋季採收。

別名　榛、槌子、山板栗。

性味　甘，平。

功　用

1.補氣健胃　用於飲食減少，體倦乏力，易疲勞，體瘦等。

2.澀腸止瀉　用於脾虛便溏，

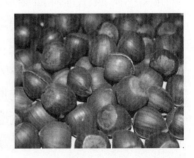

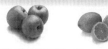

腹瀉等證。

趣　話

中國食用榛子的歷史悠久。榛子果實成熟後極易脫落，不易收集，李時珍說：「其實作苞，三五相黏，一苞一實。實如櫟實，下壯上銳，生青熟褐，其殼厚而堅，其仁白而圓，大如杏仁，亦有皮尖，然多空者，故諺云『十榛九空』。」榛子仁味道鮮美，炒食香脆可口，無澀味，古人對其評價很高，是一種益氣力，補脾胃的食品。常食能增加人的耐力，運動員食之可提高肌肉的張力，同時又能令人不飢而能健行，宋代《開寶本草》有「軍行食之當糧」的記載。

現代研究

含磷量為諸果之首。鉀、鐵的含量名列前茅。鈣的含量也很豐富，較核桃和松子高。

應用注意

1. 因含油多，易變質，不易久貯。
2. 含脂肪量高，不宜吃的太多。
3. 以熟食為佳。

食療方

1. 病後體弱，身體消瘦，易疲　熟榛子仁 30g，每天早晚各 1 次，久之即見效。

2. 脾胃虛弱，食慾不振，經常性腹瀉　榛子仁 30g，陳皮 10 g，水煎服，每日 3 次。

3. 氣血不足，病後體虛，飲食減少　榛子仁炒熟研末，加紅糖，每次 10g，每日 2 次。

4. 小兒腹瀉　榛子仁 15g，炒至外表焦黑，研成細末，水煎餵服，每日 3 次。

5. 營養不良性水腫　榛子仁 60g，紅豆 30g，加水煮爛吃，每天早晚各 1 次。

6. 肝血不足，兩目昏花　榛子仁 30g，枸杞子 30g，大棗 7 枚，煮粥，每日 1 劑。

7. 脾虛泄瀉　榛子仁炒黃，研成細粉，每日 1 匙，每日 2 次，空腹紅棗湯送下。

8. 痢疾，食慾不振　榛子仁磨粉，炒黃後，用陳皮湯送服。

榧　　子

為紅豆杉科常綠喬木植物榧子的成熟種子。乾燥的種子呈卵圓形，表面灰黃色或淡黃棕色。仁黃白色有油性，種子成熟期為次年 10 月，以個大、殼薄、種仁黃白色，不泛油，不破碎者為佳。

別名　香榧、榧實、玉榧、木榧、赤果、玉山果。

性味　甘，平。

功　　用

1. 殺蟲消積　用於蟲積腹痛，對蛔蟲、鉤蟲、條蟲、薑片蟲等多種腸道寄生蟲引起的腹痛均有效。亦可用治絲蟲病。

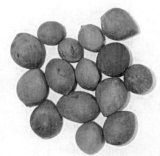

2. 潤腸通便　用於腸燥便秘，本

品甘潤，富含油脂，還可治療大便乾燥證。

3.潤肺止咳　用於肺燥咳嗽，但力較弱，以輕證為宜。

趣　話

《神農本草經》早就認識到榧子：「殺三蟲」，所謂「三蟲」即多種寄生蟲，這一認識無疑是正確的，取其殺蟲，可將榧子炒熟，勿炒焦，每日飯前吃 10～15 粒，也可每日每次吃 30 粒，以清晨空腹食用為好，連吃 3 日。榧子大量食用並無副作用。

榧子質潤多脂，在通便方面亦多用，尤其是取其殺蟲時，不必服瀉下藥就能促使蟲體排出體外，由於其質潤，對肺燥證可以選用，可單用其炒熟嚼食。

榧子還有一些其他作用，如婦女乳腺炎及其他原因引起的乳房脹痛，將榧子肉研細以米醋調成糊狀外敷，每日換藥 1 次，有很好的效果，數次後乳房的腫痛即見減輕或完全消失，也可在榧子肉中加入油菜葉和韭菜葉，一起搗爛敷。此外每日嚼食適量榧子，對痔瘡、疝氣、小便頻數、小兒疳積等也有防治作用。

應用注意

1. 入煎劑宜生用。
2. 大便溏薄者不宜用。
3. 對肺熱痰咳不宜用。
4. 民間用其墮胎，故孕婦慎用。

食療方

1.驅蛔蟲　每日食榧子，連用 7 天。

2.驅絛蟲、蟯蟲　榧子 50g，使君子 50g，大蒜瓣 50g，水煎去渣，1 日 3 次，空腹服。

3.驅鉤蟲　每日吃榧子 50～150g，直到確證大便中蟲卵消失為止。

橄　　欖

為橄欖科植物橄欖的果實。以個大、肉厚、色灰綠、無烏黑斑者為佳。

別名　青果、青子、忠果、白欖、黃欖、甘欖、諫果、橄欖果。

性味　甘、酸，平。

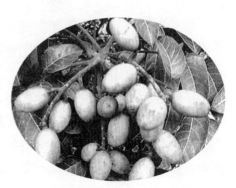

功　用

1.清肺、利咽、生津　用於咽喉腫痛，煩渴，咳嗽，吐血，口乾舌燥等證。

2.解毒　用於食滯泄瀉，食河豚魚、鱉中毒所致諸證，常以其搗汁或煎濃汁飲服，亦用於酒毒。

3.治骨鯁　用於魚骨鯁咽，常用本品搗汁煎湯飲。

趣　話

橄欖有中國橄欖和洋橄欖之分。中國橄欖一名青果。《本

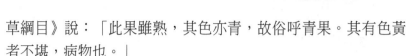

草綱目》說：「此果雖熟，其色亦青，故俗呼青果。其有色黃者不堪，病物也。」

橄欖樹高，果實不易採摘，民間有一種巧妙的方法，即於樹根上刻 1 寸許刀口，置少許鹽於其內，過一夜，果實皆會自落。這一方法，早在宋代《圖經本草》就有記載，後來李時珍著《本草綱目》時，還介紹了以木釘釘之，其果實亦自落的方法。

在自然界中，水果入口一般都是既香又甜，或酸甜可口，唯獨橄欖特殊，既硬且脆，吃到嘴裡又苦又酸又澀，而再經品嚐，卻會轉苦澀為清甜，滿口生津，幽香溢於齒間。

橄欖有很好的清熱潤燥，生津止渴，清利咽喉的作用，因此當人們感到咽喉疼痛或不適時，含食橄欖常能奏效。秋冬季節，每日嚼食 2～3 枚鮮橄欖，有利於防治上呼吸道感染，兒童經常食用，對骨骼發育大有補益之功。橄欖的解毒作用，頗為古代醫家所重視，既能解酒毒，又能解魚鱉毒，古人指出能解河豚魚毒，可作輔助治療。

還有一種油橄欖的果實，和橄欖不同，油橄欖又名齊墩果，含油甚多，以亞油酸和亞麻酸為主，是高級食用油的原料，油橄欖榨出的油可治凍瘡潰爛和嬰兒濕疹。

現代研究

橄欖油能降低血液中的膽固醇，特別是在預防動脈硬化方面具有特殊作用。橄欖油能大大加速骨骼的發育，懷孕期和哺乳期的婦女適合食用橄欖油，以加速胎兒和出生後 1 歲之內的嬰兒發育成長。鈣、鉀的含量特別豐富，維生素 C 的含量超過蘋果。具有收斂、消炎及減少滲出作用，煎液濕敷可用於急性炎症皮膚病。

應用注意

「橄欖鹽過則不苦澀,同栗子食甚香。」《(本草綱目)》

食療方

1. 咽喉腫痛　鮮橄欖果或鹽橄欖去核,取果肉含服,每次1個,每天數次。

2. 久咳　鮮橄欖5個,去核取果肉,冰糖適量,燉半小時後服。

3. 凍瘡　橄欖核煅成性,研末,用麻油調成糊狀外塗患處。

4. 魚骨鯁喉　青果核磨汁,用作含咽劑,有軟化魚骨作用,亦可用橄欖核仁,燒炭存性吞服,或加適量醋吞服。

5. 急性胃腸炎　鹹橄欖核15g,燒炭存性,研末,用開水送服。

6. 痢疾、腸炎　鮮橄欖5個,去核取果肉,另煎薑糖送服,每天3次。

7. 壞血病(維生素C缺乏症)　鮮橄欖30個,水煎服,每日1劑。

8. 醉酒　橄欖肉10個,煎湯服。

9. 煩熱乾渴　鮮橄欖果3～5個,去核後將果肉搗爛,水煎代茶飲。

10. 瘡癤腫痛　鮮橄欖果5～10個,去核後將果肉搗爛敷患處。

附　橄欖仁　可作藥用,能潤肺下氣,因食魚蝦出現過敏現象,可用其解毒。橄欖果實蒸餾製成的橄欖露,功能清利咽喉,生津止渴,適用於咽喉腫痛,咳嗽痰中帶血,瀉痢,煩

渴，酒毒及河豚毒。

檳　　榔

為棕櫚科植物成熟的種子。種子呈圓錐形或扁圓球形，質堅實，縱剖方可見外緣的棕色種皮向內褶入，與乳白色的胚乳交錯，形成大理石花紋。以果大體重，堅實，不破裂者為佳。

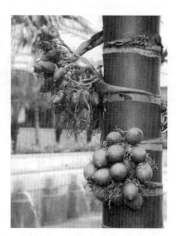

別名　大白、花大白、大腹子、海南子、花檳榔。

性味　辛、苦，溫。

功　用

1.殺蟲消積　用於多種腸道寄生蟲，如絛蟲、薑片蟲、鉤蟲、蛔蟲、蟯蟲，疳積，並有瀉下之功，有助於蟲體排出體外，可與南瓜子配合使用。

2.行氣除脹　用於氣滯致腹脹，腹痛，瀉痢後重。

3.利水消腫　用於水腫，腳氣腫痛。

4.抗瘧　用於瘧疾發作，可在瘧疾發作之前 2～3 小時前以檳榔代茶飲。

趣　話

檳榔以海南產最多，質量最好。檳榔在民間是吉慶的象徵，同時也是交結親朋好友的珍貴禮品。「檳」與「賓」同音，「榔」與「郎」同音，皆貴客之意。

李時珍說：檳榔「其功有四：一曰醒能使之醉，蓋食之久，則薰然頰赤，若飲酒然，蘇東坡所謂『紅潮登頰醉檳榔』也。二曰醉能使之醒，蓋酒後嚼之，則寬氣下痰，餘酲頓解，朱晦庵所謂『檳榔收得為祛痰』也。三曰飢能使之飽。四曰飽能使之飢，蓋空腹食之，則充然氣盛如飽；飽後食之，則飲食快然易消。」看來檳榔的作用是很特別的。這是講檳榔的消食作用。

檳榔的殺蟲更為主要，這早在南北朝陶弘景的書中就有記載。說它「殺三蟲，療寸白」，三蟲就是多種寄生蟲，寸白蟲就是條蟲。

現代研究

檳榔所含檳榔鹼有良好的驅蟲作用，檳榔鹼有擬膽鹼作用，促進唾液、汗腺分泌，增加腸蠕動，減慢心率，降低血壓，滴眼可使瞳孔縮小。

應用注意

1. 脾虛便溏者不宜服用。

2. 不宜多食，若每次食用到 30g 以上，便會發生腹瀉，腹痛，嘔吐，噁心。

3. 為利氣消滯之品，凡氣虛下陷之衰弱患者不宜用。

4. 多食發熱。

食療方

1. 驅殺薑片蟲、條蟲、蛔蟲　南瓜子 20～30g，研細，加適量白糖，另用檳榔 20～30g，煎湯送服，1 日 1 次，空腹服。

2. 蛔蟲病　檳榔 10 枚，以水煎服。

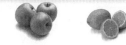

3. 流感　檳榔、黃芩等分，水煎服。

4. 陰虱　檳榔煎水洗。

5. 胃痛　檳榔 15g，黑棗 6g，水煎服。

6. 嘔吐痰水　檳榔 1 枚，橘皮 10g，水煎服。

7. 小兒禿瘡　檳榔研末，以生油調塗。

8. 青光眼，眼壓增高　檳榔 10～20g，水煎服，藥後以輕瀉為度。

附　大腹皮　即檳榔的果皮。具有利水消腫，行氣消脹的作用，主治食積氣滯脘腹脹滿，大腹水腫。未熟果實即棗檳榔。熱帶民族多用來當茶果供客人。

羅 漢 果

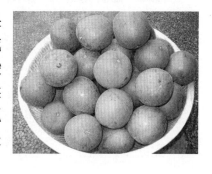

　　為葫蘆科植物羅漢果的果實。乾品外表圓滑，黃棕色或青棕色，密被絨毛，外果皮硬殼狀，薄，硬而脆，內有半乾燥柔軟的瓤，含種子數枚，果皮、瓤及種子均有特異的甘甜味，秋後成熟。

別名　拉汗果、假苦瓜、漢果。

性味　甘，涼。

功　用

1. 清肺利咽　用於百日咳，痰火咳嗽，咽喉腫痛等證。

2. 潤腸通便　用於血燥胃熱，大便乾結不通。其甘涼，潤腸不致瀉，是老年人便秘的良好食品。

趣　話

羅漢果的作用和中藥青果相似，能清肺止咳，常用來治療扁桃體炎、咽喉炎、急性胃炎、糖尿病等，其泡水代茶飲，可保護嗓音，是需要經常使用嗓音的人理想食物，還能解暑止瀉，因此夏日食用最為有益。本品味清甜，將其切成薄片，泡飲代茶。還可預防教師、歌唱、演員等長時間用喉引起的聲音嘶啞。大便乾結時，也可吃些羅漢果，潤腸而不會致瀉，是老年人便秘的良食。

羅漢果是一種含有多種營養素的滋補佳品，鮮果富含維生素 C，比奇異果還高，因而對防治壞血病、癌症和抗衰老都有一定意義。據研究認為，羅漢果能補血，促進胃腸機能。由於羅漢果的甜味是一種非糖成分，可供糖尿病人服用，對其他疾病的治療，也可能與其所含有的這種成分有關。

羅漢果以形圓、個大、堅實、搖之不響、色黃褐色者為佳。有裂紋者或搖之有響聲者皆味苦，不堪食用，若切開後，存放時間不能過長，否則也會變苦而不能食用。

食療方

1.久咳肺虛有熱或肺癆咳嗽　羅漢果 30～60g，豬瘦肉 100g，入調味品煮熟食用。

2.百日咳，咳嗽咽乾，咽喉不利　羅漢果 30g，柿餅 15g，加水煎湯服。

3.急慢性咽喉炎，失音　羅漢果 1 個，胖大海 3～5 個，開水泡服，慢慢咽下。或水煎汁調冰糖含服，每日數次。

4.慢性咳嗽　羅漢果 1 個，水煎服，每日 2 次。

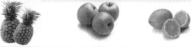

5. 暑熱煩渴，口腔潰瘍，保護發音器官　羅漢果切碎，泡水代茶飲。

6. 糖尿病病人的食糖代用品　羅漢果適量，研末或煎成濃汁加入食品中。

7. 老年性便秘　羅漢果 2 個，取瓤及種子（打碎），水煎睡前服。

三、瓜　類

西　瓜

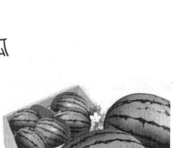

為葫蘆科植物西瓜的果瓤。瓜瓤有紅、黃、白等色。味甜，水分極豐富，種子棕紅色或黑色。全國各地均產。

別名　寒瓜、夏瓜、水瓜、天生白虎湯。

性味　甘，寒。

功　用

1. 清熱解暑，生津止渴　用於暑熱，溫熱病津傷煩渴，急性熱病高熱口渴，汗多，煩躁，或飲酒過度等證。本品富含果汁，甘甜爽口，善解暑熱，療煩渴，素有「天生白虎湯」之稱。

2. 利尿除煩　用於心火上炎所致小便短赤，黃疸等證。西瓜能引心經之熱從小腸、膀胱下泄，故有清心利尿之功。

趣　話

據認為，西瓜原產非洲南部的沙漠地帶，後由新疆一帶引種到內地，因其從西方傳入，故名西瓜。又因性寒，也稱寒瓜。謎語「身穿綠衣裳，滿肚紅汁水汪汪，生的兒子數不清，個個都是黑臉膛。」說的就是西瓜。普通西瓜中以河南開封和山東德州產的品種較著名。農諺有「蕭縣石榴碭山梨，汴梁西瓜甜到皮。」汴梁就是河南開封的古名。

西瓜是所有瓜果中含果汁最豐富者，含水量高達96%以上，其清熱作用很好，凡暑熱口渴汗多，心胸煩熱是為妙品。諺云「熱天兩塊瓜，藥物不用抓。」還可引熱從膀胱而出。飲新鮮西瓜汁可使人頓覺輕鬆，涼爽。西瓜富含營養，幾乎包含人體所需的各種成分。暑熱時節，病者或平常之人，皆可常服，達到清暑熱，開胃口，助消化，止乾渴，利小便，促代謝，滋身體，補營養的作用。

據介紹，取西瓜1個，從瓜蒂開口，用乾淨棍棒將瓜瓤攪湯成水，入蜂蜜100g，再度攪拌，用原蓋封嚴，2小時即溶為西瓜蜜，其清熱解暑之功倍增，能治療咽炎、喉炎、食道炎、便秘。

現食用時可生食、絞汁服、熬膏服、或將其製成西瓜酒：將瓜蒂部切下，留蓋備用，將酒倒入瓜瓤內，蓋蓋，糊上泥巴，放陰涼處，10天取出，陣陣酒香撲鼻。

現代研究

所含糖、鹽類和蛋白質酶，有治療腎炎和降低血壓的作用，能增加腎炎病人的營養。對高血壓、腎炎、泌尿系感染均有輔助治療作用。

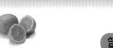

應用注意

1. 西瓜性屬寒涼，多食能積寒助濕，凡中寒濕盛慎用，否則引起腹瀉或腹痛。

2. 打開後的西瓜若吃不了，要用薄膜覆蓋後放入冰箱中，最好在當天，最遲隔天將其吃掉。因西瓜營養豐富，容易滋生病菌，導致腸道疾病發生。

食療方

1. 咽炎　西瓜霜吹喉。治法見後。

2. 腹水　西瓜 1 個開 1 小蓋，去瓤，留瓜皮，入砂仁 120 g，大蒜拌，以黃泥塗於西瓜如球，在日光下曬乾，置木柴火爐上烘乾，忌煤炭，去泥研細末，早晚送服 1.5g，忌鹹物及西瓜。

3. 腹水　西瓜皮、冬瓜皮、黃瓜皮各 50g，水煎服。

4. 防暑　西瓜皮煎湯代茶飲。

5. 皮膚癤腫　西瓜翠衣 15g，水煎服。

6. 糖尿病，尿混濁　西瓜皮、冬瓜皮各 30g，天花粉 12g，水煎服。

7. 高熱傷津，口乾尿少　西瓜汁適量，頻頻飲服。

8. 口瘡　西瓜汁口含。

9. 醉酒，煩渴　西瓜汁頻服。

10. 食瓜過度　瓜皮煎湯，即解。

附　西瓜皮　又名西瓜翠衣，能清熱解暑，止渴利尿，可治暑熱煩渴，小便短少，水腫，口舌生瘡，其作用優於西瓜瓤，同時還可促進人體新陳代謝，減少膽固醇沉積，軟化擴張血管。將西瓜皮研末外用，可治口瘡。西瓜皮可做菜吃，夏秋

季吃完西瓜後，將厚厚的西瓜皮洗淨切片，切絲，配炒肉類和其他蔬菜。水焯後涼拌，可做泡菜，剁餡，醃漬等。

西瓜霜 供藥用。取大西瓜 1 個，在蒂上開 1 小孔，挖去瓤子，裝滿芒硝，仍以蒂部蓋上，懸掛於通風處，待其析出白霜，收取之即是。可用其治療咽炎，扁桃體炎，口腔潰瘍，牙齦腫痛等。也可不用芒硝改用大蒜，仍以蒂蓋好，以紙泥封固，埋於糠中煨熟，取出研末，即為黑霜，可用治腎炎浮腫和肝硬化腹水。

西瓜子 性味甘平，能清肺化痰，和中潤腸，用於肺熱咳嗽，咯血，痰多，噫氣以及腸燥便秘，食少納差。此外，還能止血，將西瓜子連殼搗碎，水煎後去渣，加冰糖服用，可用治便血，月經過多。據研究，西瓜子仁含有一種能降低血壓的成分，可炒食或生食。

甜　瓜

為葫蘆科植物甜瓜的果實。果肉肉質，汁液豐富，味甜或微甜，氣芳香，全國各地均有栽培，鮮用。

別名 香瓜、甘瓜、熟瓜、果瓜、白蘭瓜、青皮瓜、黃菜瓜、黃金瓜。

性味 甘，寒。

功　用

1.清熱解暑，除煩止渴　用於暑熱所致的胸膈滿悶不舒，中暑，食慾不振，煩熱口渴等，其甘甜爽口，為夏令清暑瓜

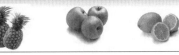

果。

2. 清熱利尿　用於膀胱有熱，小便不利等證。

趣　話

甜瓜的種類極多，一般常稱香瓜。全國各地都有栽培，因產地不同，稱謂也不一樣，如蘭州的醉瓜，山東的銀瓜，江西的生梨瓜，江浙的黃金瓜，而尤以新疆的哈密瓜最著名。

現今的敦煌，古時稱為瓜州，據說就因為當時盛產甜瓜之故。甘肅的甜瓜，皮、肉、瓤皆甜如蜜。《木草綱目》就有這樣的記載。

甜瓜是夏季清暑果瓜，能止渴，利小便，防暑氣，除煩熱。炎夏之季，如遇出汗多，口乾舌燥，大便乾燥，小便黃而少，發燒口渴，中暑煩熱等情況，隨意吃些甜瓜，這些症狀可緩解或消除。

附　甜瓜蒂　苦，寒。有毒。中醫處方名又稱「甜瓜蒂」、「苦丁香」。甜瓜蒂和甜瓜的作用恰巧相反，瓜蒂味極苦，取未成熟的瓜蒂，陰乾後供藥用，已熟瓜蒂無效。瓜蒂以新而味苦者良。陳久者次之，一般認為以青皮瓜蒂為佳。為催吐藥，能催吐胸膈痰涎，宿食停聚以及毒物，因此內服適量能急救食物中毒，早在漢代，名醫張仲景就用瓜蒂、紅豆為散，以豆豉煎湯，溫服，用來吐痰涎宿食。瓜蒂研末吹鼻，可促使鼻黏膜分泌，可治鼻不聞香臭。

瓜蒂的催吐作用，主要是因「甜瓜蒂苦毒素」刺激胃黏膜而引起，內服適量，可引起嘔吐。

用瓜蒂治療黃疸或無黃疸性傳染性肝炎、肝硬化有效，方法是：將甜瓜蒂置烘箱烘乾，研成細末，從兩鼻孔深吸，吸藥

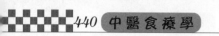

後鼻腔流出大量黃水，每次可達 100ml 以上。吸藥時，患者頭部須向前俯，使黃水滴入碗內，切勿吞咽，以免引起腹瀉，有時會出現頭痛，畏寒發熱，類似感冒症狀，或肝脾疼痛增加，此症狀 1 天左右即可自然消失。

作者曾治 1 例因 B 型肝炎引起全身黃疸的病人，黃疸指數達 1200 單位以上，用各種治療方法均不見效，後用瓜蒂散吹鼻使黃疸消退。鮮瓜蒂毒性更大，使用乾品較妥，對其中毒，主要是對證處理，同時用乙酸鈉和維生素 C 可解除部分毒性。硫代硫酸鈉對其有解毒效應，對中毒劇烈嘔吐，可沖服麝香，即可解除。對中毒呼吸困難者，亦可用開水灌服麝香 0.06g，再用生薑 1 個搗爛，分成兩半，布包蒸熟後，用兩塊布包裹，互相替換在患者胸背部用力摩擦以救治。麝香可解瓜蒂之毒，止嘔，興奮呼吸中樞及血管運動中樞，解除瓜蒂對呼吸循環中樞的麻痺作用，達到開竅回蘇的目的。

應用注意

1. 脾胃虛寒、腹脹便溏者忌用。
2. 有吐血，咳血病史，胃潰瘍者　應慎食。
3. 不宜多食。
4. 《本草綱目》：「瓜最忌麝與酒，凡食瓜過多，但飲酒及水服麝香，尤勝於食鹽，漬水也。」

食療方

1. 暑熱　甜瓜洗淨，任意吃。
2. 熱病煩渴，小便短赤　鮮甜瓜 250～500g，早晚各吃 1 次。

3. 肺結核咳嗽　鮮甜瓜 250g，不去子、瓤，加冰糖適量燉爛服，每日 1～2 次。

4. 便秘　香瓜蒂 7 個，研為細末，睡前以棉花包裹塞入肛門，次晨大便可通。

5. 風火牙痛　甜瓜皮，水煎，煎液放冷後，含嗽。

6. 食物中毒　甜瓜蒂 0.6～0.9g，綠豆 3g，共研末，溫開水送服以催吐，做臨時急救用。

7. 慢性肥厚性鼻炎和鼻息肉　甜瓜蒂燒存性，研成細末，亦可以細辛同用，取少許吹入鼻中，1 日 3 次。

8. 腸癰，肺癰　甜瓜子 30g，搗爛，野蕎麥根 15g，白糖適量，水煎服。

9. 蛔蟲證　甜瓜子不拘量，水煎服。

附　甜瓜子　甘寒，能化痰、潤腸、清熱、解毒、利尿。可用治肺膿瘍，肺熱咳嗽，煩渴，大便秘結，腰腿疼痛，腸癰，肺癰等。

甜瓜葉　可治頭癬，將鮮瓜葉搗爛敷患處，若治脫發，將瓜葉搗爛取汁，1 日數次塗患處。

第6章 造釀類

造釀類食物是指在加工主、輔食時食品中使用的添加劑，通常統稱為佐料。

造釀類食品按作用不同分為6類。

飲料類：如酒，茶葉等，能健運脾胃，提神悅志，飲後能消除疲勞。飲料類食物一般一次性不要飲用過多。這類食物注重飲用的氣氛情感。

作料類：如胡椒，生薑等，能刺激食慾。

調料類：如食鹽、醬油等使菜餚更加耐看，可口耐吃。這類食品注重菜餚的口味色澤。

香料類：如丁香、桂皮等，能醒脾開胃，增進食慾，但辛散耗氣，助火傷陰。這類食品增強香味，誘發人的食慾。

糖料類：如白糖、赤砂糖等，能補脾健胃，緩急止痛。用於脾胃虛弱之食少、腹痛，但易致脘腹脹滿，食慾下降，助濕生痰。這類食品注重口感。

油料類：如麻油、豬油等，能保持形體豐滿，使皮膚光滑，頭髮烏黑，面容嬌美。這類食品注重菜餚的營養。

在食用禁忌方面，不要將其作為主要食品，量要限制，度要掌握好。

一、飲料類

白　酒

為多種穀物類如米、麥、粟、黍、高粱等和　釀成的一種飲料。中國各地均產。

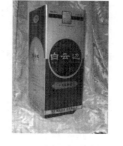

別名　燒酒。

性味　甘、苦、辛，溫。有毒。

功　用

1. 溫通經脈　用於寒滯經脈，瘀血內阻所致的跌打損傷，瘀血腫痛，胸痹，凍瘡。

2. 散寒止痛　用於風寒濕痹，筋脈拘急。

3. 引行藥勢　能引導其他藥物到達特定的部位。

趣　話

白酒因為沒有顏色，故名。醫從酒，醫學與酒有關，傳說是儀狄、杜康發明了酒。無酒不成宴，餐桌上少了酒就沒有氣氛，但酒又為人類的危險朋友。少量飲酒可以擴張血管，改善睡眠，而過多的飲酒又會損害肝臟，併發肝硬化，還可引起諸如胃炎、腎炎、胰腺炎、心肌病變、腦病變、神經炎等多種疾病。酗酒並容易導致癌症。

白酒冷靜老辣，晶瑩剔透，不染一塵，一副清白，壯懷激烈，可銷萬古長愁。

酒與水的容積比指的是度數，分高度酒：53%以上。中度

酒：38%～52%。低度酒：37%以下。按商品分為大麴白酒、小麴白酒、麩麴白酒。按酒香型分類有清香型、醬香型、濃香型、米香型、窖香型、馥香型、兼香型。

酒具以適用、美觀、大方、衛生為原則。不要用金屬器皿。

酒的命名多按玉液、曲、春、醴、醇、窖、工藝、特點、產地等命名。

飲酒要慢斟緩飲，酒食並用，適量而為，意到為止。朋友聚會，職場應酬，都免不了要喝點酒。酒有裨益，但也滋害。品酒均以慢飲為好，古有「飲必小咽」的說法，飲酒不易氣粗及速，粗速傷肺。若速飲時，因為胃受到酒精的強烈刺激，會造成急性胃炎，而肝臟也承受不了突如其來的酒精刺激，會導致肝臟功能受損，如此一來，肝腎均受到損害，而速飲又會導致醉酒，尤其是在人體劇烈運動以後，全身極度疲乏，還會導致腦溢血的危險。所以飲酒要適量、適度、個人要選擇適合自身的酒類飲用，不可過量，不可暴飲，不可亂飲。

下酒菜一般宜選擇硬食，如五香豆、牛肉乾，帶骨、帶刺的，如豬腳、排骨、鳳翅、毛豆、螺螄、豬尾等。還應選含糖量高的食品，因為酒精對人體的肝臟不利，含糖多的食物有保護肝臟的作用，還可降低酒精的吸收速度；宜選果蔬和豆製品。酒精會消耗體內的維生素，富含維生素 C 的食物果蔬和富含維生素 B_1 的豆製品，緩解酒精中毒；宜選高蛋白食物，酒精可促使血液循環，加速體內代謝，消耗蛋白質。放一些醋，醋能增進食慾，幫助消化及解救醒酒。

李時珍說：「少飲則和血行氣，壯神御風，消愁遣興；痛飲則傷神耗血，損胃亡精，生痰動火。」（見《本草綱目》25

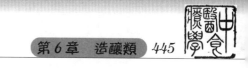

卷）開始飲酒時輕聲細語，繼則豪言壯語，接著胡言亂語，後來默默無語。醉死人多是會飲酒的人。

白酒越陳越好，新釀造的酒，刺激性大，氣味不正，久貯則酒體變得綿軟，香味突出。

若一次性的飲酒過多，會導致中毒表現：興奮期則大多數人面色發紅或蒼白，自覺身心愉快，毫無顧慮，甚至粗陋無禮貌，易感情用事，或怒或慍或悲或喜，或寂靜入睡，有時嘔吐。共濟失調期則動作逐漸笨拙，平衡難以保持，行動蹣跚，舉步不穩，語無倫次，含糊不清。昏睡期則顏面蒼白，皮膚濕冷，口唇微嗦，呼吸緩慢，有鼾聲，脈搏增快，體溫下降，呼吸中樞麻痺而死亡。

解酒可用蜂蜜水，蜂蜜中含有一種特殊的果糖，可以促進酒精的分解吸收，減輕頭痛症狀。水果多數可以解酒，另外如芹菜汁、優酪乳、蘿蔔汁、白菜汁、綠豆湯等均有此作用。用枳椇子、葛花泡水服效果更好。

怎樣泡藥酒：

1. 選藥　應選用甘味藥，忌苦味、怪味、異味藥物。宜選用根類、果實類，如人參、枸杞等。

2. 選酒　宜選用 45°左右的白酒為宜，不要高度酒、低度酒。高度酒會使藥材變硬，有效成分不易溶解出來，低度酒會使藥酒變質，不易保存。

3. 比例　酒高出藥面 3cm 左右。應將藥材全部浸沒在酒中。

4. 時間　一般冷浸法泡半月後可飲用。

5. 飲量　每日不超過 50ml。

6. 禁忌　同應用注意中的 6。

應用注意

1. 不宜與生韭菜同食。

2. 飲酒後不要食辣椒、飲茶。

3. 不宜與咖啡同飲。

4. 飲酒後不宜食含有酸性的食物，如柿子、李子等。

5. 不宜與啤酒同時飲用。二者同時引用，會加速酒精對全身的滲透吸收，對肝、腎等產生強烈的刺激和危害。

6. 孕婦、感冒、頭痛、發熱、哮喘、肺結核、咯血、高血壓、冠心病、神經衰弱、肝硬化、急慢性胃炎、胰腺炎、糖尿病、痛風、骨折、陽痿患者不宜飲酒。

7. 不要空腹飲酒，同時飲酒要慢。

食療方

1. 口腔潰瘍　噙口白酒，使其浸潤整個口腔，稍後可吐可咽，亦可用棉蘸酒搽潰瘍部。

2. 去油膩　烹調較肥的肉類食品加白酒。

3. 跌打損傷　以酒揉搽患處。

米　　酒

為糯米蒸熟後涼冷，將酒麴拌和後放置 24 小時發酵後飲用。

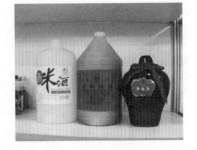

別名　酒釀，甜酒釀。

性味　甘、辛，溫。

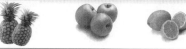
功　用

1. 活血消腫　用於瘀血腫痛，尤宜於婦女產後病症。
2. 內托瘡毒　用於瘡瘍久不癒合，毒症難消。

趣　話

　　米酒為未放出酒的米酵。含乙醇量低。米酒與黃酒有很多相似之處，也有人將黃酒稱為米酒者。米酒用糯米作原料，使用甜酒發酵麴，製作工序簡單，含酒精量少，味道偏甜，很適宜飲用，一般家庭中均可以製作。糯米做出來的甜米酒質量最好，食用也最普遍。在夏季因氣溫較高，容易發酵。大米也可做米酒，但不及糯米好吃。

　　米酒具有很好的通乳作用，用於乳汁不通，乳房脹痛，急性乳腺炎。若治急性乳腺炎，可用鮮嫩葶薺苗葉，切細，加入米酒一同搗爛，再炒熱，外敷乳房，有較好的效果。

食療方

　　產後滋補　用米酒煮荷包蛋，加紅糖後食用。

咖　　啡

　　為茜草科植物咖啡樹的種子。主產於非洲。中國廣東、海南等地亦有栽培，採收其種子後，焙炒後研粉備用。

　　別名　咖啡豆、咖啡果、咖啡粉、咖啡茶。

　　性味　甘，溫。

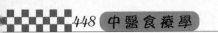

功　用

1. 醒腦提神　用於神疲嗜睡，酒醉不醒，其興奮性較強。
2. 利尿消腫　用於水腫，小便不利。
3. 幫助消化　用於食慾不振，能增進食慾。

趣　話

咖啡是用咖啡果製成的粉末。咖啡是世界性飲料，居世界3大飲料（咖啡、可可、茶）之首。據認為，世界上最好的咖啡產於巴西。

咖啡飲料作用溫和，無明顯的副作用，並能被人們所接受。長期適量飲用咖啡飲料，有恢復青春活力的功能，咖啡興奮神經，但又可加重失眠症，尤其是睡覺前不宜飲用咖啡。

現代研究

咖啡中含有咖啡鹼、可可鹼和少量茶鹼，具有抗抑鬱的作用。過量飲用咖啡可能引起緊張、失眠、心律不整，若咖啡鹼的劑量達到 10g 能夠導致死亡。常飲咖啡有可能上癮，會對咖啡產生依賴性。

應用注意

1. 失眠者不宜。
2. 孕婦、小兒忌服。孕婦若經常飲用咖啡，生下的嬰兒肌張力較低。
3. 運動員不宜飲用咖啡，因其利尿作用會引起體液驟減，心跳加快和顫抖，會降低運動成績。

4.不宜短時間過量飲用。

5.動脈硬化、高血壓、心臟病、胃潰瘍患者不宜飲用。

食療方

精神萎靡　將咖啡濃煎服。

茶　　葉

為山茶科植物茶的芽葉。主產於
中國長江流域及南方各省。春夏秋季
採收初發的嫩葉，尤以清明前後採收
的嫩芽品質最佳。一般採摘時間愈
遲，質量愈次。

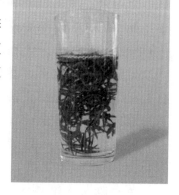

別名　茗。

性味　苦、甘，涼。

功　用

1.清熱除煩　用於熱病心煩口渴，暑熱證。

2.清利頭目　用於風熱頭痛，目赤，神昏，多睡善寐。

3.消食化積　用於宿食停滯之消化不良，脘腹疼痛，噯腐
納差，泄瀉。還可用於痢疾，腸炎，消化道潰瘍。

4.通利小便　用於小便澀滯等。

外用可治燒傷、燙傷。

趣　話

茶又稱茗，中國是世界上飲茶最早的國家，已有五六千年
歷史。茶樹主要分布在秦嶺和淮河以南的氣候溫暖、雨量充沛

的廣大丘陵地區。

用茶葉水洗澡有美容的作用，浴後會使全身發出茶葉的清香，給人以美的享受，也使皮膚變得光滑細嫩。用茶水洗頭，可促進頭髮生長和血液循環，有護髮美髮作用，會使頭髮烏黑柔軟，光澤亮麗。

通常茶樹種植三年就可採茶。清明前採摘的明前茶最好，穀雨前採摘的雨前茶，也很好。二遍茶，是穀雨過後 1 個月採，三遍茶，是再過 1 個月採，立秋第四次採收，採摘時間愈遲，品次愈次。茶葉是越新越香，白酒是越陳越香。一般將五月底採摘的茶稱春茶，六月初至七月初採摘的稱夏茶，七月中旬以後採摘的稱秋茶。春茶氣溫適中，雨量充沛，營養豐富，有利於茶葉的含氮物質合成，積累，其水色青綠，嫩香撲鼻，味醇清爽，令人喜愛。

菸、酒、茶是人類最大的三大嗜好，菸對於人有害無利，酒有害有利，唯有茶有利無害。

茶有綠茶、紅茶、烏龍茶、白茶、緊壓茶、花茶不同種類。泡茶所用的茶具以紫砂壺為好。用水以泉水（軟水）最好。有人建議，春天宜飲花茶，夏季宜飲綠茶，秋季宜飲清茶，冬季宜飲紅茶。其實也可因個人嗜好，飲用習慣而定。其可作為健身減肥飲料。茶葉能提神醒腦，幫助消化，消除油膩，增進食慾。

民間有不少諺語，如「朝飲一杯茶，餓死太醫家」、「常飲茶，少爛牙」、「老人欲眼明，請君常飲茗」等。總結茶葉的作用是上清頭目，中消食滯，下能利尿。

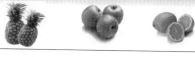
現代研究

茶的香氣成分主要是揮發油，茶的兒茶素類似咖啡鹼，能振奮精神，興奮神經，加快心跳，促進血液循環，提神醒腦，消除疲勞。茶能溶解脂肪，消食解膩，減輕動脈粥樣硬化，內含一種具有收斂性和酸澀味的鞣質（茶單寧），肥胖者可多飲，反之瘦人不宜多飲。當食用油膩食物導致胃部不適時，飲茶可以幫助消化，解除油膩。含有兒茶酸，使人的血管壁增強韌性、彈性、滲透性。

應用注意

1. 不飲隔夜茶，也不要用茶水吞服藥物。面部生有黑斑不宜飲茶。宜熱飲，不宜冷飲。

2. 食狗肉後不宜飲茶，容易導致便秘。

3. 睡前不宜飲茶，會導致失眠。

4. 貧血病、神經衰弱、腸胃不適、便秘患者不宜飲用 濃茶中含有大量單寧酸，亦稱鞣酸，有較強的收斂性，會使胃腸蠕動減慢，所以不宜飲用。反之有泄瀉的人宜飲用。

5. 不宜空腹飲茶，如飯前空腹喝茶會刺激胃液分泌，造成胃酸過多，引起胃、十二指腸潰瘍。

6. 不宜與威靈仙、土茯苓、使君子同用。服人參不宜飲茶，因茶有收斂作用，影響人參的吸收。

7. 不宜過量飲茶。李時珍告誡說：「時珍早年氣盛，每飲新茗必至數碗，輕汗發而肌骨清，頗覺痛快。中年胃氣稍損，飲之即覺為害，不痞悶嘔惡，即腹冷洞泄。」

食療方

1.中毒性消化不良、急慢性胃腸炎　茶葉濃煎，頻服。

2.腹瀉　茶葉 30g，水煎濃汁，再加紅糖 100g，煎至發黑，飲服。

3.口臭、消除大蒜臭味　濃茶漱含，口嚼茶葉。

4.食積　茶葉煎成濃汁，入紅糖煮至發黑，內服。

5.口瘡爛嘴，爛牙齦　濃茶含漱，每日 10 餘次。

6.菸酒過度引起的聲音沙啞　陳年茶葉 3g，橄欖 5 個，竹葉 3g，烏梅 2 個加 1 杯水放進鍋中，煮好後，濾去殘渣，在汁液中加少許砂糖，調拌後食用。

7.牙本質過敏　紅茶煎液含漱，飲服。

8.稻田性皮炎　老茶葉 60g，明礬 60g，加水浸泡煎煮，下水田前將手腳浸泡，讓其自然乾燥。

9.小便不通，臍下滿悶　海金沙 30g，臘茶 15g，共為末，煎生薑 5g，甘草 3g，服，不拘時，未通再服。

10.腳趾縫爛瘡　細茶葉研末，調醋敷之。

　　附　茶籽油　清熱化濕，殺蟲解毒，用於痧氣腹痛，水火燙傷。

黃　酒

為糯米、大米、黍米等為原料經發酵釀造製成。

　　別名　老酒、加飯酒、紹興酒。

　　性味　甘、苦，溫。

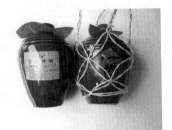

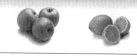

功　用

1.補血養顏　用於產後血瘀缺乳，頭暈耳鳴，失眠健忘等。

2.強壯身體　用於身體虛弱，腰酸背痛，手足麻木，消化不良，厭食，煩躁，遺精等。

3.舒筋活血　用於經脈不和，身體疼痛等。

趣　話

黃酒因酒色黃亮得名。酒精含量 10%～20%，低於白酒而高於啤酒，屬低度的發酵原酒。黃酒越陳越香，既可飲用，其香氣濃郁，酒味甘醇，風味獨特，也可作烹飪配料，而主要是做料酒使用，做調味劑和解腥劑，能除去食物中的異味，黃酒營養豐富。

現代研究

能幫助血液循環，促進新陳代謝，能減少冠心病人死亡的危險。同時還含有多種維生素，故人們稱黃酒為液體蛋糕。

應用注意

對酒精過敏者不宜飲用或食用。

啤　酒

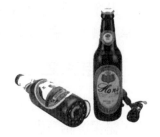

是以大麥與芳香氣味的啤酒花（香蛇麻草）為主要原料，經發芽、糖化、發酵而釀成。

性味　苦、澀，涼。

功　用

1.健胃、助消化　用於胃腸功能紊亂腹瀉、便秘。能增進食慾。

2.利尿　用於水腫。

趣　話

啤酒為營養食品，酒精含量一般不超過 4%。低於黃酒和葡萄酒。為良好的飲料，被稱為液體麵包，含有豐富的維生素。同時又是好的料酒，能除去腥味、膻味、臊味。

啤酒在夏季飲用，可以起到消暑利尿的作用，平時適量飲用啤酒，能增進食慾，幫助消化，促進血液循環，解除肌肉疲勞。對於結核病、高血壓、貧血等疾病有一定的醫療效果。

啤酒的度數是糖化後麥汁的濃度，不是酒度。啤酒顏色有黃啤酒（淡色啤酒），呈淡黃色，酒花香氣突出，口味較清爽。中國生產，市場上主要銷售的是黃啤。黑啤酒（濃色啤酒）呈咖啡色，麥汁濃度高，味醇厚，麥芽香明顯。味道最為醇香。

保管啤酒最佳溫度是 10 度，太低溫度損害啤酒風味，並且怕光照、怕久貯。

過多飲用啤酒會得啤酒肚（將軍肚）、啤酒心，造成心肌肥厚，擴大，過多脂肪在心臟組織沉積。

應用注意

1. 痛風、糖尿病、心臟病、肝病、消化道潰瘍、慢性胃炎、泌尿道結石患者不宜飲用。

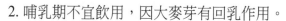

2. 哺乳期不宜飲用，因大麥芽有回乳作用。

3. 劇烈運動後不宜飲用。尤其不宜大量飲用。

4. 不宜與白酒同時飲用。

5. 食用海鮮時忌飲啤酒。

食療方

增進食慾　在烹調肉食類菜餚時，加啤酒後會使菜餚更加可口耐吃。

葡 萄 酒

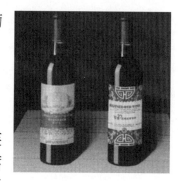

為優質新鮮葡萄經過壓榨或用葡萄乾經過發酵而製成的酒類飲料。

性味　酸、甘，寒。

功　用

1. 軟化血管　用於心腦血管疾病，如胸悶、胸痛，頭暈等。能興奮神經，調整新陳代謝，促進血液循環，防止膽固醇增加。

2. 補益心血　用於貧血、視力減弱，失眠。促進腸胃吸收增進食慾，助消化。並激發肝功能和防衰老，維護機體正常組織的功能。

趣　話

葡萄酒酒精度數不高，酒精含量在 8%～20%，其多數營養成分沒有被破壞，不加任何添加劑，基本保留了原有的汁色

味,更利於飲用。其味道甜美,是營養豐富的高雅飲料。

外觀好的葡萄酒應該澄亮透明,有光澤,色澤自然,悅目。有發酵的酒香,口感舒暢愉悅,各種香味應細膩,柔和,酒體豐滿完整,有層次感和結構感,餘味綿長。

按顏色分有紅葡萄酒、白葡萄酒。按糖分含量分有甜型、半甜型、乾型、半乾型。乾葡萄酒含糖量極少。可分乾紅、乾白。極乾葡萄酒含糖量 1%以下,無甜味,半乾葡萄酒含糖量4%以下。飲用葡萄酒每天喝 200ml 即可。

應用注意

酒精過敏者不宜飲用。

食療方

防治冠心病　將大蒜混入葡萄酒中,飲酒食蒜。

二、作料類

生　薑

為薑科植物薑的新鮮根莖。搗汁名生薑汁,取皮用名生薑皮,煨熟名煨薑。

別名　嫩生薑、薑、鮮薑、薑根。
性味　辛,溫。

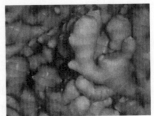

功　用

1.解表散寒　用於外感風寒,發

熱、惡寒，鼻塞、咳嗽等證，常配蘇葉、荊芥、防風等同用。民間用於治療外感輕證，可單用煎湯或加紅糖調服。還可作預防感冒之用。亦可作為發汗解表劑中的輔助藥，以增強發汗作用。

2. 溫胃止嘔　用於胃寒嘔吐、痰飲。其功效甚捷，常與半夏同用。素有「嘔家聖藥」的說法。

3. 解毒　用於生半夏、生南星、魚蟹中毒。故半夏、天南星多用薑製。誤服半夏、南星中毒，而見喉舌痲痺者，可用生薑煎湯飲服。烹調魚蟹時，加用生薑以解毒。

趣　話

薑以根莖入藥，王安石說：「薑能強禦百邪，故謂之薑。」是說薑能防治多種疾病。明代李時珍對薑贊不絕口，「凡早行山，宜含薑一片，不犯霧露清濕之氣及山嵐不正之邪。」

生薑既是一味調味品，同時又可作為蔬菜單獨食用。李時珍說：「可蔬、可和、可果、可藥。」尤其在止嘔方面具有非常好的作用，唐代大醫家孫思邈說其為「嘔家聖藥」。薑其貌不揚，不可等閑視之，薑能去腥去膻，還能增添香味。所以民間有「魚不離薑，肉不離醬」的說法。人們對薑的評價很高，如「家有小薑，小病不慌」，「夏季常吃薑，益壽保平安」，「常吃蘿蔔與蔥薑，不勞醫生開藥方」，「晨起三片薑，賽過人參湯」，「早上吃薑暖腸胃，晚上吃薑如刀槍」，「上床蘿蔔下床薑，益壽又能保安康」，「冬有生薑，不怕風霜」。這些民間諺語都恰到好處地表述了生薑的作用。

生薑有刺激皮膚和毛髮的作用，用它反覆外搽患處，可促

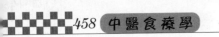
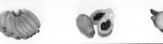

使毛髮生長,並可治療神經性皮炎、斑禿、白癜風。

現代研究

含揮發油,有加速血液循環的作用,並能刺激胃液分泌,興奮腸管,促進消化,故有健胃的作用。老年人體表的老年斑是體內自由基作用皮膚引起的「鏽斑」,若作用於各臟器則形成類似的體鏽,人體自由基過度的活動,可使人早衰,要延緩衰老,延年益壽,就必須及時清除體內的自由基,而生薑含有多種活性成分,其中的薑辣素,便有很強地對付自由基的本領,它比人們所熟悉的抗衰老能手——維生素 E 的效果還要強得多,因此,常吃生薑可及時消除人體的致衰老因子的自由基。患有心腦血管病的人常吃生薑,可減少疾病復發率。

應用注意

1. 陰虛內熱及濕熱、實熱證者忌服。

2. 目疾、痔瘡、癰腫患者不宜食。

3. 多食對胃黏膜有刺激作用,甚至使胃黏膜充血,影響消化功能,並可引起口乾、咽痛,刺激腎臟。

4. 爛薑不能吃,因為會產生有毒物質——黃樟素,對肝臟有損害,甚至可誘發肝癌。

食療方

1. 胃寒嘔吐　生薑 30g,水煎服。或生薑汁加適量開水沖服。

2. 風寒感冒　生薑、蘇葉等份,水煎服。亦可用生薑 15g,紅糖少許,水煎服。或生薑 6g,蔥白 3cm,大棗 4 枚,水煎

服。

3. **虛寒腹瀉** 將乾薑研末，溫開水送服，每次 5g。

4. **腹瀉** 生薑 10g，馬鈴薯 100g，用米醋浸漬 24 小時，用時各取少許，加紅糖以開水沖泡代茶飲。

5. **受寒胃痛，腹痛，痛經** 生薑 10g，胡椒 10 粒，紅糖適量，水煎服。

6. **神經官能性胃痛、腹痛** 生薑汁 10ml，馬鈴薯汁 100ml，鮮橘子汁 20ml，加熱後飲用。

7. **遺尿** 將豬膀胱洗淨，內裝生薑燉熟，食用。

8. **半夏中毒** 生薑汁 60ml，白礬 10g，調勻內服。

9. **手脫皮** 生薑 30g，切片，用酒 120g 浸泡，塗擦局部，1 日 2 次。

10. **失眠** 用布包裹切碎的生薑放在床頭，聞生薑香味。

附　乾薑 乾薑是用老薑曬乾的，尤以辣著稱，故有「薑還是老的辣」的說法。辛，熱。能溫中散寒，回陽救逆，溫肺化飲。用於脾胃虛寒，胸腹冷痛，嘔吐；陰寒內盛如四肢厥逆，冷汗自出，脈微欲絕；痰飲咳喘，痰多清稀，形寒畏冷等。

生薑皮 即生薑的外皮。辛，涼，利水消腫。用於小便不利，水腫等證，常配茯苓皮、桑白皮等同用。

生薑汁 將生薑切碎，榨取的汁液。有豁痰開竅的作用，可以用來治療咳嗽痰多，昏厥、嘔吐重症。

煨薑 將生薑用濕草紙或濕麵粉，或濕黃泥包裹後投入到熱灰火中煨，使濕麵粉變焦枯後取出即為煨薑。具有很好地和中止瀉的作用，用治腹瀉等。

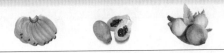

花　椒

　　為芸香科灌木或小喬木植物花椒的乾燥成熟果皮。中國大部分地區均產。尤以四川產者著名。

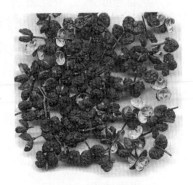

　　別名　川椒、蜀椒、秦椒、巴椒、汗椒、漢椒。

　　性味　辛，熱。有小毒。

功　用

　　1.溫中止痛　用於脾胃虛寒所致的脘腹冷痛，嘔吐，泄瀉，消化不良，疝痛，牙痛。也能治療凍瘡，風濕痺痛。

　　2.殺蟲止癢　用於蛔蟲所致腹痛，嘔吐，以及皮膚瘙癢，陰囊濕疹，疥瘡。

　　3.解魚腥毒　用於烹調魚類菜餚時加入花椒可以消除魚腥味。

　　4.芳香健胃　用於食慾不振，食少納差。花椒能增進食慾，刺激唾液分泌，改變口感。

趣　話

　　花椒主產中國，故又名「中國椒」。據說漢代成帝的愛妃趙飛燕乃絕代佳人，輕盈善舞，寵冠後宮，後封為皇后，遺憾的是久不受孕，趙飛燕一心想生個太子，但由於宮冷久不受孕，御醫診斷為寒邪入裡，導致宮冷不孕，奏請在後宮所住的四壁塗上花椒，取花椒溫暖之氣，以利於受孕，椒房的名稱由此而來。後來椒房就成了後妃居住處所的代名詞。現代也認

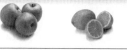

為，少量持續服用花椒，可使多種腺體發育，多量則可促進生殖腺的功能。

花椒具有良好的殺蟲作用，包括3個方面的內容，一是驅殺腸道寄生蟲，尤對蛔蟲有直接殺滅作用，漢代大醫學家張仲景創製的烏梅丸用治蛔蟲就配伍了花椒；二是殺皮膚寄生蟲，同時也達到止癢的作用，如疥蟲、陰道滴蟲；三是能抑殺細菌、真菌、霉菌，故在保管一些貴重藥品如人參、冬蟲夏草等，常放入花椒以防生蟲，甚至在裝修房屋時，在地板下也撒上花椒。若膽道蛔蟲，或蛔蟲性腸梗阻，將花椒用麻油炸，取花椒油頓服，能排除蛔蟲。呢絨衣物在裁剪後，洒一些花椒水，用熨斗燙平，可防蟲蛀，新花椒用紗布包好，放入衣箱中，可防蟲蛀，置入米中，可防米生蟲。

花椒是一味重要的烹飪佐料，尤其是川菜，更是不可缺少的調味品。川菜的主要配料為花椒，故以麻為主，而湖南的湘菜以辣椒為主要配料，故以辣為主。花椒作為調味品，一般是將花椒炒熱或用油炸，待出香味以後再出鍋，隨後加入菜餚中。花椒可促進食慾，是因為具有麻辣味，能使人提神醒腦，促進消化，尤其在食用火鍋食物時加入花椒更能刺激食慾。油炸食物時，熱油容易從鍋內濺出，此時放幾粒花椒，沸油就不會外濺。

現代研究

花椒能促進內分泌的機能，故可用於中老年人的內分泌減退。現有將花椒作為回乳藥物使用者。服用花椒後，在紫外線照射下，可使皮膚紅腫，色素增加，皮膚增厚，故也有用花椒治療白癜風者。

應用注意

1. 孕婦、咯血、陰虛火旺、眼目乾澀者不宜食。
2. 咽喉腫痛者不宜食。

食療方

1. **蛔蟲腹痛**　花椒 6g，烏梅 30g，煎水服。
2. **脘腹冷痛**　將花椒炒熱，布包熨疼痛處。
3. **胃寒痛**　將花椒炒焦，研末，每次 3g，米湯送服。
4. **偏頭痛**　花椒 1g，硫黃 3g，研末，用棉花包，左痛塞左鼻孔，右痛塞右鼻孔，正頭痛兩鼻孔均塞，以清涕流出為度，另取茯神 6g，內服。
5. **小兒消化不良**　將花椒研末，填滿肚臍眼，固定 24 小時。
6. **牙痛**　將花椒浸入酒中，以其液含漱。
7. **濕疹，皮膚瘙癢**　花椒 20g、苦參 30g、芒硝 50g、白鮮皮 30g、地膚子 30g、冰片 5g、樟腦 10g、蛇床子 30g。煎水外洗。
8. **陰道滴蟲瘙癢，白帶過多**　花椒 6g，艾葉 15g，鹽少許，煎水外洗。
9. **腳癬**　花椒、丁香各 15g，黃柏、苦參、白鮮皮、地膚子、生大黃、五倍子、枯礬各 30g，有膿加金銀花、連翹、敗醬草各 30g，水煎加醋 150ml，泡腳。
10. **齲齒疼痛**　將花椒 10g，浸泡在 30ml 白酒中，用棉球蘸花椒酒塞在齲齒蛀洞內。

　　附　椒目　為花椒的種子。苦寒，平喘，用於水腫脹滿，

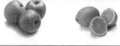

痰飲咳喘。現用於慢性腎炎、腹水、小便不利。

胡　　椒

為胡椒科常綠藤本植物胡椒的乾燥果實。

別名　黑胡椒、白胡椒。

性味　辛，熱。

功　　用

1. 溫中止痛　用於脾胃虛寒所致的脘腹冷痛，嘔吐清水，泄瀉。

2. 開胃消食　用於食慾不振，宿食不消。並能解魚蟹、蕈等引起的食物中毒。大量服用時對胃黏膜有明顯的刺激，可引起充血性炎症。

趣　　話

胡椒有黑白兩種，採摘後乾燥者為黑胡椒，一般是未成熟沒有經過加工的，而成熟又經加工剝去外皮即為白胡椒。黑胡椒氣味較淡，白胡椒為成熟果實，氣味濃烈，種仁飽滿，品質好。食用、藥用均以白胡椒為好，也較花椒溫。胡椒的刺激性較辣椒小，而香氣卻濃郁，小量能健胃、增進食慾，大量食用則刺激胃黏膜。

應用注意

咯血、失眠、癰疽疔癤、痔瘡、陰虛火旺、發熱者、孕婦不宜食用。

食療方

1. 感冒風寒　將胡椒 10 粒左右研末，以膠布或傷濕膏固定，貼於背部第 2～3 腰椎之間，若局部出現癢感，為藥物反應，不要剝去。

2. 胃寒腹痛　胡椒 10 粒，生薑 20g，紅糖適量，水煎服，頻頻飲用。

3. 胃下垂　白胡椒 15g，每日燉豬肚或羊肚飲服。

4. 吃肉食宿食不消　胡椒粉 3g，生薑、紫蘇各 15g，水煎服。

5. 腹瀉　胡椒、大蒜各適量，搗成糊狀，敷肚臍眼。

6. 慢性氣管炎　將胡椒浸泡 75%酒精中 30 分鐘，搗碎，敷於膏肓、定喘、膻中、肺俞穴。

7. 痛經　白胡椒 1g，白酒 1 盅，沖服。

8. 牙痛　白胡椒少許，摻食鹽少許，塞入齲齒內。

9. 凍瘡　將胡椒浸入 90%酒精中 7 天，外用。

蔥

為百合科植物蔥的鱗莖（蔥白）或帶根的全葉。中國各地均有栽培。

別名　大蔥、小蔥、青蔥、香蔥、和事菜。

性味　辛，溫。

功　用

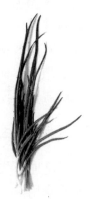

1. 通陽發表　用於風寒感冒，頭痛鼻塞。

2. 解毒止痛　用於乳癰初起，胸脇痛，陰寒

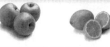

腹痛。

趣　話

　　蔥、薑、蒜、椒並稱為食品中的四辣。但蔥有一股特殊的香味卻是其他食物所不及的。

　　蔥有大蔥、小蔥之別，蔥既作蔬菜食用，又作調料。作為調味品，是由於蔥有蔥蒜辣素的緣故，能袪除葷、腥、膻等油膩厚味及菜餚中的異味，並能產生特殊的香味，增進食慾。食物中，蔥、蒜、洋蔥均會刺激胃液的分泌，有助於增進食慾。

　　蔥的鱗莖稱為蔥白，作藥用用小蔥蔥白。蔥白具有較強的殺菌作用，冬春季呼吸道傳染病流行時吃些生蔥有預防作用，並可防治腦血管硬化。諺云「香蔥蘸醬，越吃越壯」，意思是說蔥有好的增強體質的作用。「蔥蒜和菜吃，身體常安泰」，就是說蔥有保健作用。

　　蔥會散發出一股濃烈的刺激性氣和味，當切蔥時蘸涼水，可減輕蔥對眼睛的刺激。

現代研究

　　蔥含有的蔥素對心血管硬化有較好的作用，有降低和預防呼吸道、腸道傳染病的作用，經常吃蔥還有一定的健腦作用。

應用注意

　　1.不宜與蜂蜜、狗肉、公雞肉、大棗、楊梅同食。

　　2.濕疹、感冒汗多、目疾、瘡瘍、狐臭、皮膚癢疹者不宜食用。

　　3.因有發汗作用，多汗的人不宜多吃。

食療方

1. **風寒感冒之頭痛鼻塞** 蔥白 15g 切碎，沸水泡，趁熱飲。

2. **胃痛，胃酸過多，消化不良** 蔥白搗爛，調以紅糖，蒸熟食用。

3. **乳癰，瘡腫** 蔥白搗爛，外敷。

4. **小便不通，小腹脹痛** 蔥白、田螺等量，一同搗爛烘熱貼於臍下。

5. **鼻衄** 鮮蔥葉 1 根，剖開以乾淨棉球放蔥葉內膜蘸汁，使蔥葉滲濕棉球，塞入出血鼻孔。

三、調料類

味　　精

為經過化學方法加工而成的白色晶體狀調味品。

別名　味素、味粉。

性味　甘，溫。

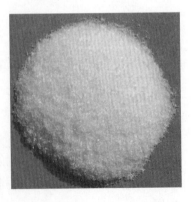

功　　用

1. **增鮮開胃** 用於各類食品菜餚的添加劑，增進人的食慾，促進營養成分被體內吸收。

2. **醒腦鎮驚** 用於癲癇小發作和防治肝昏迷。

趣　話

味精是調味品中的後起之秀，是用微生物發酵由面筋或澱粉製成的現代調味品，白色無異味。其主要成分是谷氨酸鈉，又稱麩氨酸鈉。因含谷氨酸鈉的比例不同，價格也不同，含量越高，鮮味越強。

有強烈肉類鮮味，易於誘發消化液的分泌，增進食慾，能提供一定營養，有利於消化吸收。它能給予植物性食物以鮮味，給予肉類食物以香味，廣泛用於烹調食物中。

現代研究

味精有利於改進和維持大腦機能，促進智力發育。對於因血氨增高引起的肝昏迷、慢性肝炎、癲癇、神經衰弱有一定作用。

應用注意

1. 不宜與酸性或鹼性過甚的食品同用　用於酸性食品中不容易溶解，酸性越大越不容易溶解，而鹼性食品又容易與之發生化學反應，失去調味作用。

2. 不宜長時間高溫煎煮和拌炒，否則失去原有鮮味。

3. 腎臟功能不好者不宜，因為味精攝入量大易引起食鹽的攝入量劇增，從而損害腎臟，故不宜食。

4. 哮喘病人不宜。

5. 味覺功能減退者會引起對味精的依賴性。

附　雞精　是將雞骨頭高溫消毒，取出裡面的精粹濃縮取出來的粉狀物質，雞精主要是用來做湯。

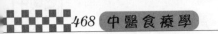
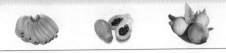

食　鹽

為海水或鹽井、鹽池、鹽泉中的鹽水經煎曬而成的結晶。

別名　鹽、鹽巴、鹹鹺（ㄘㄨˊㄛ）。

性味　鹹，寒。

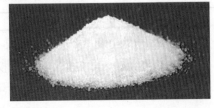

功　用

1.調味　用於各種菜餚加工後的調味，所有菜餚如無其調味，則食物索然無味。

2.湧吐痰積　對痰積胸中，食停上脘可以之湧吐，一般是將食鹽炒後大劑量用。

3.清火涼血　對於火熱致咽喉腫痛、齒齦出血，口舌生瘡可以其漱口。

趣　話

食鹽可食用和藥用。其主要成分為氯化鈉，為人們生活中不可缺少的調料，鹽之鹹味，素有「百味之王」的稱謂。食鹽在古代有著顯赫的地位，並一直受到官府的壟斷。開門七件事，柴米油鹽醬醋茶，別的可以選用代用品，但食鹽卻沒有代用品。食物中如果沒有鹽，則食而無味，而加了鹽可使菜餚可口，增進食慾。吃菜放鹽既是調節口味，同時也是生理功能的需要。人體如果長期缺鹽，會導致生理功能紊亂，出現週身無力，食慾不振，嘔吐，肌肉酸痛。

一般正常人每天鹽的攝入量應低於 10g，按世界衛生組織推荐的標準，以 5g 為宜，燒製菜餚時不宜過早放鹽，當菜快要

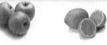

炒好時加入鹽，使食鹽在菜的表面，吃起來味道濃，但用鹽卻並不多，既限制了食鹽過多應用，又使菜餚有味道。炒菜過早放鹽會使菜中湯水過多，或使肉中的蛋白質凝固，不易燉爛。

現在研究

食鹽對維持體內正常滲透壓和酸鹼平衡起著重要的作用。當人們大量嘔吐時，就會損失氯，臨床就要注射氯化鈉以維持體內的酸鹼平衡。

食食鹽過多的人，容易罹患高血壓病，鈉有帶水的特徵，鈉多了，水分就多，大量的鈉和水進入血液以後，造成血容量增高，血管壁水腫，引起高血壓，同時若鹽吃多了必然要多飲水，大量飲水又會加重心臟、腎臟的負擔，所以，高血壓患者首先就要限制食鹽的攝入。

應用注意

1. 不宜與甜食同食。

2. 不宜過量食用。

3. 咳嗽、腎炎、腎功能不全、肝硬化腹水、冠心病、高血壓、糖尿病患者應限量。

食療方

1. 小兒尿閉不通　將食鹽置於肚臍眼上，以艾條灸。

2. 習慣性便秘　早晚空腹服淡鹽水。

3. 咽痛　淡鹽水漱口。

4. 口臭　早晚飲淡鹽水1杯，並用鹽水漱口。

5. 促進創面癒合　用鹽水沖洗瘡口。

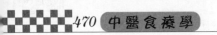
6. 脫髮、頭皮屑　食鹽水洗頭。

7. 局限性皮炎引起的皮膚紅腫瘙癢　用食鹽水洗。

8. 皮膚接觸中毒　以食鹽水洗。

9. 祛痘　洗澡後將鹽分在皮膚上慢慢移動，或用淡鹽水泡浴。

醋

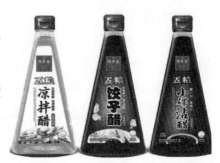

為米、麥、高粱、玉米、紅薯或酒、酒糟等釀成的含有乙酸的液體。全國各地均產。

別名　苦酒、米醋、酸醋、淳酢、酢酒。

性味　酸、苦，溫。

功　用

1. 活血化瘀　用於瘀血阻滯之癥瘕積聚。

2. 止血　用於吐血，衄血，便血。

3. 解毒殺蟲　用於瘡瘍腫毒，陰部瘙癢，癰疽瘡腫，蟲積腹痛，又能解魚蟹肉菜毒。尤其在烹調魚蟹時，醋必不可少。

4. 安蛔止痛　用於蛔蟲腹痛等，因蛔蟲遇酸則安的緣故。

5. 開胃消食　用於食慾不振，其所含醋酸，能刺激胃神經，使胃分泌增強和制止胃內食物過度發酵，故有開胃消滯作用。

趣　話

古代稱醋為酢。亦名米醋、苦酒。多以糧食釀成，為含有乙酸的液體。醋是日常生活中不可缺少的調味品，醋香味美，

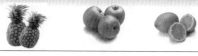

自古以來為人們所喜愛。

醋能調味，使菜餚更加鮮美，增進食慾，許多食物中的無機鹽較易溶於酸性液體，如做魚時加點醋，不僅可以解除腥味，還可使食物的鈣、鐵、磷易於溶解出來，提高營養價值，尤易於吸收和利用。過鹹、過辣、過油膩的食物加點醋，可以減輕鹹、辣味，減少油膩感，吃起來更加爽口。

醋能解乏，當人體有疲勞乏力的感覺，表現為肌肉變硬，倦怠，腰酸背痛，就可在食物中加點醋，可使蓄積體內的乳酸氧化，從而達到消除疲勞的目的。

醋能防病，人們在醃製魚肉、蔬菜為達到保鮮，在沒有防腐劑的時代，醋與鹽就是最好的防腐劑，醋的確是良好的殺菌食物，在炎熱的夏天，在涼拌菜中加點醋，有殺滅致病微生物的作用，冬春季，呼吸道傳染病較多，可將醋內加點水後，放在火上加熱，使醋彌散在室內，達到預防流感的效果。

醋能美容，對皮膚毛髮有滋潤作用，緩和色素沉著，如將頭髮洗淨後，用醋擦髮根，既能洗去發內油垢，又能使頭髮烏黑發亮，還能防止掉髮和去掉頭皮屑。並可使顏面細嫩，皺紋減少。

醋能治病，以醋治療疾病最有名的是用治膽道蛔蟲病，當蛔蟲鑽入膽道時，會引起劇烈的腹痛，此時飲醋，即可緩解。高血壓患者常吃醋，可使血壓逐漸降低，並能防止血管硬化。醋可緩解疼痛，如萎縮性胃炎、胃酸分泌過少，吃點醋，既可增加消化能力，又能使疾病得到治療。體癬、足癬，可用醋塗擦患處。輕度的燒燙傷，用醋擦洗患處，能止痛防止起泡。

醋以山西老陳醋、四川保寧醋、江蘇鎮江香醋、福建永寧醋較著名。好的醋呈琥珀色或紅棕色，顏色澄清，吃時香而微

甜、酸而不澀。

現在研究

經常吃點醋可以降低血壓，軟化血管，減少膽固醇的堆積，用於防治心血管疾病。醋有很好的殺菌作用，對於容易腐敗的食物，用醋泡就不會出現變質。醋能夠消除疲勞，幫助消化，增進食慾，補充胃酸的不足，促進胃腸的吸收，能調節體內的酸鹼平衡，延緩衰老，擴張血管，有利於減肥。

應用注意

1. 烹調海參不宜加醋，因會使海參的味道變異，口感不好。

2. 不宜與羊肉、牛奶同食。

3. 骨折、關節炎患者不宜食用。

4. 炒青菜不宜加醋。醋呈酸性，青菜中的葉綠素在酸性條件下加熱不穩定，營養價值降低。

5. 不能用銅器盛裝醋，因醋能溶解銅，會引起銅中毒。

6. 胃潰瘍、胃酸過多患者不宜食醋，因為醋不僅會腐蝕胃腸黏膜而加重潰瘍病的發展，而且醋本身有豐富的有機酸，能使消化器官分泌大量的消化液，二次加大胃酸的消化作用，胃酸增多，潰瘍加重。

7. 低血壓患者食醋會導致血壓降低而出現頭昏頭痛，全身疲軟等不良作用。

8. 不宜多食，否則會傷筋軟齒。

食療方

1. 預防感冒　取適量醋，關好門窗，將燒紅的鐵器投入醋

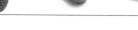

中，醋即揮發空間。

2.高血壓　將花生米浸入醋中 24 小時，每晨空腹食 10 粒左右。

3.諸腫毒　醋調大黃末塗。亦可調麵粉用。

4.蟯蟲病　醋 30ml 入涼水 100ml，於睡前用消毒導尿管插入肛門內 20ml，以注射器（去針頭）注入藥液。

5.膽道蛔蟲　熱飲 1 杯醋，可當時緩解腹痛。

6.腹瀉　醋 100ml，加入雞蛋煮熟，食蛋飲醋。

7.汗斑　用麵粉調米醋塗於患處。或用醋洗患處，生薑沾粉（密陀僧 50g，硫黃 40g，輕粉 10g，研細為粉），分次擦患處，以有熱感為度。日 2 次。

8.香港腳（癬）　鮮桑葉浸醋中 2 天，棉花沾醋塗患處。亦可單用醋浸泡患處。

9.慢性腸炎　將雞蛋用針刺破數個小孔，浸陳醋 1 週後，取蛋煮熟，每日食 1 個。

10.頭皮癢，頭皮屑多　熱水中滴入食醋洗頭。

醬　油

為麵粉或豆類經蒸罨發酵，再加鹽、水製成的糊狀物。取其上面液體狀物質就為醬油。全國各地均產。

別名　老抽、抽油、醬清、醬汁。

性味　鹹，寒。

功　用

清熱解毒　用於水火燙傷，毒蟲或

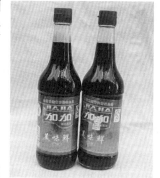

蜂螫傷。

趣　話

開門七件事，柴米油鹽醬醋茶，有「聖人不得醬不食」的說法。說明醬在食物中也具有重要的地位。

醬油其實不是油，而是一種混合物。醬油被稱為菜餚「美味香氣的寶庫」，醬油常見的品種有生抽、老抽、美極鮮醬油。生抽顏色比較淡，呈紅褐色，味道較鹹，一般用於做涼菜；老抽加入了焦糖，呈棕褐色，有光澤，吃到嘴裡後有種鮮美微甜的感覺，一般用來給食品著色，做燒菜、炒菜等；美極鮮醬油主要做海鮮及熱菜時用。專門燒湯的醬油，具有較強的提鮮作用。

醬油味道鮮美，顏色很好看，主要用來給食物著色，保持食物的特色，達到刺激食慾的目的。

在家庭中有時候會將醬油滴在身上，祛除衣物上的醬油跡，可以在衣物上撒少許白糖，輕輕的揉搓，再用清水清洗，也可用鮮藕切開後擦拭污染處。若醬油上面長有白膜，是變質或放置時間過長所致，不要食用。

應用注意

1. 多食生痰動氣。

2. 腎炎患者不宜，因醬含鹽量高，食多後會加重鈉水瀦留和水腫。

食療方

1. 飛蛾、蟲蟻入耳　將醬油滴入耳中。

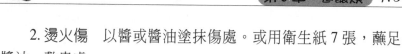

2. 燙火傷　以醬或醬油塗抹傷處。或用衛生紙7張，蘸足醬油，敷患處。

3. 毒蟲或蜂傷　以醬油塗抹。

4. 手指發炎腫痛　以醬油加適量蜂蜜加溫後，將患指浸入，1日數次。

四、香料

丁　香

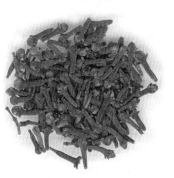

　為桃金娘科植物丁香的花蕾。常綠喬木。主產中國海南、廣東、廣西等地。

別名　公丁香、母丁香、雞舌香。

性味　辛，溫。

功　用

1. 溫中降逆　用於胃寒嘔吐，呃逆，為治療呃逆的要藥。
2. 散寒止痛　用於胃寒脘腹冷痛。
3. 溫腎壯陽　用於陽痿、宮冷。
4. 香口去臭　用於齲齒，口臭等。

趣　話

　丁香是植物丁香樹的花蕾。因為其形狀像「丁」字，而且又有強烈的香味，故稱丁香。花蕾乾燥後酷似雞舌，所以又名雞舌香。果實稱為母丁香，作用與公丁香相似但力弱，公丁香

用之更多。

丁香品質以色正呈鮮紫棕色、個大、粗壯、油多、香氣強烈，花蕾完整未開放，無柄者為佳。其強烈香味來自所含的揮發油中。正因為香味濃郁，能增進食慾，促進胃液分泌，有利於消化。並有類似於花椒的麻味。

須要注意的是，在中藥中有丁香名稱的藥物有幾種，桂丁香是肉桂樹幼嫩的果實，能溫中散寒，止痛；苦丁香是甜瓜蒂，有毒，內服催吐；白丁香為麻雀的糞便，能化積消翳。

應用注意

1. 不宜與鬱金同用，二者屬於相反的配伍。
2. 熱病、陰虛內熱者不宜，因其辛溫香燥，容易傷陰。

食療方

1. 胃痛　將丁香研末，以醋調成糊狀，貼於中脘穴或痛處。
2. 胃寒呃逆　丁香 3g，橘皮 15g，生薑 20g，煎水或泡水服。
3. 肝炎、肝硬化　將丁香研末，以醋調，貼於痛點。
4. 食道炎　將丁香研末，以醋調，貼於膻中穴。
5. 口臭　將丁香含於口中。
6. 腳癬　將丁香研末，撒於腳趾縫中。

桂　皮

為樟科植物天竺桂、細葉香桂、川桂等的樹皮。主產福建、廣東、廣西、湖北、江西等地。

別名　山桂、月桂、土肉桂。

性味　甘，溫。

功　用

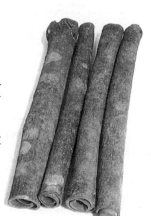

1. 溫中止痛　用於中焦有寒之脘腹冷痛，嘔吐，呃逆。

2. 活血通脈　用於瘀血內阻之產後腹痛，跌打傷痛等症。

3. 散寒除痺　用於風濕痺痛。

趣　話

桂皮氣味芳香，可使菜餚芳香可口，增進食慾，一般是將桂皮作為鹵菜用的香料。

應用注意

1. 不宜大量食用。

2. 溫熱之品，春夏季以少食為宜。

3. 月經過多、盆腔炎、咽喉疼痛、熱病者不宜食。

食療方

1. 脘腹冷痛　將桂皮研末服。

2. 胃寒腹脹　將桂皮常作調味品食用。

3. 產後瘀血腹痛　以桂皮配紅糖，水煎服。

4. 跌打損傷　將桂皮研末，溫酒送服。

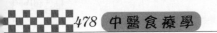

五、糖 料

白 糖

為禾本科植物甘蔗的莖汁。經精製而成的乳白色結晶體。主產中國南方各省。

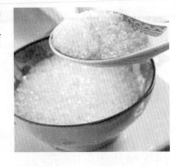

別名 白砂糖、石蜜、糖霜。

性味 甘，平。

功 用

1. 補中緩急 用於脾胃虛弱所致的脘腹疼痛，口乾煩渴。
2. 潤肺生津 用於肺燥咳嗽，乾咳少痰。
3. 解毒療瘡 用於水火燙傷，潰瘍不斂等。

趣 話

食糖有豐富的營養和高的熱量，所以高糖容易導致肥胖，因此肥胖者、心血管疾病、糖尿病、高血脂症、膽結石、胃酸過多、齲齒等應盡量少吃，食糖過多並容易導致骨折。

糖本身並不致癌，多吃容易發胖，而肥胖者致癌的機會很大，所以癌症患者是不宜食糖的。同時，發胖又是加速衰老的重要因素之一，故老年人盡量少吃糖。吃糖過多，又容易使人脾氣變得急躁，影響家庭和睦，影響人與人之間的關係。炒菜時若用糖應先加糖後加鹽。

在保養皮膚方面，糖最重要的作用是保濕，它有吸收水分

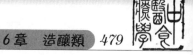

的作用，蜂蜜也是如此。糖能夠祛除眼角細紋，可外用。

現代研究

有防腐作用，細菌在濃度高的糖液中失去活性，易於水解，具可溶性，可以配製糖漿和稀糖漿。

應用注意

1. 久貯的糖容易產生蟎蟲，故食用時一定要加熱處理。

2. 糖尿病、結核、胃炎、腎炎、高血脂、高血壓、肝炎、肥胖、膽石症、便秘、齲齒、癌症、皮膚病、尿結石患者不宜吃，因會加重病情。

3. 老年人、痰濕、痞滿者不宜食。

食療方

1. 肺燥久咳　白糖、芝麻、大棗（去核）各等份，搗研為丸，每日飯後服 10g。

2. 燥熱咳嗽　香蕉去皮後加適量冰糖，隔水燉服。

3. 口乾煩渴　白糖配以烏梅煎湯，飲服。

4. 燙傷、潰瘍不斂　將白糖或紅糖炒黑，加入冰片，研細，香油調塗。

5. 皮膚潰瘍　將白糖撒於創面上，能改善傷口營養，改善傷口酸鹼性，加速血液循環。

6. 祛眼角皺紋　白糖 1 茶匙，鮮奶 1 茶匙，蜂蜜 1 茶匙，拌勻，調成糊狀，在眼角處塗抹，30 分鐘後用清水洗淨，再輕輕按摩 1 分鐘，每晚 1 次。

附　冰糖　是將白砂糖煎煉而成的冰狀物結晶。作用同砂

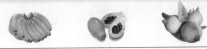

糖，但滋補作用強於白砂糖。

紅　糖

為禾本科植物甘蔗的莖葉，經提取
煉製而成的赤色結晶體。南方各地均
產。作調味品供食用。

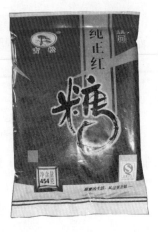

別名　赤砂糖、紫砂糖、黑砂糖。

性味　甘，溫。

功　用

1. 溫中補虛　用於體虛諸症。
2. 緩急止痛　用於虛寒腹痛，下痢噤口。
3. 活血化瘀　用於瘀血內阻之月經不調，產後惡露不下等。
4. 補血養肝　用於血虛諸症。

趣　話

紅糖是用甘蔗汁經煉製白砂糖後的母液再經煉製的紅色結
晶體。單純就營養成分而言，紅糖較白糖要好。所含熱量低，
但因口感、顏色不及白糖，故較白糖用之要少。

產後的婦女喝紅糖水有利於子宮復原和將惡露排出，取其
活血化瘀作用。所以產後宜食紅糖，所謂產後是指在 10 天以內
食用，若超過 10 天則不宜食用。紅糖能夠潤白肌膚，可使皮膚
光滑美麗，促進日曬皮膚的新陳代謝。

白糖、紅糖均能緩肝和脾，白糖性平，補中潤肺，中虛胃
脘疼痛多用；紅糖性溫，補血活血，婦人產後血瘀血虛多用。

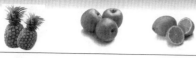

應用注意

1. 不宜與豆漿、牛奶同時飲用。
2. 紅糖不宜與竹筍同食。
3. 其他禁忌證同白糖。

食療方

1. **風寒感冒，胃寒痛** 紅糖 60g，生薑 10g，水煎服。

2. **痛經** 白酒 40g，入瓷缸中，火炭上燒開，入紅糖 25g，煎熬，待紅糖溶解後，趁熱口服，1 日 2 次，早晚燉服，連服天。極佳。行經期間用更好。

3. **產後惡露不盡，腹痛** 紅糖、茶葉少許，用熱黃酒沖服。

4. **慢性氣管炎** 紅糖適量，紅棗 20 枚，南瓜 500g，加水煮爛食用。

5. **血虛，月經量少** 雞蛋 2 個，水煎加入紅糖，經後服，產後更佳。

6. **婦女血虛，月經不調** 紅糖 60g，雞蛋 2 個，水煮，於月經乾淨後食。

7. **食韭菜後口臭** 用紅砂糖解之。白糖亦可。

8. **嫩膚** 將 3 茶匙紅糖置於鍋內加熱，溶化後冷卻抹在洗淨的臉上，20 分鐘後清洗掉，每週 2 次。

9. **水火燙傷，瘡瘍不斂** 將紅糖放鍋內炒焦後研末外用。或用菜油調塗。

飴　糖

為粳米或糯米磨粉煮熟，加入麥芽，微火煎熬而成的糖類

食品。

別名 麥芽糖、軟糖、糖稀、膠飴、飴餳、餳（ㄒㄧㄥˊ）、餳糖。

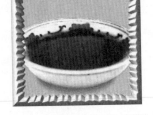

性味 甘，溫。

功 用

1.補中益氣 用於脾胃虛弱氣短乏力，納食減少。

2.緩急止痛 用於虛寒腹痛，喜溫喜按，得食則減。

3.潤肺止咳 用於肺虛咳嗽，乾咳無痰，氣短作喘，頓咳不止，聲音低微。

4.解毒 解烏頭、附子、天雄毒。

趣 話

飴糖是用大麥、小麥、稻米、粟米、玉米等糧食經發芽，發酵糖化製成的糖類食品。各種糧食製作的飴糖，作用基本相同。飴糖有軟、硬2種，軟者又稱膠飴，以黃褐色濃稠液體，粘性強，味甘者為佳，硬者習稱白飴糖。入藥以軟飴為佳，若質地堅硬將其牽拉凝結而色白者藥效較差。

飴糖的滋養緩和強壯作用較砂糖優良。早在漢代張仲景的《傷寒論》、《金匱要略》中就用其治療胃痛、腹痛。飴糖對緩解胃潰瘍、球部潰瘍引起的疼痛效果良好。作為藥用須烊化，所謂烊化就是將其他藥物煎好以後，藥液倒出，再將飴糖乘熱投入到煎好的湯液中。

應用注意

濕熱內鬱，痰熱咳嗽不宜用。

食療方

1. 胃潰瘍、球部潰瘍　將飴糖以開水沖服。

2. 咳嗽，咽喉疼痛　將紅皮蘿蔔切片，拌入飴糖中，置1夜後飲服。

3. 傷寒咳嗽　飴糖在韭汁中煎開，頓服。

4. 頓咳不止　白蘿蔔汁1碗，飴糖適量，蒸化，溫服。

5. 魚刺哽喉　將飴糖做丸，吞服。

蜂　　蜜

為蜜蜂科中華蜜蜂在蜂巢中釀成的糖類物質。原蜜須經過製過後食用。

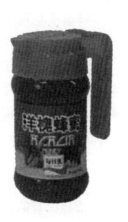

別名　蜜、食蜜、石蜜、崖蜜、白蜜、白沙蜜、蜂糖、蜜糖。

性味　甘，平。

功　用

1. 補虛緩急　用於脾胃虛弱所致的倦怠食少，脘腹作痛，胃腸潰瘍。

2. 潤肺止咳　用於肺虛久咳，肺燥乾咳，痰少而黏，甚至痰中帶血，口乾咽燥。許多中藥用蜂蜜炙後可以加強潤肺作用，如炙麻黃、炙紫菀等。

3. 潤腸通便　用於體虛腸燥便秘。

4. 調和藥性　用於緩和某些藥物的猛烈之性。並能作藥物的賦形劑、矯味劑、黏合劑。如製作蜜丸就用蜂蜜使藥物成丸劑。

5.解毒　能部分地解除附子、烏頭的毒。

趣　話

蜂蜜由蜜蜂採集花蜜釀製而成。由於植物開花季節不同，因而蜂蜜在質量上略有差異。蜜蜂分為蜂王、雄蜂、工蜂，採蜜、釀蜜則靠工蜂。蜜蜂一個很大的功勞就是授粉，蜜蜂身上長滿了毛，當它們從花叢中來回穿梭之後，身上沾滿了花粉，在飛舞的過程中就對植物進行了授粉，使得植物能繁衍下一代。

蜂蜜被認為是使人愉快和保持青春的聖物，其甜度較強，一般甜食容易損傷牙齒，使人發胖，但蜂蜜無此副作用。蜂蜜可用來治療多種疾病，如神經衰弱、貧血、高血壓、心臟病、脈管炎、多種咳嗽、肺結核、支氣管哮喘、肝炎、肝硬化、膽囊炎、消化道潰瘍、便秘、神經炎等。其對神經有滋補作用，是極好的鎮靜劑。

現代研究

蜜蜂含有的毒素被認為是治療風濕病的良藥，當工蜂尾部毒腺刺入人體後，會使人出現一些毒性反應，而蜂毒具有抗菌、消炎、鎮痛作用，刺激血液循環，所以現在許多地方開展用活蜜蜂治風濕，方法是將活蜜蜂放在患者身上，讓蜜蜂叮咬，使蜜蜂所含有的毒素進入人體，達到治療的目的。

蜂蜜的殺菌作用很好，將蜂蜜外敷傷口，能很快地促進傷口癒合，如皮膚創傷、潰瘍、炎症、燒燙傷、凍傷等均可使用蜂蜜治療。外用蜂蜜可使皮膚細膩，光滑，消除面部皺紋，恢復皮膚彈性。

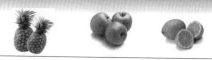

應用注意

1. 不可與蔥、蒜、萵苣、李子、菱角、豆腐、茭白同食。
2. 痰濕重者不宜，因蜂蜜甜，有生痰的特性。
3. 腸炎患者不宜食用。
4. 不要與茶水混飲，因容易使水變成黑色。

食療方

1. 胃、十二指腸球部潰瘍　陳皮、甘草、蜂蜜煎水服。
2. 肺虛咳嗽　每日服蜂蜜 30g 左右。
3. 小兒頓咳不止　蜂蜜、橘絡煎水服。
4. 心胸部疼痛　生薑、蜂蜜煎水服。
5. 腸梗阻　生薑汁、蜂蜜各 60g，調勻，分次服用。
6. 燒燙傷　用蜂蜜搽患處。
7. 妊娠小便不通　蜂蜜、冬瓜汁調服。

　　附　**蜂王漿**　為一種乳白色的漿液，蜂王終身以蜂王漿為食，能活 5 年左右，而工蜂只吃花粉和蜜，壽命只有幾十天，這說明蜂王漿是很好的營養素，能促進發育，刺激生殖能力，增強抵抗力，促進新陳代謝，提高造血機能，修復組織，調節血壓、血糖水平。

　　蜂乳　工蜂咽腺分泌的乳白色膠狀物和蜂蜜配製成的液體。甘，平。滋補強壯，益肝健脾，用於病後虛弱，小兒營養不良，肝炎，高血壓，風濕性關節炎，消化道潰瘍等。

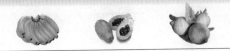

六、油料類

植 物 油

植物油包括芝麻油、花生油、菜油、豆油、玉米油、棉籽油等，其作用大同小異。均能潤腸通便，用於腸燥便秘。

趣 話

植物油的種類很多，主要成分均是脂肪。植物油能夠供給人體不能自行合成的必需脂肪酸，如亞油酸，當人們體內缺乏脂肪，必然會缺少如維生素 A、維生素 D、維生素 E、維生素 K 等，而長期處於飢餓狀態下就會消耗體內的脂肪，使人消瘦。油脂屬於高熱能的食物，是人體燃料之一，能供給人體熱量和必需的不飽和脂肪酸，人體不飽和脂肪酸供應充足，人體皮膚則光滑潤澤，頭髮烏黑發亮，面容嬌美，反之就會出現皮膚粗糙，乾燥無光澤，無彈性，生長發育緩慢，頭髮乾脆，容易脫落，脫屑，老年人容易出現白內障。炒菜時宜熱鍋涼油。

芝 麻 油

又稱麻油，因含有一種特殊的香味，也稱為香油。為胡麻科植物脂麻的種子榨取的脂肪油，色澤金黃，香味誘人，生熟皆可食用，久儲後香味可散失。甘寒，能解毒，如熱毒、食毒、蟲毒，防治皮膚皸裂。穩定性強，容易保管，芝麻經過炒熟之後，由於芝麻內含有的芝麻酚被分離出來，就產生了特殊的香氣，但溫度過高會使香味揮發，故保管香油應放置於低溫

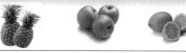

環境中。

芝麻油能防止頭髮過早的變白和脫落，保持頭髮的秀美，並且能夠美容，使人保持青春活力。能促進膽固醇的代謝，清除動脈血管上的沉積物，消除皮膚老年斑，特別有益於老年人延緩衰老。芝麻油不宜用金屬器皿盛裝，也不要用塑料壺裝，為防止氧化，可在油中加入少量花椒、桂皮、茴香。

花 生 油

花生含油量高達 50%，是高質量的食用油，只在高溫下冒煙，不容易吸收氣味。花生油極易被人體消化吸收，能降低血清膽固醇。用花生油炸出的食品容易變軟，粗製的油含有一種土腥味，在食用之前，將油放在鍋內用花椒炸一下，可以祛除土腥味。

菜 子 油

也稱菜油，為油菜的種子榨取的脂肪油。菜油以透明、氣香者為佳。辛，微溫。能行血消腫。用於產後心腹諸疾，無名腫毒以及濕疹、風疹等。一般認為，菜油的營養價值低於一般植物油和動物油。食用菜油可以防止發胖。不宜放在高溫的地方貯存，也不要放在太冷的地方。清代章穆認為：「雲薹油，即菜子油。獨其外用消腫解毒，與脂麻油同，亦愈陳愈妙，過陳者尤不可食。」菜油作食用，以新鮮的為好，但如果作藥用，按照上述，則以陳者為良。冠心病患者不宜多食，菜子油含有大量的亞油酸，為不飽和脂肪酸，過多食用在體內被氧化，脂質積存過多，對身體不利。

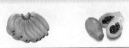

豆　油

是用黃豆煉製的油。有豆腥味，是世上使用率最多的油類。豆油的營養價值很高。在中國北方主要是食用豆油。

玉 米 油

是從玉米胚中提取的油。油色淡黃，透明，有芳香味，穩定性能好，保存期長，可以降低膽固醇、防治動脈硬化、高血壓、冠心病、脂肪肝、肥胖病。

棉 子 油

也稱棉油。是棉花種子榨取的食用油。顏色橙黃色至棕色，粗製的棉油含有毒棉酚，對人體生殖功能有嚴重危害，不宜多食。多食了棉酚還容易患燒熱病，不過現在經過精製可以除掉棉酚，還是比較安全的。

葵 花 子 油

是用向日葵子經炒熟後榨取的油。顏色金黃，澄清透明，具有芳香味，營養豐富，含有豐富的胡蘿蔔素，比花生油、麻油、豆油都多，能降低血清膽固醇的濃度，防止動脈硬化，適宜於高血壓和中老年人食用。葵花子油穩定性較差，需閉光、閉高溫貯存。

以上這些油類市面上均有出售。食用油每日 30～50g 即可，不宜超過 100g，植物油與動物油的比例以 2：1 為好。植物油也不宜多吃。

應用注意

1. 炒菜不要過多的放油，油多使蔬菜外面包了一層脂肪，調料滋味不宜滲入菜內，不利於消化吸收。

2. 食油不要反覆加溫加熱，高溫會使油脂中的脂肪酸氧化聚合，產生有毒物質。

3. 腹瀉便溏者不宜多用，因油脂類能滑腸之故。

食療方

1. 氣管炎　臨睡前喝 1 口香油，第二日早晨再喝 1 口，會減輕咳嗽症狀。

2. 小兒發熱　用蔥蘸香油外搽手心、足心、頭面、後背處。

3. 魚刺卡喉　喝 1 口香油能防止異物損傷咽喉。

4. 食道炎　喝口香油可減輕進食困難。

5. 牙齦出血、口臭、齲齒、扁桃體炎　將香油含於口中，使其浸潤口腔，能減輕病症。

6. 頭髮掉落不生　生黑芝麻油外塗。

7. 凍瘡　螃蟹焙焦煅灰，用香油調勻，外敷患處。亦可用柑子皮烤焦，研末，用花生油調勻，搽患處。

8. 水火燙傷　將兔皮炒炭存性，研末後用香油調勻，外塗患部。

菌藻類包括菌類和藻類。

食用菌類廣泛存在於自然界中，是介於一般植物和放線菌之間的微生物。有一部分真菌對於人體是有益的，含有豐富的營養物質或生物活性物質，可以食用或藥用。菌類食品營養豐富，味道鮮美，被稱為山珍食品，一般多含有蛋白質、氨基酸、糖類、礦物質、維生素，是高蛋白、低脂肪類，營養齊全的現代高級食物和保健食品。

食用菌類對於癌症、肥胖病、心血管疾病、糖尿病、消化道疾病等都有預防和治療作用。

藻類食品以海產品為多，其價格便宜，物產豐富，一般也含有人體所需的多種營養物質。從使用來看，大多具有軟堅散結之功，除食用外，也用於諸如體內贅生物之類的疾患，如甲狀腺疾病。

菌藻類多作菜餚食用，作用比較單純。除發物外，沒有太多的禁忌證。

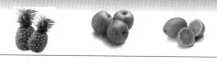

一、菌類

木　耳

為木耳科植物木耳的子實體。有野生或栽培。

別名　黑木耳、桑耳、松耳。

性味　甘，平。

功　用

1. **涼血止血**　用於血淋，血痢，崩漏，痔瘡。治血痢腹痛，可以黑木耳燉服。治崩漏可以與紅棗、紅糖適量，燉爛食用。若大便下血，可以加糖和柿餅一起燉服。

2. **滋養潤燥**　用於肺燥肺癆、腸燥及體質虛弱的病證。

趣　話

木耳有黑木耳和白木耳之分，一般稱黑木耳為木耳。黑木耳是寄生在腐朽、陰濕樹上的木耳的子實體。木耳其色茶褐色或黑褐色，質柔軟，外形似人耳，故名。以乾燥，肉厚，朵大，無雜質者為好。木耳質地柔軟，滑潤，營養豐富，含大量蛋白質，很好吃，被認為是「素中之葷」。同時又能減肥，其中卵磷脂起到抗衰老，延長青春的作用。中醫認為黑木耳涼血止血的作用好。

用米湯泡發黑木耳最佳，泡發的木耳個大，鮮嫩，味美，風味獨特。

黑木耳中的膠質，可把人體中的滯留在消化道的雜質吸附起來排出體外，從而起到清胃、清腸的作用。而對膽結石、腎結石、膀胱結石有顯著的化解作用。能促進消化道和泌尿道各種腺體分泌，從而潤滑管道，剝脫分化，侵蝕結石，使結石易於排出，一般每天堅持吃，對於初患結石者，效果良好。

　　黑木耳能降低血黏度，血液得到稀釋，人就不容易得腦血栓、老年痴呆，也不容易得冠心病。李時珍引汪穎《食性本草》話云「一人患痔，諸藥不效，用木耳煮羹食之而癒，極驗。」

現代研究

　　1. 黑木耳含鐵量高，是一種防治貧血的優良食品。

　　2. 抑制血小板聚集，有減低人體血液凝塊的作用，降血脂，抗動脈硬化，故可防治腦血管病和冠心病，是天然的抗凝劑。

　　3. 黑木耳中含維生素 A、維生素 B_1、維生素 B_2 較高。

　　4. 黑木耳中的多糖物質，是抗癌成分，對腫瘤能起到分解作用，據認為，黑木耳有增強免疫力的特性，癌症病人吃了以後，體內球蛋白的組織部分明顯增加，從而增加了抗體。

應用注意

　　1. 不宜與野雞肉、田螺同食。《食療本草》認為不宜與野雞肉同食，因可能會誘發痔瘡。須提示的是，古代本草書中又記載單用木耳可以治療痔瘡。見《本草綱目》。

　　2. 腹瀉病人、性功能低下者不宜。

　　3. 不宜鮮食。因為鮮木耳中含有卟啉物質，食後經日光照射會引起日光性皮炎，若經過加工乾製後，所含卟啉便會被破

壞而消失。

4. 不宜用熱水發後食用　因為木耳在採摘時含有大量的水分，用涼水浸泡可使水分緩慢的浸入，量多，脆嫩，吃起來爽口，如用熱水泡發，口感綿軟發粘也不適於保存。

食療方

1. 肺癆咯血、衄血　黑木耳 15g，煮湯，調以作料食用。或黑木耳、白木耳各 30g，將其泡軟，加冰糖煨化食用。

2. 虛勞咳血、咯血、便血　黑木耳 10g，溫開水浸軟，加粳米 60g，大棗 20g，冰糖適量，同煮成粥，經常食用。

3. 胃出血　黑木耳 60g，洗淨，以文火煮爛，加白糖調味食用。

4. 大便下血，痔瘡出血　黑木耳燉豬大腸，加調味品食用。

5. 崩漏，貧血　黑木耳 20g，紅棗 30g，紅糖少許，燉食。或將黑木耳炒見冒煙研末，每次 6g，酒調服。

6. 月經過多，赤白帶下　黑木耳焙燥研細末，以紅棗煎湯送服。

7. 冠心病、高血脂症　黑木耳 20g，黃花菜 100g，共炒食。

8. 血管硬化、虛勞咳嗽，痰中帶血　黑木耳、銀耳各 15g，溫水浸軟，加水適量，放碗內蒸 1 小時，分 2 次食用。

9. 糖尿病　黑木耳、扁豆各等份，研細末，每次 10g，早晚各 1 次。

10. 防治腎結石　堅持食用黑木耳，可使結石變小，變碎，易於排出。

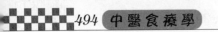
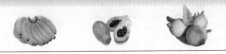

金 針 菇

為白蘑科真菌冬菇的子實體。

性味 甘，寒。

功　用

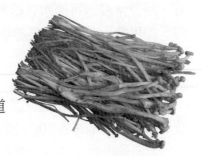

補肝益胃　用於肝病，胃腸道
疾患，癌腫等。

趣　話

金針菇是一種菌體細長叢生簇狀的食用菌。其乾品形似金
針菜（黃花菜），故名金針菇。其氣味清雅，色澤誘人，口感
潤滑，清香脆嫩，味道鮮美，自古以來作為高檔名貴菜餚，人
們極為推崇。

經常食用金針菇，可以預防肝臟疾病，胃腸道潰瘍，促進
兒童生長發育，其含有鋅，而鋅是兒童發育不可缺少的元素。
同時金針菇又是高鉀低鈉食品，又適於老年人和高血壓患者食
用。

現代研究

金針菇含有人體必需氨基酸，尤其是賴氨酸、精氨酸的含
量豐富。現在認為其能抗疲勞，抗炎，防止高血脂，促進精子
生成，促進新陳代謝。

應用注意

性寒，脾胃虛寒者不宜。

食療方

體質虛弱，營養不良　將金針菇炒食。

香　蕈

為側耳科植物香蕈的子實體。

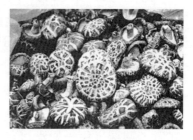

別名　香菇、冬菇、草菇、香菌、香菰、香信、蘑菰蕈。

性味　甘，平。

功　用

1.補脾益氣　用於脾胃虛弱，食慾減退，少氣等。尤對年老體弱，久病體虛，氣短乏力者好。

2.抗腫瘤　用於胃癌，子宮癌等。取鮮香蕈 30g（乾品減半），每日煮食 1 次，日期不限，持續服用，可防止各種癌症手術轉移。

3.除痘疹　用於小兒麻疹透發不暢。

趣　話

香蕈（ㄒㄩㄣˋ）亦稱香菇，中國是種植香蕈最早的國家。香菇的品種較多，有秋菇、冬菇、春菇，色白柔嫩，其中空虛，狀為未開的玉簪花者稱雞腿菇，狀如羊肚有蜂巢眼者稱羊肚菇。花菇生長於雪後初晴之時，因菇而受寒凍裂，經陽光照射又再彌合，故形成了眾多的花紋。花菇質地肥，鮮嫩，香味濃郁，是香菇中的佳品，厚菇背面隆起，邊緣下捲，菇質厚實，香味也佳，因產於冬季，又稱冬菇。香蕈在開春之後，由於溫

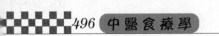

度適宜，生長迅速，因而個大而薄，產量雖高，質味較遜。

香菇有「食用菌皇后」的美稱。香蕈清香，其味鮮美，能增進食慾，為蔬菜佳品。香菇現常用其治療高血壓、動脈硬化、佝僂病、糖尿病、貧血、消化不良、便秘、癌腫等。

野生的蕈有的無毒，可以吃，有的有毒不能吃，容易引起中毒。中毒後可用 4%～5% 鞣酸或 1：5000 高錳酸鉀洗胃，保護肝臟，口服麻油 15～30ml，效果較好。出現毒蕈鹼症狀時，應皮下或肌肉注射阿托品 1～2mg（每 30 分鐘 1 次），直到症狀消失。中毒解救，也可單用生甘草 30g，綠豆 120g，煎湯，頻頻灌服，還可單用生甘草 120g，水煎頻服，亦有用兔腦片生吃者，據稱，兔子對毒蕈有自然免疫力，生吃兔腦應在早期進行。

現代研究

能降低血脂，對高血脂患者尤為適宜，可抑制血清和肝臟中的膽固醇增加，能有效地降低血液中膽固醇的濃度。並能提高免疫作用和抗癌作用。香菇的降壓作用也頗令人滿意。

應用注意

1. 有毒的香蕈不能吃。
2. 皮膚疾患不宜吃，香蕈屬發物，因其能引發舊病。

食療方

1. 子宮頸癌　槐蕈 6g，水煎服，作為輔助治療。
2. 功能性子宮出血　構樹蕈，焙，研末，每服 3g，溫水下，日服 2 次。

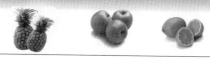

3. 病後體虛　鮮蘑菇 100g，嫩豆腐 250g，加調味品食用。

茭　白

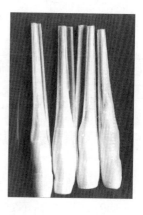

　　為禾本科植物菰的花莖。經茭白黑粉菌的刺激而形成的紡錘形肥大的菌癭。

別名　茭筍、菰筍、綠節、茭瓜、茭耳菜。

性味　甘，寒。

功　用

　　1. 清熱生津　用於煩熱口渴，咽乾或飲酒過度。

　　2. 除濕利尿　用於濕熱小便不利，黃疸，可用本品煎湯服。

　　3. 通利大便　用於大便秘結，可生食或做菜食。

趣　話

　　茭白在古代稱為菰（ㄍㄨ），《本草綱目》以「菰米」作為正名。《週禮・天官・膳夫》有「食用六穀」，鄭玄注引鄭眾曰：「六穀：稌、黍、稷、粱、麥、苽。」　即稻，苽即菰米。菰米亦名茭白，其間還有一番經歷，原來漢末至唐初起年間，菰草被黑粉病菌所感染，這種病菌刺激菰草，花莖猛長，花莖長成了紡錘形的茭白筍後，就不再抽穗結子了，菰草就退出了穀類的行列，而加入到蔬菜的隊伍中了。實際上茭白是一種對人體無害的植物病體腫瘤。

　　茭白在中國分布相當廣泛，自東北到華南均有分布種植，但以長江以南的低窪地區種植最多。據認為，從唐代時即大面

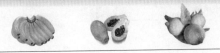

積種植茭白了。茭白色白如玉，鮮嫩如筍，以粗狀、白嫩為佳。所以又名茭筍。武漢人稱為「膏芭」。茭白是中國特有的水生植物，它曾與蒓菜、鱸魚並稱「江南三大名菜」。

茭白味道鮮美，藥用價值高，能通利大小便。李時珍說：「解煩熱，調腸胃。」故宜於口乾口渴的人們食用。現代研究，對高血壓、糖尿病均有療效。

應用注意

1. 脾胃虛弱，遺精者不宜用《隨息居飲食譜》：精滑便瀉者勿食。

2. 不宜與蜂蜜、豆腐同吃。

3. 尿路結石不宜食用，因含有草酸和難溶的草酸鈣。

4. 茭白中含有較多的草酸，會妨礙鈣質的吸收，當小兒多食後，會出現佝僂病、消化不良，發育不良等症狀。

食療方

1. 乳汁不通　茭白 30g，通草 10g，與豬蹄煮食。

2. 濕熱黃疸　鮮茭白 30g，水煎，食。

3. 煩熱口渴　茭白 30～60g，煎湯服。

4. 高血壓、大便秘結　茭白、旱蓮草同煎服食。

5. 酒糟鼻　生茭白搗爛，每夜敷患處，翌日洗去，另每日口服水煎茭白。

6. 暑天腹瀉　茭白炒熟，水煎服。

銀　耳

為銀耳科植物銀耳的子實體。有野生者，全國大部分地區

有栽培。

別名　白木耳、白耳子、雪耳。

性味　甘，平。

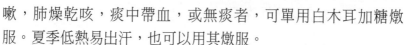

功　用

1. 滋陰潤肺　用於肺熱咳嗽，肺燥乾咳，痰中帶血，或無痰者，可單用白木耳加糖燉服。夏季低熱易出汗，也可以用其燉服。

2. 益胃生津　用於胃陰不足，咽乾口燥，大便秘結等證。可與豬瘦肉、大棗燉服。

3. 止血　可用於內熱有出血傾向者，如吐血，咯血，便血，崩漏等。

趣　話

銀耳又稱白木耳，因為其依附木體而生，色白，狀如人耳，故名。銀耳是一種食用菌，被人稱為菌中之冠，具有很好的滋補作用。以朵大、肉厚而光澤者為優。

過去將木耳列為名貴滋補食品，強壯食品，所謂山珍海味中就有銀耳，現在因為科學發達，銀耳已普遍有種植，已成為極普通的食品了。人們評價銀耳謂：有麥冬之潤而無其寒，有玉竹之甘而無其膩，誠潤肺滋陰之要品。尤宜於陰虛火旺患者食用。對於婦女月經過多，痔瘡出血，咯血、胃出血也有一定作用。其滑潤大腸，利於通便，對高血壓，血管硬化者經常食用，大有裨益。

銀耳含膠質，收縮性很強，遇水膨脹後，可達到乾品的 25

倍。銀耳一般是用作甜食，多製作成銀耳羹，風味獨特。

現代研究

1. 銀耳能提高機體免疫功能，提升白細胞，抑制腫瘤，提高抗病能力，腫瘤病人放療或化療後所致的白細胞減少，食用銀耳有一定作用。

2. 銀耳多糖能改善肝、腎功能，促進肝臟蛋白質與核酸的合成，尤其對於病後恢復期，可促進身體康復。

應用注意

1. 痰多的人不宜食。因銀耳很滋膩，容易生痰。

2. 正常的銀耳是白中帶黃，如果是雪白的木耳，一般是用硫黃燻過了的，外表很好看，但宜碎，經水發泡後，發黏有異味，不可食用。

3. 白木耳鬚發泡時以米湯水浸泡最好，其疏鬆飽滿，質嫩味好，感觀也很好。

4. 腹瀉患者不宜食，銀耳性寒，會損傷陽氣，加重腹瀉。

5. 風寒咳嗽者不宜食。風寒病證宜驅散外邪，而銀耳黏膩，不利於病邪消除。

食療方

1. 咽喉乾燥，大便秘結　白木耳 10g，蜂蜜適量，粳米 100g，以水煮食。

2. 滋補　銀耳 10g，竹筍 10g，以水發泡後，加冰糖適量燉食。

3. 肺結核咳血　銀耳 10g，以水泡發，與粳米 100g，大棗 5

枚，煮粥，略加冰糖少許食用。

4. 婦女更年期綜合徵，手足心熱，煩悶　白木耳 10g，百合 30g，燉熟食之。

5. 身體消瘦，口渴，大便不暢　白木耳 100g，冰糖 250g，按此比例燉熟食用，每次 20ml。

蘑　菇

為黑傘科植物蘑菇的子實體菌蓋及柄。全國各地均有栽培。

別名　蘑菇蕈、蘑子蕈、蘑菇菌、肉蕈、蘑菰、肉菰、肉菌。

性味　甘，涼。

功　用

1. 補益脾氣　用於脾胃虛弱，飲食不佳，胃脹不適，體倦乏力，乳汁減少，以本品與豬瘦肉同用，燉湯食用。

2. 潤燥化痰　用於肺虛蘊熱，咳嗽痰多，色黃黏稠。

趣　話

中國的蘑菇種類很多，其味道非常可口，鮮嫩，含有很高的蛋白質，人工栽培的鮮菇潔白細嫩，鮮美可口，但香味較差。人工栽培的和野生種類在營養成分方面相差不大，但野生的在整體上更勝一籌。民間有「春吃鮮花夏吃果，秋吃野菌冬喝湯」的說法。

在採摘野生蘑菇時要注意，凡顏色鮮艷，樣子好看，多生

長在骯髒潮濕環境中或菌蓋長有疣子，有腥臭味，怪味，碰破後流汁，變色，和大蒜同煮後變黑者多有毒，不能食用。

現代研究

蘑菇含有多種營養成分，其中蛋白質含量高。能抗癌。能降低血液膽固醇，能降低血糖。對於傳染性肝炎、白細胞減少、肝癌有一定作用，也能治療咳嗽氣逆。體虛者食用，可增強免疫功能。

應用注意

1. 毒蘑菇不能吃。毒蘑菇中毒會出現頭暈，目眩，舌麻，流淚，流口水，流汗，直至死亡。若中毒後可立即食醋、薑汁，大量服用綠豆、甘草。

2. 不宜與野雞同食，可能誘發痔瘡，導致出血。

3. 皮膚過敏者禁食。

4. 脾胃虛寒者不宜食，若食用後會導致腹瀉便溏。

5. 不宜一次性食用過多。

6. 蘑菇不宜保存，若淋上檸檬或醋，可稍微保存時間長一些。

食療方

1. 脾胃虛弱，食慾不振　蘑菇炒食或煨湯食用。

2. 肝炎　鮮蘑菇炒食。

3. 黃疸性肝炎　蘑菇與母雞燉食。

4. 肺熱咳嗽　鮮蘑菇做湯食用。

5. 小兒麻疹不透　鮮蘑菇、鯽魚，清燉喝湯。

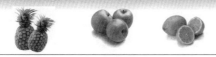

二、藻 類

石 花 菜

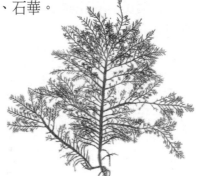

為紅翎科植物瓊枝的藻體。主產於中國廣東、海南島沿岸。每年三月採，乾燥備用。

別名　海菜、瓊枝、草珊瑚、石華。

性味　甘、鹹，寒。

功　用

清熱化痰、軟堅散結　用於痰熱咳嗽，癭瘤瘰癧等證。本品可用治體內的贅生物。

對痔瘡出血者食之有益。

趣　話

李時珍云：石花菜生南海沙石間，高二三寸，狀如珊瑚，有紅、白二色，枝上有細齒。以沸湯泡去砂屑，沃以薑醋，食之甚脆。石花菜渤海、黃海和東海一帶亦產。將其加水煮成凍膠，能清熱解暑，可作為清涼飲料。《日用本草》認為其去上焦浮熱，發下部虛寒。

現代研究

石花菜有抗癌的作用，能減輕乳腺癌、子宮癌的症狀，可能與抗病毒有關。也能防治腦膜炎。還有降低血脂，降低膽固

醇的作用。其含熱量不高，乃減肥食品。

應用注意

脾胃虛寒者、孕婦慎用。

食療方

1. 痰熱咳嗽，痰多　石花菜涼拌食用。

2. 腎炎　石花菜 30g，水煎，加糖服，亦可將其熬成凍狀服用。

3. 肛週腫痛　石花菜水煮成凍食食用。

4. 抗癌　石花菜、海帶各適量，煎服。

5. 乳腺病、子宮癌　石花菜、海帶、海蒿子各 15g，水煎服，長期服用有效。

海　帶

為大葉藻科植物大葉藻的全草和海帶科植物海帶的葉狀體。生於海中。

別名　海帶草、海草、海馬藺、昆布。

性味　鹹，寒。

功　用

1. 軟堅散結　用於癭瘤，瘰癧，睪丸腫痛等。可取海帶經常食用，或加紅糖醃食。

2. 祛濕止癢　用於皮膚濕毒瘙癢，可用海帶加綠豆、紅糖煮

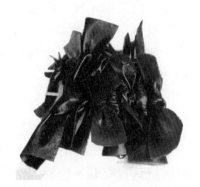

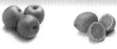

粥食。還治水腫，濕氣。

趣　話

海帶因其形狀扁長如帶，長達 6m 以上，故名。又名昆布。中醫以「昆布」作為處方名。

海帶營養豐富，味道鮮美，食療皆宜，為海中蔬菜，並且不需要栽種，不怕病蟲害，是取之不盡的良好食物。諺云：海帶長而寬，常吃保健康。在食用方面，可葷可素，將其與豬排骨燉湯食用，味道鮮美。

在所有食物中，海帶的含碘量最高，而碘是合成甲狀腺素的原料，當碘缺乏時，甲狀腺激素的合成減少，引起甲狀腺組織增生腫大，海帶中的碘，可以糾正由碘缺乏而引起的甲狀腺機能不足，從而使腫大的腺體縮小。

海帶有通便的作用，對於老年人經常出現便秘者，可以食用海帶，以保持大便的通暢。

現代研究

海帶有降壓的作用，可預防腦中風，並有清除血脂作用，可用於動脈粥樣硬化，是冠心病人理想食品。還可預防癌腫。因其軟堅散結，能治療肝脾腫大，睾丸炎。

應用注意

1. 不宜在水中久泡，因為海帶所含的碘等物質會被大量丟失。

2. 不宜和柿子、葡萄、石榴、青果、山楂同食。這些果品含酸性的鞣質，可與海帶中的鈣結合，在腸道中產生沉澱，影

響藥物的吸收和降低藥物的效果，並且刺激胃腸道，引起腹瀉或便秘。

3. 妊娠期間、哺乳期間不宜過多的食用，因為過多的碘會引起胎兒、嬰兒甲狀腺發育障礙。

4. 關節炎患者不宜。因被身體吸收後，會在關節中形成尿酸鹽結晶，使關節炎的症狀加重。

5. 消化不良者不宜食。海帶質地較堅硬，難以消化，故應慎食。

食療方

1. 頸部淋巴結核　海帶煮湯食用。

2. 甲狀腺腫大，肥胖，高血壓，冠心病，淋巴結核　海帶、粳米各等量，煮粥食。

3. 癭瘤　海帶與小米同煮，熟後加白糖適量，分早晚食用。

4. 水腫　海帶 50g，冬瓜 250g，煮熟食。

5. 防治消化道癌腫、高血壓、高血脂、甲狀腺腫大　海帶、黑木耳各 30g，豬瘦肉 50g，煮熟食用。

紫　　菜

為紅毛菜科植物甘紫菜的葉狀體。主產於黃海、渤海沿岸。採收後曬乾備用。

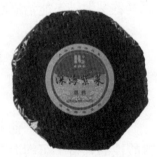

別名　索菜、子菜、紫英。

性味　甘、鹹，寒。

功　用

1.化痰軟堅　用於痰熱互結所致之癭瘤，瘰癧等證。其鹹寒能軟堅散結，對甲狀腺腫大，可配海帶等食用。治療痰證有較好的療效。可單獨食用。

2.清熱利尿　用於水腫，小便不利，腳氣等證。

趣　話

紫菜是一種生長在淺海岩石上的海生植物。一般認為深紫色的紫菜最好，具有營養豐富，味美可口的食用價值。紫菜以香濃、味美、質乾、無泥沙雜質者為優。

李時珍說：「凡癭瘤腳氣者，宜食之。」所以現多用於甲狀腺疾病。

有認為吃紫菜能增強人的記憶力，因其含有較豐富的膽鹼。蛋白質的含量也很高。多食紫菜對胃潰瘍有很好的治療作用。能防止男性陽痿、婦女更年期綜合徵。

現代研究

1. 含碘高，對缺碘引起的甲狀腺機能不足和甲狀腺腫有輔助治療作用。

2. 經常食用紫菜，對於改善體質，增進健康很有益處。

3. 可降低血漿膽固醇，防止動脈硬化，降低血壓。

4. 含維生素 U，具有預防胃潰瘍和促進潰瘍面癒合的作用。

應用注意

1.不宜多食，素體脾虛者多食會致腹脹。

2. 不宜和柿子、石榴、橘子等水果同吃 紫菜和含鞣質較多的柿子、石榴等一起食用，紫菜中的鈣離子與鞣質結合，生成不溶性的結合物，影響營養成分的吸收。

3. 胃寒陽虛者慎食 紫菜性寒，容易傷陽氣。

4. 痛風患者不宜 含有一定量的血尿酸，若食用後在關節中形成尿酸鹽結晶，加重病情。

食療方

1. 甲狀腺腫大 紫菜，水煎飲服。亦可用紫菜 30g，陳皮 10g，白蘿蔔 100g，做湯食用。

2. 癭瘤 紫菜 30g，蘿蔔 100g，陳皮 10g，煮湯食。

3. 淋巴結核 紫菜煮湯食，連用 1 個月。

4. 甲狀腺腫大 紫菜 90g，黃藥子 30g，用高粱酒 500 ml，浸泡 10 天，每次 15ml，每日 2 次。

5. 過敏性皮膚病 經常食用紫菜。

6. 咳嗽痰多 紫菜研末，煉蜜丸，飯後服 6g，每日 2 次。

髮　菜

為念珠藻科植物髮菜的藻體。

別名 頭髮菜。

性味 甘，平。

功　用

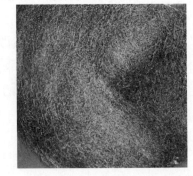

1. 補血和中 用於營養不良，佝僂病、浮腫。

2. 化痰止咳 用於咳嗽痰多。

趣　話

　　髮菜因其形如亂髮，顏色烏黑，故名髮菜，又因與發財諧音，故成為吉祥之物。其盛產於新疆、甘肅、寧夏、青海、內蒙荒漠或半荒漠地區，常混雜於野草中，外表呈網狀或纏繞狀的絲團，像是蓬鬆的頭髮，而乾燥時，其顏色烏黑，形狀纖細，有「戈壁之珍」的美稱。

　　髮菜的營養價值甚高，口味美，風味極佳，是一種高級營養品，為高蛋白、高鈣、高鐵、高碘食物。這些營養成分尤其適宜於老年人食用，更是高血壓、糖尿病、肥胖病患者的理想食品。又可烹調成多種菜餚。

應用注意

1. 風疹患者不宜，髮菜為發物，食用後會加重病情。
2. 風濕痺證不宜，會加重病情。
3. 內傷又有宿疾者不宜，會引發舊病，導致身體不適。

食療方

食慾不振　將髮菜做湯飲用。

龍　鬚　菜

為江蘺科植物江蘺的藻體。主產於中國沿海各地。

別名　髮菜、海菜、線菜、江蘺、牛毛。

性味　甘，寒。

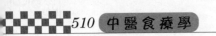

功　用

1.軟堅散結　用於癭瘤，瘰癧等證。其功效頗似紫菜，為癭瘤、瘰癧患者的輔助食品。

2.清熱利水　用於水腫，小便不利及濕熱淋濁等。

趣　話

龍鬚菜具有治「癭結熱氣，利小便」的作用。現民間用其治療甲狀腺腫大。亦用於淋巴結核，水腫，肺炎、支氣管炎等病症。

龍鬚菜不含脂肪，為心血管病，肥胖病和癌瘤患者的理想食品。李時珍認為「以醋浸食之，和肉蒸食亦佳」。

應用注意

不宜與含果酸多的水果同時食用。含蛋白質豐富的食物同時又食用果酸多的果品，會使蛋白質凝結，影響消化吸收。

食療方

甲狀腺腫大　龍鬚菜食用。

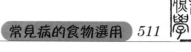

常見病的食物選用

動脈硬化 大麥麩 大白菜 木耳 玉米 玉米油 無花果 松子 枸杞子 豆腐 洋蔥 栗子 蔥 香蕈 薤頭 兔肉 柚子 草莓 番茄 醋

膽固醇高 牛奶 玉米 石花菜 玉米油 花生油 枸杞子 核桃 紫菜 葵花子油 蕎麥 洋蔥 燕麥 帶魚

高血壓 無花果 玉米油 玉米鬚 髮菜 花生 皮蛋 松子 栗子 葵花子 西瓜 芹菜 薺菜 海帶 茭白 香蕈 蜂蜜 金針菇 茼蒿 燕麥 蕹菜 洋蔥 黃花菜 蘋果 豆腐 兔肉 草魚 淡菜 金橘 檸檬 香蕉 荸薺 桑椹 奇異果 番茄 醋

冠心病 木耳 玉米 玉米油 豆腐 燕麥 栗子 海帶 金橘 柚子 香蕉 奇異果

糖尿病 山藥 木耳 牛奶 冬瓜 花生 羅漢果 枳椇子 葵花子 髮菜 李子 田螺 苦瓜 芹菜 南瓜 兔肉 柚子 黑大豆 燕麥 豌豆 蕹菜 洋蔥 洋薑 萵苣 枸杞子 枸杞苗 梅子 菠菜 蘆葦筍 菠菜 蘿蔔 豇豆 黃瓜 綠豆芽 鵝肉泥鰍 鱔魚 橘子 奇異果 桑椹

美　容 冬瓜 冬瓜子 絲瓜 兔肉 蘋果 柿子 紅糖 茶葉 桃子 芝麻油 核桃 葵花子 黃瓜 黃豆芽 草莓 醋 奇異果 番茄

高血脂 山楂 玉米 木耳 石花菜 茶葉 松子 洋蔥 豆腐 兔肉 金針菇 蕎麥 海帶 桑椹 香蕈

腸　炎 大蒜 馬齒莧 石榴 紅豆 洋蔥 薏苡仁

肝　炎 無花果 烏龜 甲魚 枸杞子 帶魚 蜂蜜 佛

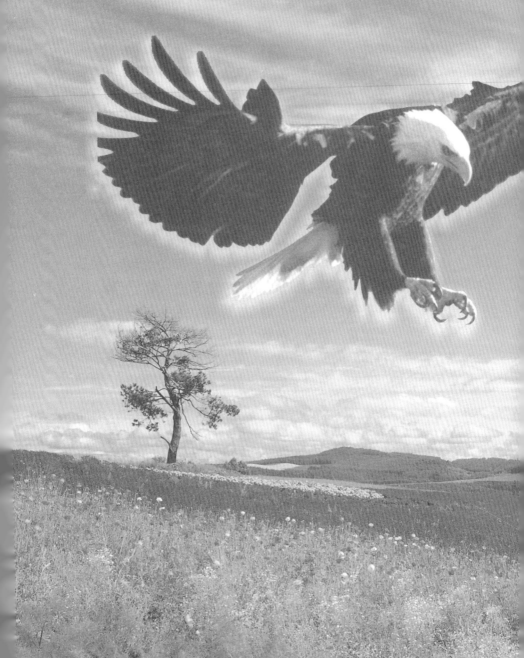

大展好書　好書大展
品嘗好書　冠群可期